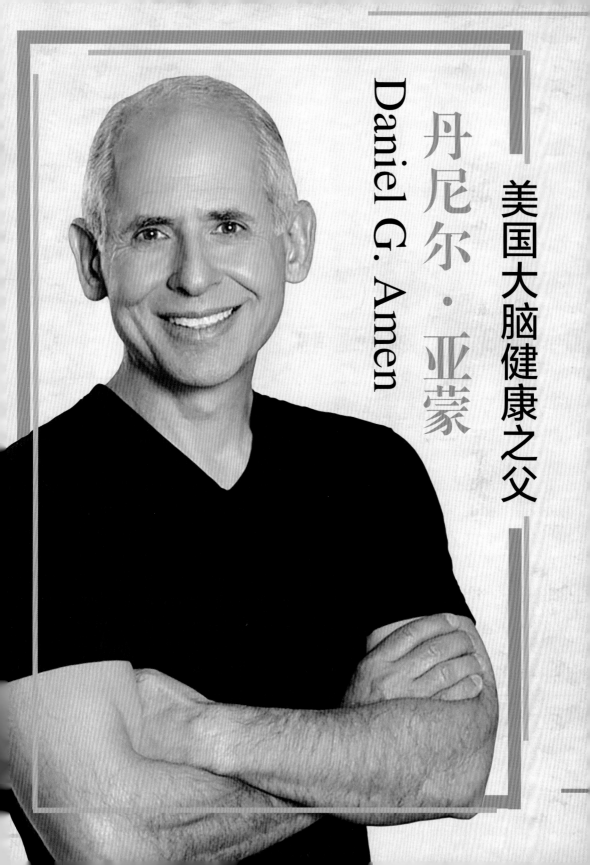

美国大脑健康之父

丹尼尔·亚蒙

Daniel G. Amen

世界知名的权威脑成像专家

丹尼尔·亚蒙是一名精神科医生，通过了一般精神病学和儿童精神病学双职业认证，他同时也是临床神经科学家、脑成像专家，并被美国精神病学会授予杰出会员称号，这是该学会给予会员的最高荣誉。

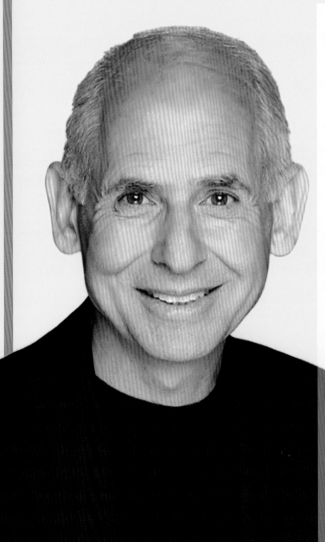

18 岁时，年轻的亚蒙参军入伍，当了一名军医。在部队接受的培训让他爱上了医学，尤其是医学成像。退伍后他选择攻读医学博士学位，最终成为一名精神科医生。因为在他看来，精神病学不仅能帮助患者本人，也帮助了患者的亲人和后代，让他们过上更健康的生活，其影响力足以改变几代人。

在临床中，亚蒙博士致力于将脑成像技术和精神病学治疗结合起来。他创立了世界闻名的亚蒙诊所，目前已在亚特兰大、北加利福尼亚、芝加哥、奥兰治县、纽约、华盛顿、西北地区、洛杉矶 8 地开设了诊所。亚蒙诊所拥有全球最大的与行为相关的功能性脑扫描数据库，总共收集了来自 111 个国家的 125 000 多份患者扫描数据。

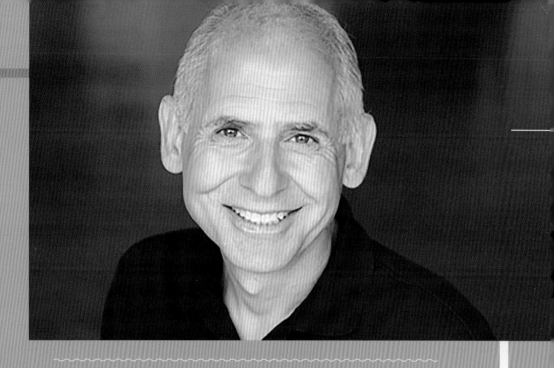

全美最受欢迎的精神科医生

亚蒙博士不仅在专业领域贡献卓著，还是一位学术明星，深受广大民众的欢迎。他是 10 次荣登《纽约时报》畅销书排行榜的畅销书作家，代表作《幸福脑》（*Change Your Brain, Change Your Life*）连续 10 年在美国亚马逊网站的心理自助类图书中排名第一。他设计、制作、主持过 11 个很受欢迎的大脑节目，这些节目在北美地区播放次数超过 10 万次。他甚至参演过多部电影，包括《最后一轮之后》（*After the Last Round*）和《眩晕》（*The Crash Reel*）；还参与过一些获得艾美奖的电视节目，比如《饮酒作乐的真相》（*The Truth about Drinking*）和《奥兹医生秀》（*Dr. Oz Show*）。亚蒙博士还担任过电影《震荡效应》（*Concussion*）的顾问，并曾在美国国家安全局、美国国家科学基金会、英国广播公司（BBC）、《时代周刊》、《纽约时报》等各种机构和组织主办的活动中演讲。

由于在普通大众中的超高知名度，亚蒙博士被《华盛顿邮报》称为"全美最受欢迎的精神科医生"。

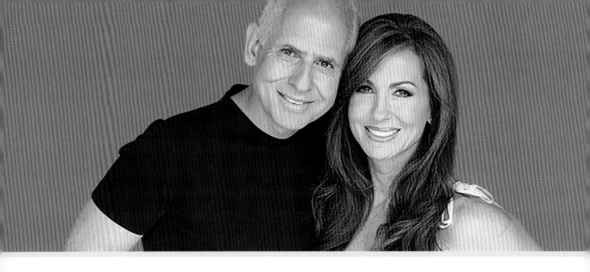

专注大脑健康的模范夫妻档

亚蒙博士的妻子是塔娜·亚蒙。护士出身的她曾在医院里负责照顾神经外科手术重症监护病人，对于饮食和营养对大脑健康的价值有着最直接的认识。和丈夫一样，塔娜也是一位专注健康和健身领域的专家，她的著作《奥姆尼饮食法》（*The Omni Diet*）也登上了《纽约时报》畅销书排行榜。夫妻两人并肩工作，运用大脑勇士的方法和技巧，共同组建了一支致力于改变大脑与身体健康状况的队伍。两人一起设计并主持了三个全国性的电视节目《治愈注意力缺陷障碍》（*Healing ADD*）、《奥姆尼健康革命》（*The Omni Health Revolution*）和《大脑勇士》，还一起经营亚蒙诊所。亚蒙博士专注于神经层面，塔娜则担任营养顾问和教练，同大家分享健康饮食窍门和健康的生活方式。

亚蒙夫妇共同的心愿是：让更多的人关注健康，加入大脑勇士的行列。

作者演讲洽谈，请联系
speech@cheerspublishing.com

更多相关资讯，请关注

湛庐文化微信订阅号

湛庐文化 特别制作

亚蒙脑健康系列

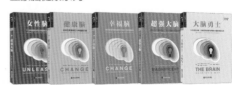

CHANGE YOUR
BRAIN
CHANGE YOUR
BODY

健康脑

〔美〕丹尼尔·亚蒙（Daniel G. Amen）◎ 著

苗士伟 权大勇 ◎ 译

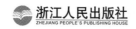
浙江人民出版社
ZHEJIANG PEOPLE'S PUBLISHING HOUSE

亚蒙诊所脑系统问卷简版

任何形式的问卷调查绝对不能作为唯一的评估工具。你可以把它当作一种催化剂,帮你更好地进行思考、提出问题,并且在需要时获得更多评价。任何建议都需要与你的私人医生或保健服务人员进行讨论,在你要针对心脏、血液、血压、焦虑、抑郁或疼痛进行药物治疗的时候,更要做到这一点。

运用以下度量等级,对下面所列各种症状在你身上的表现程度进行评定。

0	1	2	3	4	NA
从不	很少	有时	经常	非常频繁	不适用/不清楚

01. 维持注意力有困难或易分心

02. 总是与拖拉作斗争,非到万不得已不去做

03. 对细节不怎么关注

04. 很难让自己的欲望延迟满足,想要的东西必须得立刻实现

05. 倾听有困难

06. 感觉坐立不安

07. 会将答案脱口而出,经常打断别人

08. 冲动之下做出决定

09. 寻求刺激

10. 需要咖啡因、尼古丁或糖来集中注意力

11. 执著于负面想法

12. 过分担忧

13. 倾向于做出冲动或成瘾行为

14. 心怀怨恨

15. 事情不顺心时会很不开心

16. 事情有些离谱时会很不开心

17. 倾向于站在反对立场或与他人争论

18. 不喜欢变化

19. 事情必须得按部就班地做,否则就会心烦意乱

20. 在出现情况时看不到有多种选择

21. 感觉很忧伤

22. 很消极

23. 感到不满

24. 感觉无聊

25. 精力不足

26. 对那些通常会令人感到好玩、愉悦的事物渐渐失去了兴趣

27. 感到绝望、无助、无价值或内疚

28. 哭个不停

29. 长期自尊感较低

30. 社会孤立

31. 感到紧张和焦虑

32. 感到恐慌

33. 出现肌肉紧张加剧的症状,如头痛、肌肉痛等

34. 倾向于作出最坏的预期

35. 避免发生冲突

36. 过度害怕他人的评价或细究

37. 动机过强,很难停止工作

38. 对能力缺乏自信

39. 总是对坏事情的发生特别留心

40. 易受惊吓

41. 脾气不好

42. 易怒

43. 火气来得快，接着爆发、消退，狂怒之后往往感觉疲惫

44. 情绪不稳定、喜怒无常

45. 将别人的评论曲解为负面的，即使事实上并非如此

46. 似曾相识的感觉

47. 经常感觉好像有人在监视或想要伤害自己

48. 莫名其妙地产生阴暗或暴力想法

49. 找不到恰当的词语来表达

50. 来源不明的头痛或腹痛

51. 健忘

52. 有记忆问题

53. 记不住约会

54. 记不起服药或服补充剂

55. 记不住最近发生的事情

56. 记不住名字

57. 记住有关学校、工作或爱好的事情对我来说很难

58. 今天知道的事情，明天就忘了

59. 话说到一半，突然忘记下面要说什么了

60. 如果一件事有多于一步、两步的更多步骤，我很难服从指导/说明

61. 经常笨手笨脚，容易发生意外

62. 走路时会碰到家具或墙壁

63. 协调性不好

64. 字迹潦草

65. 工作区域很难保持整洁

66. 房子周围打了很多桩

67. 比起别人，我对噪声更敏感

68. 对衣服的触碰或标签特别敏感

69. 学习新信息或新动作有困难

70. 难以与人持续交谈

扫码下载"湛庐阅读"APP，搜索
"健康脑"，获取测试答案。

健康生活，皆能如"脑"所愿

我家住在加州的纽波特海滩。这里经常被人称作"塑胶世界"，因为与世界上其他城市相比，这里的街头和海滩行走着更多的塑胶美人（她们都做过整容手术）。有位朋友说，上帝永远都不会降洪水于纽波特海滩，因为这样所有的女人都会浮起来。比起大脑，人们更在乎自己的脸蛋、胸部、肚皮、屁股和腹肌。不仅仅在纽波特海滩，世界上多数人都是这样。然而，恰恰大脑才是拥有称心如意的脸蛋、胸部、腰部、臀部、腹肌，乃至身体健康的关键。而且，身体损毁、未老先衰在很大程度上都是由脑功能紊乱引起的。

大脑可以让你从床上爬起来去锻炼，从而让你的身体更加健壮、苗条；大脑也可以让你按下瞌睡开关，继续蒙头大睡，而延误了外出锻炼。大脑可以把你从饭桌边推开，对你说，你吃得已经够多了；也可以允许你再吃一碗哈根达斯冰激凌，使你在别人看来滚滚圆，也使你感觉自己圆滚滚。大脑可以设法应对生活压力，放松身心，让你看上去充满活力；如果你对这些压力不管不顾，它们就会向身体的其余部位发送压力信号，让皱纹爬满你的皮肤。大脑可以让你回绝香烟、过量的咖啡因和酒精，让你的气色和感觉都焕发健康的气息；它也可以允许你吸烟、喝三杯以上的咖啡或酒，使身体各个系统日渐衰老。

66 大脑是人体的指挥控制中心。如果你想拥有更好的身体，那么你就应该从拥有更好的大脑做起。**99**

我从 30 多年前便开始对大脑与身体之间的关系产生了浓厚的兴趣，而直到 1991 年，我才真正开始理解它们之间的联系。那一年，我开始着手开展脑成像工作，也是我当了将近 10 年的精神科医生后，第一次接触到脑扫描图。那一刻，我兴奋地发现，脑扫描能够提供有关脑功能的关键信息，而仅仅凭借与病人的谈话，这些信息是无法准确获得的。

1991 年以来，亚蒙诊所做过 5.5 万余例脑成像扫描，比世界上其他任何组织做的都要多。结合患者的个人病例分析扫描结果，有助于我们做出更为准确的诊断，进而对各种问题进行治疗，比如注意力缺陷障碍（ADD）、抑郁、焦虑、愤怒、学习问题、记忆问题、脑损伤和成瘾等。我还发现，改善病人的脑功能状况也有助于改善其身体，乃至整个生活的状况。

几年前，为了检验一套治疗焦虑和抑郁的课程的有效性，我们招募了 90 名被试。结果令人震惊，大多数被试的焦虑和抑郁水平都得到了明显改善，但治疗的结果还不仅限于此，很多人告诉我，通过这次为期 12 周的项目，他们还减掉了 9~14 公斤的体重。这个让人意想不到的结果说明，人在解救大脑的同时，也在解救自己的身体，最终得以减肥瘦身，而这恰是他们多年来一直奋力争取的。

66 脑成像为解释人类行为打开了一扇新窗口。它展现了这个不为人知的环节，让人看到了大脑中正在发生什么，这样就可以采取措施，改善大脑和身体的状况。 **99**

靠近镜子，看看镜中的自己。如果你的皮肤看上去很干燥，你就会涂些润肤霜；如果发现脸上长痘痘了，你就会轻轻抹一点儿祛痘膏；如果注意到头发有些开叉，你会找理发师剪剪头发；如果你住在纽波特海滩，并察觉到脸上出现了几道皱纹，你便会打电话给医生，预约一次除皱注射。基本上，无论什么时候，一旦看到身体出了问题，你都会尽力解决，或者寻求专业帮助。但多数人从来都不会考虑自己的脑健康问题，因为他们看不到脑部的状况。有些人的脑部或许需要认真治疗一番，但他们对此一无所知，也不会采取任何措施去解决问题。这是问题的核"心"（或曰首"脑"）所在。下面让我们看一组例子，一个是健康的脑，一个是陷入麻烦的脑。

在健康的脑中，思维活动充盈、平稳、对称。脑后部的活动强度最大，这个区域叫作小脑。在陷入麻烦的脑中，你会看到有些区域运转过度或运转不充分。图 I-1 展示的是 82 岁的安娜的大脑扫描图。它非常健康，像是 50 岁左右的人的大脑。安娜很健康，从不吃药。她结婚已有 58 年之久了，作为妻子，她从来都是情深意浓，作为母亲和祖母，她总是充满慈爱。她思维敏锐、精力充沛，常常表现出不乏睿智的好奇心。在其所属的社区和教堂里，她也表现得非常活跃。

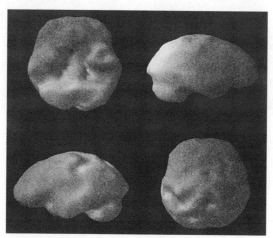

扫描结果显示出充盈、平稳、对称的大脑活动

图 I-1　安娜健康的大脑

与之形成鲜明对照的是，44 岁的贝卡却因为过于频繁的冲动和过度肥胖来找我咨询。1.5 米的骨架，却承载了 82 公斤的体重，她已经多次尝试减肥，却从未成功过。我们对她的大脑进行了扫描，发现其前额叶（位于大脑前部）的活动性很低，这种状况可能是童年的一次车祸造成的。大脑的前额叶部位掌管计划、决策和冲动控制。通过治疗，她前额叶的活性增强了（见图 I-2），冲动也明显消失，并且能坚持执行脑 - 身健康方案，这帮助她在两年内减掉了 32 公斤体重。

有 95% 的人认为，冲动只不过是意志力缺乏或者态度不端正罢了，而脑成像告诉我们，冲动的原因不仅如此。实际上，我们发现很多人脑前部的活性都很低，要么是因为脑损伤、曾接触过有毒物质，要么是存在诸如注意力缺陷障碍之类的遗传性疾病。我们一旦解决了这些问题，就会发现他们能够更好地坚持节食和健康计划，而这些做法都是改善身体状况所必需的。

我们可以看到，大脑改变了我所做的一切，我们还意识到：**要改变身体，必须先改**

造大脑。在成功改善身体状况时，了解大脑、优化大脑往往是被我们忽视的环节。

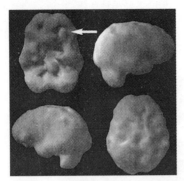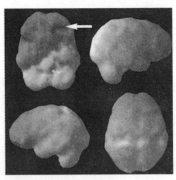

治疗前，大脑前部活性很低，注意箭头　　治疗后，活性得以改善，注意箭头所指
所指区域　　　　　　　　　　　　　　　区域

图 I-2　治疗前后对比图

66一剂药方不能包治百人。99

　　大脑与身体间的联系实在是令人惊叹！最近，我去电视台做一档《幸福人生，从善待大脑开始》(*Change Your Brain, Change Your Life*) [1] 的节目,节目制片人艾丽西娅·斯蒂尔是我的老相识。这次，艾丽西娅与以前相比可大有不同，她看上去更年轻、更有活力了。我问她现在的情况怎么样，她说自从听了我的建议之后，开始合理膳食，合理服用鱼油，酒也喝得少多了，而且能更好地应对生活压力。她在我的网站上找到了亚蒙诊所脑系统问卷，并由此发现自己的前额叶很有可能活性过低，于是就开始服用 S- 腺苷甲硫氨酸（SAMe）补充剂配方，效果甚好。实际上，她告诉我，她已经减掉了六七公斤体重。另外，在她的影响下，她丈夫也渐渐开始锻炼了。当时她一位同事的家人去世了，这着实打乱了计划安排；她跟我说，以前遇到类似这种情况，她通常会哭起来的，但现在她已经知道自己有能力适应这些变故，还能摒除任何自动的消极想法，不让这些想法偷走她的快乐。在改造大脑的同时，她的身体、生活，乃至家庭状况也都得到了很大改善。

　　艾丽西娅的故事教育我们，如果你与压力抗争，开始针对自己的脑部状况制订并实施具体的健康方案，那么你的气色和感觉都会年轻许多。你可以改造自己的大脑，而这

---

① 该节目的同名书《幸福脑》中文简体字版已由湛庐文化策划、浙江人民出版社出版。——编者注

最终会导致身体上的改变。你定能驾驭大脑的力量，让身体称心如意！

艾丽西娅的故事有力地突出了非常重要的一点，也是贯穿本书所有章节的重要主题：**一剂药方不会适用于所有人**。这就是为什么大多数减肥方案没什么效果的原因。我们都需要在自身大脑的类型和需要的基础上制定个性化处方。因为艾丽西娅可能是前额叶活性较低，所以她需要更多刺激干预，诸如 S- 腺苷甲硫氨酸补充剂等。而对于脑前部活性过高的人，则要施加干预使之镇静，并刺激神经递质 5- 羟色胺的分泌，比如用一些 5- 羟色胺补充剂，就会使之好转。相反，让那些前额叶活性很高的人服用 S- 腺苷甲硫氨酸，通常会使他们变得更加焦虑。弄清楚自己大脑的独特运作方式，是获得有效帮助的关键。当然，正如我们所见到的，也有些适用于所有人的干预方法，比如健康的饮食和充足的睡眠，但为了最大限度地从本书中获益，一定要注意那些适合你个人类型的干预方法。

如果你正在读这本书，你一定是想要改变身体的某些方面。或许你想收紧小腹、让皮肤看上去更年轻、提升精力水平、别再那么频繁地感冒、减少头疼的次数，或不吃药就能把血压降下来。像多数人一样，你可能也知道为达成那些目标必须做哪些事情，但就是没有真的去做。原因何在？因为你没照料好自己的大脑。如果想减去腰间那些赘肉，你就得改善前额叶的功能；如果想远离头痛，你就必须让自己的大脑冷静下来。还有，如果想让皮肤越来越年轻，你必须从恢复脑部活力做起。

本书中，我会为你提供 14 套解决方案，来帮你改善大脑，这样你就能获得并保持一个称心如意的身体。而在所有这些开始之前，你首先应该学着去爱护大脑，并理解它是如何影响身体的。这些解决方案很容易执行，它们关注的是如何运用大脑改善意志力，如何消灭那些在努力改善身体的过程中蓄意作祟的冲动。你会看到，体重管理问题尽管在蔓延肆虐，但这绝不仅仅是单一的因素使然。根据我们的研究，这其中少说也得有 6 个不同的原因。因此，了解你的问题属于哪种类型，是拥有理想体重的首要任务。

本书由 4 部分构成：首先是本书使用说明，向你介绍改造大脑和身体的 10 项基本原则。在第一部分，你会发现如何运用大脑来保住减肥效果不反弹，这可是无数人天天为之奋斗的目标。第二部分关注的是，大脑通过哪些途径帮助你美体，同时改善健康和提升幸福感。在第三部分里，你将会从众多"脑 - 身"策略中发现抗衰老的秘诀，这有助于大脑和身体青春永驻。

在本书提供的解决方案的帮助下，你定能拥有驾驭大脑的力量，获得并保持你理想中的身体状况。我认为，你理应拥有一个自己钟爱的身体，不是吗？

为了同时保证健康的大脑和健康的身体，
你需要了解哪些重要的健康指标呢？
扫码下载"湛庐阅读"APP，
搜索"健康脑"，获取彩蛋！

什么是彩蛋

彩蛋是湛庐图书策划人为你准备的更多惊喜，一般包括
①测试题及答案 ②参考文献及注释 ③延伸阅读、相关视
频等，记得"扫一扫"领取。

善待大脑、健康生活的 10 项基本原则

66 爱自己的脑，是让身体称心如意的第一步。99

　　这些年来，我为自己做过 10 次脑扫描，以检查它的健康状况。我在 37 岁时扫描的结果显示，我的大脑饱受毒害、起伏不平，这与其强大的功能的确极不相称。起初，我并不理解其中的缘由。我这辈子几乎滴酒不沾、从不抽烟，也从未吸过毒，可为什么我的大脑看起来会这般糟糕？在了解到有关脑健康的知识之前，我有很多不良的用脑习惯，例如，我几乎全靠快餐食品和苏打汽水过活，像疯子一样拼命地工作，晚上很少能睡够四五个小时，并且极度缺乏运动。那时候，我的体重超出了标准体重 7 公斤。我还得与关节炎抗争，否则与孩子们玩耍时，下楼梯都有困难。年仅 37 岁的我，常常自叹，我真的是老了！

　　最近一次脑扫描是在 52 岁，这次的扫描结果显示，尽管一般情况下大脑的活性会随年龄的增长而降低，但我的大脑看上去要比第一次健康、年轻了许多。我这种反常情况的原因何在呢？因为看过其他人的扫描结果后，我逐渐形成了对健康大脑的妒羡之情，并且希望自己的大脑健康能够得到改善。在研究脑健

康的同时，我把知道的知识付诸实践，为此我不仅收获了一个"气色"更好的大脑（见图Ⅱ-1），还感到身体比以前更有活力、更加健康，体重减下来了，体态有了很大改善，关节炎没了影踪，皮肤看上去也光滑了许多。

下面你会看到10项基本原则，它们解释了为什么爱护大脑对于保持最佳身体状态来说不可或缺。

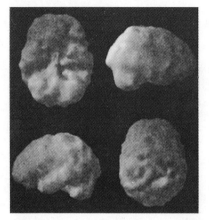 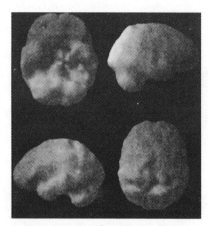

亚蒙博士37岁时，大脑凹凸不平，饱受毒害 　　亚蒙博士52岁时，大脑整体上更加健康了

图Ⅱ-1　37岁与52岁时的大脑

原则一

你所做的任何事情，大脑都会参与。

你的所作所为、所思所感都要受大脑控制。照镜子时，你大可为眼前所见对大脑说声谢谢。说到底，是大脑决定了你是大腹便便撑破了皮带扣，还是身材苗条、体型健美；是大脑决定了你的皮肤是红润、有光泽，还是爬满了皱纹。大脑时时刻刻都在发挥作用，左右着你会采用何种思维、感觉、饮食和运

Step by Step **行动步骤** --------------------------

记住，大脑会参与你所做的任何事情，你做出每个决定、咬每一口食物、抽每一根香烟、心存每一个令你烦恼的想法、错过每一次健身活动、啜饮每一种酒精饮料，都源于你的大脑，也终将影响你的健康。

动方式，乃至你亲热的方式。事实上，英国剑桥大学的研究者曾发现，人脑一旦做出错误决策，就将自己的寿命缩短了 14 年。一个 60 岁的人，如果他酗酒、抽烟又不运动，还有许多不良饮食习惯，那他的死亡风险与一位生活方式健康的 74 岁古稀老人无异。大脑的决策既可以使你折寿，又可以让你延年益寿。

原则二

大脑运转正常，你就会气色良好，感觉舒畅；而一旦大脑陷入麻烦，你的气色和感觉则会随之陷入麻烦。

如果大脑健康，那么将身体尽力保持在最佳状态会容易许多。如果大脑在一个理想的水平运转，你就更有可能持之以恒地节食、有规律地锻炼，并采取更为健康的方式生活。而这些措施的综合效果，就是让身段更加苗条端庄、外表更显年轻、皮肤更有光泽、免疫力更强、头痛次数减少、背部疼痛减轻，健康状况得到改善。

麻烦的大脑也会令身体陷入麻烦。体重超标、满脸皱纹、慢性疼痛缠身以及所有不良的健康状况都与大脑的运作方式相关。选择去吃无益于健康的食品、弃健身房而去、沉溺于不健康的生活习惯，如此种种，在大脑运转状态不佳时会更为常见。

52 岁的杰克是一名离异的工程师，身高 1.78 米，体重将近 120 公斤。他努力节食，但总也坚持不下来。每天早上醒来时，他还会惦记着今天要健康饮食，但却从不着手盘算一下一日三餐该怎么吃，或在冰箱里该怎样做好储备。每当午饭时间临近，肚子一饿，他就就近找家快餐店，叫份奶酪汉堡和炸薯条。下班回到家后，他眼巴巴地看着空空如也的冰箱，随即打电话订了个比萨，晚饭也打发了。

梅根看上去要比她 43 岁的实际年龄老很多，她独自带着三个孩子，有一份要求严苛的工作，外加一桩别别扭扭的婚姻。她非常想恢复姣好的面容，但就凭化妆品柜台上那些面霜和护肤液是做不到这一点的。夜晚多睡上几个钟头简直就是奢求，每每抑郁消沉、压力过大、恼火或伤心时，她会点根香烟，喝杯葡萄酒，有时是两三杯，有时甚至喝进去整整一瓶，以此来寻求解脱。吸烟酗酒能让她的神经获得安宁，感觉也会舒畅些，但这些都只是暂时的。

萨拉，28 岁，一心想要改善自己的身体状况。尽管从技术标准上说，她并没有超重，但她想改善身体状况，并使她那 1.6 米出头的身高与 60 公斤的身体变得更紧致一些。她也知道，只要锻炼就能达到这个目标，但她总也无法集中充足的精力、调动足够的热情坚持去健身房。同时，萨拉还要与焦虑和紧张斗争，并且经常担心生活中要出什么岔子。

几年来，杰克、梅根和萨拉一直将这些问题简单地归因于缺乏意志力或懒惰，但实际情况未必如此。**他们之所以不能让自己的身体如其所愿，原因在于大脑。**杰克缺乏计划性，执行力极差，这是大脑前额叶区域（PFC）活动缺乏的常见征兆。此脑区会参与制订计划、设定目标、未雨绸缪、控制冲动以及执行计划。

靠抽烟喝酒安抚情绪是梅根不能留住青春的原因，这意味着其大脑边缘系统活动过度。这个脑区参与设定人的情绪基调，如果此脑区不太活跃，人的精神状态一般会表现得积极且满怀希望；相反，如果这个区域被过分唤醒且活跃过度，那么抑郁和伤感就会席卷而来，迫使你在尼古丁、酒精和毒品中寻求安慰。

焦虑和担忧耗尽了萨拉的精力，这表明大脑中一个名叫基底神经节的区域出了问题。这个区域靠近大脑中央，负责整合各种感受、想法和动机。此区域活动旺盛时，会导致与焦虑有关的问题，从而耗尽一个人的精力和干劲儿。

大脑对行为和身体的影响之深，通过杰克、梅根和萨拉的实例可见一斑。大脑能协助你改善身体状况，也可能使塑造理想身体的工程难上加难。

原则三

大脑是宇宙中最复杂的器官，请尊重它。

大脑是宇宙间最为复杂的器官，它是这般迷人，如此特殊。人脑只有 1.36

公斤重，但它却比最复杂的超级计算机更强大。它只占体重的 2%，却大约会消耗人体卡路里总量的 25%，血流量的 25%，吸入氧气的 20%。卡路里、血流和氧气是大脑内部细胞的食粮。

据估计，大脑有 2 000 亿个神经元，与银河系中恒星的数量差不多。每个神经元都通过神经连接和其他神经元相连。据估计，人脑中的神经连接比宇宙中的恒星还要多！沙粒大小的一块脑组织，其中会包含 10 万个神经元和 10 亿条神经连接。信息在大脑中传输的速度能达到每小时 431.3 公里，比 INDY 500 大赛里的跑车还要快。而人们喝醉的时候，信息在脑中传输的速度的确会慢很多。大脑是主宰人格、个性和智力的器官，你之所以成为你，很大程度上是脑参与的结果。

原则四

大脑很软，头颅很硬，请好好保护大脑。

像大多数人一样，你很可能会认为大脑如橡胶般强韧坚硬。但事实上，大脑非常柔软。它有 80% 的成分都是水，其黏稠度就像软黄油、蛋羹或豆腐——介于生鸡蛋蛋清和果冻之间。为保护柔软的大脑不受伤害，它被封装在一个充满液体、十分坚硬的脑壳中。

S **行动步骤**
tep by Step

要想使大脑和身体保持最佳状态，就要让大脑避免伤害。不要用头顶足球，避免未戴好合适的头盔就去骑自行车、滑雪或者溜冰。

脑壳中有很多棱和隆起，有些隆起像刀一样锋利，因而头部创伤会损害到柔软的大脑。大脑可不适合顶足球、玩冲撞式橄榄球、拳击或者参加"终极格斗大赛"。脑创伤可比你想象中要常见得多。每年仅报告的脑损伤案件就会有 200 万例，何况还有数以百万的案例没有报告。脑创伤不仅会对脑造成损伤，还会损毁身体。

如果你认为"脑损伤"仅仅指那些像飞出汽车挡风玻璃或从房顶倒栽到地上所造成的严重伤害，那你就错了。对身体和健康造成严重后果的并不仅有"严重"损伤。那些被许多人认为是很轻微的损伤，也会对人脑造成严重的负面影响，极大地改变伤者的生活，削弱其让气色和感受呈现最佳状态的能力。人们一次又一次地忽略了这些损伤，部分原因在于精神健康专家从来都不会去关注脑功能的健全与否。

研究表明，一个人哪怕是遭受了轻微的脑损伤，也会产生情感、行为或认知方面的问题。在思考和推理遇到麻烦时，你就没法为身体做出最佳决策了。经常酗酒和较高的吸毒率也很可能与脑损伤有关，这两者都会导致过早衰老，还可能会引起体重问题，悄无声息地破坏健康状况，甚至导致无家可归。所以，保护好你的大脑。

原则五

大脑的储备量只有这么大，拥有的储备越多，你就越健康；
储备越少，你就越脆弱。

想想你的家人、朋友和同事，在危机关头中是不是有些人会完全垮掉，比如他们会去翻糖果盒，找一包香烟，或者在毒品和酒精中寻求安慰；而另一些人却能控制住自己的生活并保持健康的生活方式？你有没有想过这是为什么呢？在工作中，我注意到一些引起压力的事件，比如痛失爱人、失业或离婚，都能导致人们抑郁、体重变化、失去锻炼动机，或产生不良的日常习惯，但对一部分人却没有影响。

在拥有近20年脑扫描经验后，我已渐渐相信这些差异与我所说的脑储备这个概念有关。脑储备是健康脑功能的缓冲垫，用来处理压力或伤害事件。拥有的储备越多，你应对意外的能力就越强。储备越少，应对艰难时期和伤害对于你来说就愈加困难，还会让你更有可能狼吞虎咽地吃下一包奥利奥饼干或者大口喝酒，作为应对。

玛丽和凯蒂是一对孪生姐妹（同卵双生）。她们基因相同、父母相同，在同样的环境中长大。然而，她们的生活和外表却迥然相异。玛丽很健康，是名成功的记者，婚姻持久而幸福，并且有三个很出色的孩子。凯蒂身体超重，高中差点儿没毕业，身患抑郁症，脾气也极差，工作和男友换了一个又一个。她们的生活和外表看起来没有任何共同之处。

我给她们做了扫描，玛丽的脑很健康，而凯蒂的脑却有明显的证据表明曾经的损伤对其前额叶和颞叶造成了影响（图 II-2）。一开始，在与这对双胞胎谈话时，凯蒂不记得头部受过伤。而后玛丽开口了，她说："你难道不记得我们 10 岁的时候，你从上铺摔下来撞到头吗？你晕了过去，我们火速把你送到了医院。"那次损伤很可能导致凯蒂的脑储备减少，这也就是她在面对压力时比姐姐更加脆弱的原因。

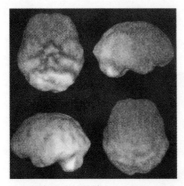 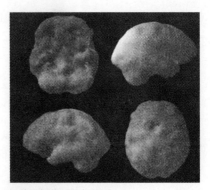

玛丽健康的脑扫描图　　　　　　　　凯蒂遭损伤的脑扫描图

图 II-2　双胞胎的脑扫描图对比

在人们成长之初，还是妈妈肚子里的受精卵时，大多数人脑储备值是相等的。从那时起，许多因素都会影响储备水平的提升或降低。举例来说，如果你妈妈在怀你的时候吸食大麻或喝了大量杰克丹尼威士忌，那么她就很有可能因此降低了你的脑储备水平。如果你青少年时曾从屋顶上摔下来、童年时是家庭暴力的受害者，或者在高中时吸毒又酗酒，那你八成已经减少了自己的脑储备。基本上任何对脑有害的行为都会侵蚀你的脑储备。

而从相反的方面来说，如果你妈妈饮食健康、天天服用复合维生素、日日坚持静心冥想的话，那她很有可能增加了你的脑储备。如果你生长在一个充满爱的家庭里，在童年时有各种各样的学习机会，并且远离毒品和酒精，你的脑储备就很可能得到提升。

S 行动步骤 ------------------------
tep by Step

　　保持有利于脑健康的生活方式，提升你的脑储备。

足够的脑储备会造就良好的心理弹性，使你在遭遇生活中出乎意料的曲折坎坷时，能更加自如地应对，而不必求助于甜食、酒或毒品。

原则六

大脑的特定部位与特定的行为有关。大脑的特定部位出了毛病，往往会导致相应的行为问题。了解你的大脑，有助于你改善这种状况。

以下是一堂简单易学的脑系统速成课，这些系统在你获得理想身体的过程中发挥着重要作用（见图Ⅱ-3）。

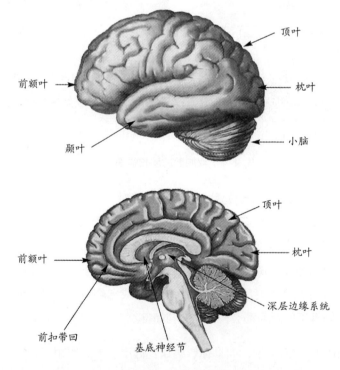

顶叶

前额叶

枕叶

颞叶

小脑

顶叶

前额叶

枕叶

深层边缘系统

前扣带回

基底神经节

图Ⅱ-3　人脑表面图（上）和人脑剖面图（下）

● **前额叶（PFC）**：可以把前额叶看成大脑的首席执行官。它位于大脑前部1/3处，是大脑其他部位和身体的监督员。它涉及注意、判断、计划、冲动控制、执行力和共情。前额叶活跃程度低与注意广度狭窄、冲动性、缺乏清晰的目标和拖延相关联。酒精会降低前额叶的活性，这就是为什么人在酩酊大醉时会做出愚蠢行为的原因。

- **前扣带回（ACG）**：我喜欢把前扣带回称作大脑的变速杆。它纵贯前额叶的深层部分，使我们能够转移注意力、保持灵活性和适应力，在需要时做出改变。此区域过于活跃的人会倾向执着于那些消极的想法和行为；总是担心、心怀怨恨、老与人为敌或好争论。这样的人还会更易产生强迫倾向，或与强迫行为缠斗不休，而且这也与厌食之类的饮食障碍相关。

- **深层边缘系统（DLS）**：它靠近大脑的中央，深层边缘系统会参与设定一个人的情绪基调。如果这个区域不是很活跃，人就变得更加积极和充满希望。但如果它过于活跃，那么消极情绪就会取而代之，深层边缘系统活跃能够减弱动机和动力，降低自尊，增强内疚感和绝望感。边缘系统的异常与心境障碍息息相关。

- **基底神经节（BG）**：它位于深层边缘系统周围，参与整合思想、感觉和动作。大脑的这个部分还参与设定一个人的焦虑水平。如果基底神经节过于活跃，人们就容易产生焦虑和生理应激症状，诸如头痛、胃痛和肌肉紧张。如果此区域活性很低，人们就会缺乏动机。此区域还与娱乐和狂喜的感觉有关。可卡因会对脑部这个区域发生作用。饼干、蛋糕和其他使人愉快的事物也会激活这个区域。

- **颞叶（TL）**：颞叶位于太阳穴之下、双眼之后，它与语言、短时记忆、情绪稳定性和脾气等问题有关。它们是大脑的"是什么"通道，因为它们会帮助你认识到事物是什么并为其命名。如果颞叶有了麻烦，往往会导致记忆问题、情绪紊乱以及脾气问题。

- **顶叶（PL）**：顶叶在大脑的后上部，参与感觉的加工和方向的辨别。作为大脑的"在哪里"通道，它们会帮助你弄清事物在空间中的位置，比如它能在漆黑的夜晚引领你去厨房。顶叶是阿尔茨海默病最先受损的区域之一，所以得了这种病的人经常迷路。顶叶还与饮食失调和体相障碍（body-distortion syndromes）等症状有关，比如那些总觉得自己肥胖的厌食症患者就存在这些问题。

- **枕叶（OL）**：枕叶位于大脑后部，参与视觉和视觉加工。

- **小脑（CB）**：小脑位于大脑后部底端，与身体协调、思维协调和加工速度相关联。前额叶和小脑间存在大量的联结，因此很多科学家认为小脑也与判断和冲动控制有关。小脑出了问题，人身体会变得不协调、加工速度变慢，学习也会遇到麻烦。酒精会直接毒害到脑的这个部分。通过协调训练改善小脑的同时，也会改善前额叶，对判断力和身体都大有裨益。

脑系统的简要概括 C h a n g e   Y o u r   B r a i n ,
C h a n g e   Y o u r   B o d y

1. **前额叶**：判断、事先筹划、计划和冲动控制。

2. **前扣带回**：转移注意力。

3. **深层边缘系统**：设定情绪基调；与心境和联结有关。

4. **基底神经节**：整合思维、感情和动作；与愉悦有关。

5. **颞叶**：记忆、情绪稳定和脾气问题；"是什么"通道。

6. **顶叶**：感觉加工和方向感；"在哪里"通道。

7. **枕叶**：视觉和视觉加工。

8. **小脑**：动作协调、思维协调、加工速度和判断。

原则七

很多因素会导致脑损伤，从而使塑造理想身体的历程更加
困难。然而，也有许多因素对脑有益，让你更易获得并保持
身体健康。

或许你会很惊讶地发现，日常活动常成为脑力流失的原因，这使你获得健康身体的历程变得更加困难。以下是损伤大脑和身体的常见因素。有些行为和活动将在本书后面要讲到的解决方案中再次提到。这些内容对于你的大脑和身体的健康是如此重要，重复再多也不嫌过分。

- **身体损伤**：严重的创伤、脑震荡，甚至是轻微的损伤都会影响到你健康生活的方方面面。

- **毒品**：大麻、可卡因、摇头丸、脱氧麻黄碱、吸入剂和海洛因都会严重减退脑功能。违禁药品不是唯一的罪魁祸首。滥用诸如维柯丁（鸦片类止痛药）、奥施康定（镇痛药）和阿普唑仑之类的处方药，也会伤害大脑。滥用毒品、药品或许会让你在短时间内好受一些，但就长期来看，它对于你的相貌和健康来说都将是一场灾难。毒品会急剧增大或减弱食欲，从而导致体重的增加或减轻，会逐渐削弱你的动机和能量，还会导致皮肤、牙齿和头发出现问题。在网站上搜索一下人在吸食脱氧麻黄碱前后的对比照片，那些照片一定会让你感到震惊。

- **酒精**：并不只是严重酗酒才能伤害到大脑，中等剂量的酒就足以影响脑功能了。研究表明，每日饮酒者的大脑要比不喝酒的人小。对于人的大脑来说，尺寸的大小也很重要。过量饮酒会减弱前额叶的活动，这个区域负责判断和计划。这也是人们在喝了太多酒之后会做出愚蠢决定的原因。酒精可能让你在减肥期间凌晨三点钟跑去汉堡店觅食，与刚在酒吧邂逅的某个人发生毫无防护措施的性关系，或者在喝得酩酊大醉后开车上路。

- **肥胖**：脂肪会储存毒性物质，所以身上的脂肪越多，脑的状况就越差。肥胖会使人罹患阿尔茨海默病的风险增大一倍，并且与脑组织减少相关。

- **激素异常**：甲状腺素、雌激素、孕酮、睾酮、脱氢异雄酮（DHEA）或皮质醇的异常都与大脑和身体的问题有关。

- **营养不良**：人体每隔几个月就会把所有的细胞更新一遍。这些新细胞利用的都是人们消化的食物，所以你就是你自己吃下去的东西。如果你吃的是垃圾食品，那么你的大脑和身体就都是由垃圾食品构成的。正如这本书从头到尾都在讲的，维生素（尤其是维生素 D）、矿物质和 Ω-3 脂肪酸的水平过低也会危害到你的脑组织和身体。

- **体内的慢性炎症**：慢性炎症会减少通向脑部和心脏的血流量，现在还被视为许多疾病的核心原因，这些疾病包括糖尿病、心脏病、肥胖和阿尔茨海默病。

- **血流量低**：血流非常重要，因为它负责把氧、糖、维生素和营养物质运送到大脑，另外它还会排除毒素。任何减少血流量的物质，比如尼古丁、过量的咖啡因或者缺乏锻炼，都会使血管过早老化，而对于大脑来说尤其如此。

- **慢性应激**：痛苦的婚姻、劳神的工作以及经济困难都会引发慢性应激状态。持续处于应激状态时，人脑会通知身体分泌更多的应激激素皮质醇。皮质醇会增进食欲，并使人变得嗜糖，从而导致发胖，让皮肤油脂分泌量骤增、更容易生痘痘，肌肉紧张和慢性疼痛加剧，血压升高，并增大了许多严重威胁人体健康的症状发生概率。

- **缺乏睡眠**：每晚睡眠少于6小时，人脑的整体功能就会减弱，这还会引发大脑释放某种激素，它会增进食欲，让人想吃含糖量高的点心，比如糖果、蛋糕和饼干。如果睡眠不充足，一个人会倾向于摄入更多的卡路里，从而导致增重。睡眠不足还会使皮肤过早老化，导致眼睛下方出现黑眼圈和厚眼袋。

- **吸烟**：吸烟能减少通向大脑及人体其他所有器官的血流量，也包括皮肤。多数人很容易分辨出一个人是否吸烟，因为他的皮肤看上去比其实际年龄要老很多。告诉你，他的大脑同样如此。吸烟与众多严重的脑健康问题都有关联。

- **过量咖啡因**：饮用咖啡因含量过多的咖啡、茶、苏打水或功能饮料，都会限制通向大脑的血流量，使大脑、身体和皮肤脱水，还会使大脑错误地认为不需要睡眠，这些都对大脑和身体有害无益。

- **看电视时间太长**：看电视时间过长对人脑和身体都有伤害。看电视过量，与儿童的注意力缺陷障碍以及成人的阿尔茨海默病相关。每天看电视超过两小时，会显著提高患肥胖症的风险。

- **暴力电玩**：玩暴力电子游戏已经导致了暴力和学习问题的增加。借助脑成像技术，我们发现电子（视频）游戏作用于脑的区域与可卡因相同，孩子和成人沉迷其中，像吸毒一样成瘾。每天玩电子游戏的时间超过两小时，就会增加身体超重的风险。

- **脱水**：人体的70%都是由水构成的，人脑含水量更是达到了80%。如果饮水量不足，脑功能就会减弱。你还会发现皮肤也变得干瘪，细细的条纹也会变得多了起来。

- **缺乏锻炼**：不锻炼会减少通向大脑、身体和生殖器的血流量。有足够的研究证明，缺乏身体活动会对体重和整体健康状况造成不良影响；还会使性生活的质量下降。

- **消极思维**：有研究发现，关注那些不喜欢的事物会减弱脑部活动，使心跳加快、血压升高，还会对人体的许多系统产生不良影响。消极思维会让你为减肥、实施锻炼计划或戒烟所付出的努力付诸东流。

- **过量发短信及网上社交活动**：神经科学家的研究已经表明，花大量时间发短信、网上聊天会导致注意力问题，还可能使面对面交流产生困难。不仅如此，它还会占用体育活动的时间，使人们更易增重，健康状况变差。

我开发过一套有关实用脑科学的中学生课程，教青少年如何去爱护自己的大脑。每当我讲到对大脑造成伤害的事项时，总会有学生冷嘲热讽地问道："如果非得避开那些活动的话，那我该怎样寻开心呢？"我的回答很简单：谁会更开心——是那些有好脑子的人，还是有坏脑子的人？无论年龄多大，谁拥有健康的大脑，谁就会拥有更多的乐趣。

有好脑子的人，更能将节食和锻炼计划坚持下去，这会使他保持强壮健康，给予他充裕的精力陪潜在客户打高尔夫，或者跟妻子跳舞；有坏脑子的人则可能由于冲动而过量饮食，导致腰围变粗，罹患Ⅱ型糖尿病，生活也因此失去了很多快乐。谁会收获更多快乐呢？大脑很健康的女人更有可能睡得好，醒来时精神抖擞、神清气爽，这使得她在人际交往中更加自信，工作时头脑清醒。一个脑功能减弱的女人或许会花较少的时间在睡觉上，这使她感到疲倦，工作业绩受影响，从而难以得到晋升。这还会让她看上去满脸倦意，自尊降低，导致与男朋友的分手。到底谁会得到更多快乐呢？

还有个好消息告诉你们！通过多年来对脑扫描图的分析以及对病人的治疗，我发现了许多在日常生活中简单易行的措施，可以提升脑功能。这些日用处方也是改善身体状况的关键。本书此后的章节中会讲到许多改善脑功能的好点子。你可以从下面提到的几件小事做起。

- **保护大脑**：要意识到大脑对于你和你深爱的人来说是多么宝贵。

- **合理配餐**：健康的饮食包括精益蛋白质、水果、蔬菜、坚果和橄榄油这种健康的脂肪。研究表明，每天吃 9 份水果和蔬菜，会让大脑工作更有效率。

- **每天服用维生素、矿物质和鱼油**：由于我们不能从日常饮食中摄取所需的全部营养成分，建议大家每天服用维生素和矿物质补充剂。此外，我还鼓励人们服用鱼油补充剂，它能减轻炎症、增加通向脑的血流量，还有助于抗抑郁，有效抑制过度肥胖和其他许多不良的健康状况。

- **勤锻炼**：锻炼就犹如青春的源泉。它能提升血流量，增加脑部的氧气供给，并改善大脑应激反应，从而改变体形、改善心境、提升精力水平、提高性能力，是改善整体健康状况的最佳途径之一。

- **保证充足的睡眠**：每晚至少要保证 7 小时的睡眠，研究表明，这有助于将脑功能保持在理想水平，控制食欲，还有助于让皮肤看上去更年轻。

- **冥想**：冥想会激发人一部分大脑功能，让你更周全地考虑问题，这样你就可以做出更好、更明智的决策。

- **放松**：学会如何抗压以及如何使身体镇定，有助于人脑更好地工作，营造良好的心境，降低血压，还能让你免受疾病的困扰。

- **学会感恩**：在关注喜爱的事情时，人脑会更好地工作，变得更加协调，感觉也好得多。每天写下 5 件值得感恩的事情。不出 3 周，你就会发现你的快乐程度比以往有显著而积极的转变。

- **多亲热**：安全的性生活，特别是建立在彼此深爱、负责任的关系之上的性生活，对于大脑和身体来说是一剂良药，有缓解压力、增强免疫力、延年益寿等诸多益处。

- **平衡激素**：诸如雌激素和睾丸激素之类的激素，对于维持大脑和身体的健康与活力起着关键性的作用。

- **治疗精神障碍**：精神障碍、身体疾病和健康状况联系紧密，这一点早已被大众接受。治疗不良的精神状况，不但能够改善脑功能，还能提升健康和幸福感的整体水平。

正如你所看到的，每天的生活方式决定了大脑和身体是越来越好，还是越来越差。每天你都要扪心自问，我想要的是哪种大脑，哪种身体？你是想要那种令自己挣扎于体重问题、糟糕的心境和不良健康状况的不健康大脑，还是更易使自己气色感觉俱佳的健康脑？选择权就在你手中！

原则八

脑成像技术使我们对大脑有了更深入的了解，这有利于改善自己的身体状况。

了解大脑，对改善夫妻关系也有帮助。罗布和他的妻子来找过我，因为他们相处不太融洽。像许多男人一样，他认为自己没什么问题，只是妻子需要放松，需要更包容与接纳。不过，在我看到他56岁的大脑仿佛80岁高龄时（见图Ⅱ-4），我很惊讶，问他做过什么损伤大脑的事。

"没有啊！"他说。

"真的吗？"我回应道，"你喝酒多吗？"

"不多。"（以精神科医生的经验，不论什么时候遇到"不多"的回答，我肯定会接着问下一个问题。）

"不多是多少？"

"嗯，大概一天喝三四次吧。"

"每天吗？"

"是，每天都这样。不过这没什么，我从未喝醉过。"

罗布的脑成像图告诉我，这个问题很严重。罗布也被自己的脑扫描结果吓了一跳，他遵照我的嘱咐，不再喝酒了。另外，他还由衷地希望有个更好的大脑，于是他开始实施我们为他制订的脑健康方案。4个月后，我又给他做了一次跟踪扫描，这次他的大脑健康状况看上去改善了很多。从那时起，他们的夫妻关系比以往更亲密了，他也感到自己好像年轻了30岁。

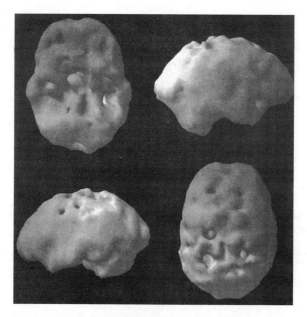

图Ⅱ-4　罗布被酒精摧残过的脑扫描图

脑成像帮我们明白了是什么在困扰着罗布。它还告诉我们，在你的大脑变老的时候，你的身体往往也不再年轻。如果通向脑部的血流量已经减少，那么通向皮肤的血流量很可能也已减少，从而让皮肤变得黯淡无光、满是褶皱。通向身体器官的血流量或许也在减少，于是，身体各器官的功能开始减弱。对于生殖器官来说，性功能下降，性生活带来的愉悦感也大打折扣。

扫描大脑还能帮我们侦测到大脑特定区域遇到的麻烦。例如，若前额叶不太活跃，那你可能会比较冲动。前扣带回比较活跃则意味着你可能有些许强迫倾向。如果基底神经节活跃过度，那你或许会很焦虑，还极有可能靠暴饮暴食来舒缓焦虑。深层边缘系统活动过多，你或许会感到悲伤、忧郁，可能会通过暴饮暴食来为自己疗伤。如果小脑活性较低，你的思维加工速度就会减慢，从而难以规划健康方案并贯彻执行。

我们在成像技术的帮助下认识到，诸如肥胖、抑郁、焦虑和成瘾之类的状况并非单一的障碍，而且一种治疗方案也无法适用于所有人。成像技术协助我们了解病患个体，这样就可以制订出特别有针对性的治疗方案。根据个人情况，你的大脑可能需要刺激，也可能需要镇静。如果从来都不去观察大脑，我们又怎会知道哪条治疗途径最适合你呢？

这是否意味着你必须得做一次脑部扫描，才能改造大脑、改变身体呢？不是的。我也意识到并不是每个人都有条件去做脑部扫描。这就是我编订了一系列核查清单，帮你预测脑部各区域状况的原因。

亚蒙诊所脑系统问卷简版是仅次于脑部扫描的最佳评估工具，它们已经帮助数万人针对自己的状况确定出更为合适的治疗方式。当然，你应该多与自己的保健医生进行交流，而后再开始实施治疗方案。

原则九

**一剂药方并不能医治所有人。每个人都很独特，你需要对
自己大脑的运作方式有所了解。**

为什么医生从不会断然给胸部疼痛的病人做出诊断？那是因为这只是一种症状。这种症状过于宽泛，而做出诊断需要考虑的原因远不止这点。什么原因会引起胸痛？从头部一直到骨盆的许多问题都会引发胸痛，诸如悲伤、受惊、甲状腺功能亢进、肺炎、肺癌、有毒烟尘、心脏病发作、心律不齐、心脏感染、肋骨受伤、消化不良、胃部返流性食管炎、胆结石、肝病、肾病、胰腺癌等。胸部疼痛有多种可能的原因，就需要多种可能的治疗方法。

与以上问题类似，什么会导致肥胖？同样，原因有许多，如不良饮食习惯、缺乏运动、甲状腺功能低下、垂体瘤、某些抑郁症和一些药物。肥胖还可能由脑区不活跃而引起，这会导致饮食冲动；也可能由脑部活性的整体增强导致，这会引发焦虑而过度饮食。肥胖还可能由前扣带回功能亢进引起（强迫型肥胖症），或是由深层边缘系统活

行动步骤
Step by Step

　　记住，拥有健康的大脑与拥有美丽的身体息息相关。所以，如果你希望拥有更好的身体，那么先问问自己，为了拥有健康的大脑，我需要做些什么？

动的增强导致（情绪性过度饮食），还可能是以上原因和其他问题综合作用的结果。总之，肥胖的原因多种多样。

胸部疼痛如何与肥胖、皮肤问题、精力不足或抑郁症相联系呢？**所有这些问题只是症状罢了，而非根源。**就这一点而言，许多医生和病人都将这些常见问题视为一种简单的疾病。因为他们过于单纯地去看待这些疾病，他们往往会用一种单一的疗法通治此类病症患者。从脑成像的角度看，这种态度是行不通的，因为肥胖、应激反应、焦虑和抑郁都不只有一种类型。了解你的个体差异，对于获得恰当的帮助至关重要，无论这种帮助是针对你的心情、注意力、体重，还是整体健康。

原则十

没错，你一定能改变自己的大脑和身体！

医学界取得了一个最令人振奋的突破：通过订立目标进行具体干预并改变生活方式，你就能改善自己的大脑和身体。如果你在生活中时刻在为节食苦苦挣扎、从来没能坚持锻炼、多年来一直试图戒烟，或者想改善整体健康状况，那么努力提升脑功能就是这些问题的答案。

想想贝卡，就是我在前文中提到的那个易冲动的胖女人。她的前额叶不怎么活跃，无法控制自己的食欲。只有通过治疗帮她治愈了大脑之后，她才终于能够坚持执行脑健康饮食计划，也因此得以减去了 36 公斤体重。

在实际工作中，我见过很多类似的情况。在提升一个人前额叶的功能时，他会变得更加可靠，更加始终如一，并能更好地将健康计划贯彻到底。在优化大脑的其他区域时，也会发生同样的现象。当我们使某人的前扣带回镇静下来后，他变得不再担忧和消极，而且变得更快乐了，睡眠质量也较以前大有改善，这些都有助于他获得一个健康的身体。稳定颞叶能改善处于承压状态下的记忆力，从而帮助人们记住为达到目标而要做的事项。让基

S 行动步骤
tep by Step

为了让你的身体称心如意，你得相信自己有能力改变大脑。

底神经节镇静下来，会使人更放松、快乐，从而减轻头痛并减少消化障碍。增强小脑功能，可以帮助人们更加有效地学习，使其更易坚持执行大脑的健康方案，还能提高运动成绩——的确，它甚至可以提高击球率或罚球命中率。

Change Your Brain,
Change Your Body

第一部分

善待大脑，塑造健美身材

在本部分中你可以学到

- 让你提升意志力、冷却欲望与冲动的**欲望解决方案**
- 根据自身脑模式，制订理想节食计划的**体重解决方案**
- 促进脑 - 体健康的**营养解决方案**
- 锻炼身体，强健大脑的**运动解决方案**

Change
Your Brain,
Change Your
Body

远离那些超好吃，却超毁人的食物吧

让你提升意志力、冷却欲望与冲动的欲望解决方案

悲生于欲，惧生于欲。摆脱欲望的人，没了悲伤，恐惧又何妨？

——佛陀

爷爷是个糖果匠，在我最美好的记忆中有这么一个场景：孩提时的我和爷爷一起围在炉旁，我站在凳子上一边吃糖，一边看他做糖果。甜食对于我来说，从来都是一种情绪食物。父母给我起名字时随了爷爷的名字，爷爷也是伴随我成长的良师益友。不过我很清楚，在吃过糖二三十分钟后，我会变得多么疲惫和健忘。

我家不仅有糖果匠，还有个很棒的胖厨子——我敬爱的哥哥，他至少超重45公斤。我爷爷也超重，60多岁便心脏病发作离开了我们。如果我不注意照料好自己的大脑、合理膳食、多运动的话，我想自己肯定也会超重。非常感谢我的神经学科背景，是它告诉了我该如何克制冲动。

尽管如此，我还是一心想着哥哥做的焦糖苹果。我尽量不去看它，但想看的冲动还是不停地把我朝苹果的方向推搡，那感觉就像身边有个国色天香的女人。甜味的记忆试图劫持我的大脑。而多巴胺是引起愉悦和动机的脑化学物质，正是它在我大脑中一个名为伏隔核（nucleus accumbens，位于基底神经节）的区

域不停地煽风点火，驱使我去吃一颗，或者干脆自己起身去买个苹果。我的前额叶，即大脑的刹车闸开始反击了。那天的合理饮食使我的血糖水平保持良好，这有助于保护大脑免受冲动的侵袭。我对哥哥说："我一会儿就回来。"然后我去外面溜达一小会儿，把大脑重启一下，让他把苹果吃完，也让我的心回到了自己身上。

如何才能拥有足够的意志力去控制欲望，使自己按既定计划，一步步地达成脑部健康、身体充满活力的目标呢？本章中，我会跟大家分享我在这方面的心得。

控制力的回路

了解意志力和自我控制的大脑回路，是获得对大脑和身体的掌控力的重要一步。大脑中有负责集中注意力、做出判断和控制冲动的中心（即前额叶，位于大脑的前 1/3 处）。另外，还有个愉悦和动机中心，叫作伏隔核，是基底神经节的一部分，也是位于大脑深处的一个大型结构。伏隔核提供激情和动机，是行为的主要驱动器之一。此外，人脑中还有触发行为的情绪记忆中心。

我的朋友马克·拉瑟（Mark Laaser）是研究成瘾问题的专家。根据他的说法，各情绪记忆中心的"唤醒模板"是许多失控行为的基础。了解你第一次愉悦或兴奋的经历发生的地点和年龄很重要，我 4 岁时在炉子旁和爷爷一起做软糖就属于这样的经历。这种强烈、情绪化的愉悦经历往往为以后的成瘾铺垫好了神经轨道，即使这种经验发生在你两三岁的时候，也同样如此。第一次的体验被锁定在大脑中，长大后，你会去试图不断重复这种经验，因为这是最初产生兴奋或愉悦经历的方式，就像你第一次品尝软糖、发生性关系、爱上一个人或服用可卡因一样。了解情绪性饮食、吸烟或饮酒的"触发器"，对于治疗成瘾会大有助益。

有 4 种神经递质也非常有必要在这里提一下。

●**多巴胺**：通常被认为是人脑中引起愉悦、动机和驱动力的化学物质。可卡因以及像利他林之类的兴奋剂会增加脑中的多巴胺。多巴胺常与"突出性"或者事物的相对重要性有关。此时此刻我看到焦糖苹果，它在我脑海中显得更加突出或重要。

- 5- 羟色胺：被认为是引发快乐、抵抗忧虑、保持灵活性的化学物质。目前大多数抗抑郁药都是在这种神经递质基础上发挥作用的。5- 羟色胺水平较低时，人们往往会遭遇焦虑、抑郁和强迫性思维。

- γ - 氨基丁酸：是一种抑制性神经递质，有助于舒缓或放松大脑。

- 内啡肽：人脑自身具备的化学物质，能够引发天然的愉悦，并且有止痛效果。

各个脑区和神经递质的相对强弱程度，在很大程度上决定了我们对自己有多大的控制力，对自己的计划能够坚持到什么地步，甚至在看湖人队比赛时见到焦糖苹果，情形也同样如此。它们像交响乐队齐奏一般，赋予我们的生活以"优美"的控制。倘若它们失去了平衡，演奏就会变成恼人的噪声。

与欲望和意志力有关的脑区 *Change Your Brain, Change Your Body*

1. 前额叶：集中注意力、判断和控制冲动。
2. 基底神经节（伏隔核）：愉悦和动机中心。
3. 深层边缘系统（情绪记忆中心）：行为触发器。

与欲望和意志力有关的脑部化学物质 *Change Your Brain, Change Your Body*

1. 多巴胺：动机、突出性、驱动力、兴奋剂。
2. 5- 羟色胺：快乐、抗忧虑、镇静。
3. γ- 氨基丁酸：抑制、镇静、放松。
4. 内啡肽：引发愉悦，具有止痛功效。

在健康的大脑中，前额叶有足够的能力做出明智的判断，并能很好地控制情绪，深层边缘系统还会为你按部就班地实施并完成计划提供充足的情感支持和驱动力。图 1-1 展示了一个健康的自我控制回路。健康的多巴胺水平能够驱动激情，尤其在前额叶活动状态良好的情况下更是如此，前额叶就如同缰绳或车闸，使你不至于失去控制。多巴胺水平低与动机缺乏的一些问题有关，比如帕金森氏病、某些形式的抑郁和注意力缺陷障碍。当驱动回路劫持了人脑并接管控制权之后，成瘾就发生了。

当这些化学物质和脑区处于平衡状态时，我们会集中注意力、有目标导向并能掌控欲望冲动；我们能远离焦糖苹果、巧克力蛋糕、薯片、炸薯条，以及其他大量不健康的选择。而当这些化学物质和脑区遭遇麻烦时（如图 1-2），我们往往会脱离正常轨道，去做一些会严重损害自身的事。

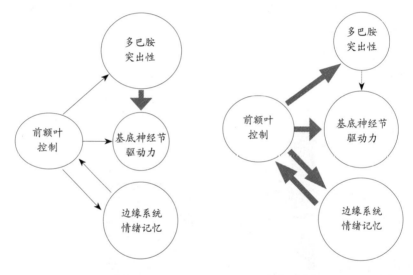

图 1-1　健康的自我控制回路　　　　图 1-2　成瘾的激情回路

在健康的自我控制回路中，前额叶很强大，大脑中的化学物质多巴胺、基底神经节和边缘系统或大脑情绪回路之间有良好的平衡；然而在成瘾的回路中，前额叶势单力薄，因而无力控制那些脱了缰的激情。在没有成瘾的大脑中，前额叶会不断评估输入信息的价值以及有计划的反应是否恰当，同时根据需要刹住车闸或施加抑制性控制。在成瘾者的大脑中，这个控制回路会因吸毒、注意力缺陷障碍、睡眠不足或脑损伤而遭到破坏，对回路的抑制能力也就因此大量丧失，而正是这些回路驱动了对那些被视为突出的刺激做出的反应。

举例来说，头部受伤、睡眠不佳、持续吸毒、饮酒，或有遗传性注意力缺陷障碍，都会导致前额叶活性较低，这会使你更易产生冲动控制问题，导致自律性不足。即使已经设定了戒除饮酒、限制吸烟或保持健康体重的目标，你却总是缺乏足够的意志力向这些诱惑说不。

我曾治疗过一位 42 岁的妇女，她曾 6 次戒酒，但均以失败告终。她的冲动控制力几乎为零。我不能给她开药物治疗的处方，因为她会一次性吃下所有的药。一开始，我问她脑部是否曾受到过损伤，她说没有。但当我继续追问时，她想起 10 岁时曾被一匹马踢中过头部。她的脑部扫描结果显示其前额叶有严重损伤（见图 1-3）。她头脑里几乎没有监管员。喜剧演员杜德利·摩尔曾说过："最好的汽车安全装置是映照出警察的后视镜。"前额叶就如同你头脑中的警察，如果扫描显示其损伤达到图 1-3 这种程度，多数人已深陷困境了。如果不解决前额叶受损的问题，她就永远不会有好转。我给她开了一些加强前额叶功能的药物，这对她很有帮助。

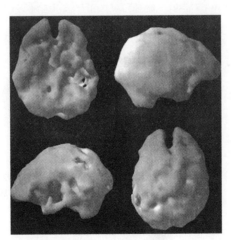

明显萎缩的前额叶

图 1-3　被马踢后导致脑损伤的大脑

如果你遭受过情绪性创伤，或正在承受很大的压力，那些让人感觉良好的化学物质，诸如 5- 羟色胺和 γ - 氨基丁酸可能已经耗尽，而情绪脑区或大脑边缘系统就会随之变得异常活跃，从而使你感到伤心难过。还会促使你通过大吃大喝来平息大脑边缘系统。

麻省理工学院的研究表明，一些像饼干或糖果之类的简单碳水化合物，能提高 5- 羟色胺含量水平。许多人会不自觉地用这些东西医治潜在的消极情绪。但是，如同吸食可卡因一样，这些东西久而久之也会失去效用。与其说有这些行为习惯的人是为了追求快感或良好的感受，不如说他们是为了回避可怕的戒断反应。

同样，如果过分沉浸于快感，吸食可卡因或食用了太多引人愉快的食物，那么你的大脑可能已经沉溺于过量的多巴胺中了。久而久之，它会变得麻木，于是就需要日益增大的剂量才能得到同样的愉快反应。保持人脑中这些化学物质和系统的平衡，对于保持注意力集中和掌控欲望冲动至关重要。

凡是减弱脑部活动的因素，特别是会减弱前额叶活动的因素，同时也会剥夺你良好的判断力和自我控制力。头部损伤造成的后果显而易见。所以请一定要保护好大脑。研究已经证明，睡眠欠佳与大脑的整体活性减弱有关。要争取每晚睡足 7 个小时（具体方式详见第 9 章的"睡眠解决方案"）。

重获控制力——平衡你的大脑系统

● 强化你的前额叶

想要驾驭意志力、控制欲望冲动，强化前额叶至关重要。想要加强前额叶，你需要这样做。

- 治疗任何可能存在的前额叶问题。治疗注意力缺陷障碍、接触有毒物质或脑损伤。（具体方法详见第 14 章的"脑健康解决方案"。）
- 良好的睡眠。至少保证每天睡 7 个小时，这样可以维持前额叶充足的血流量。
- 通过少食多餐来保持健康的血糖水平。马修·盖里奥特（Matthew Gailliot）和罗伊·鲍梅斯特（Roy Baumeister）在 2007 年发表的一篇文章中，概述了血糖水平和自我控制的相关关系。他们写道，自我控制失败更易在血糖水平偏低的情况下发生。低血糖水平会让你感到饥饿、急躁或者焦虑，所有这一切会使你更倾向于做出不明智的选择。日常生活中有许多行为都会导致血糖水平的降低，包括饮酒、不按时吃饭、吃甜点、喝含糖饮料，这会使血糖产生一个小高峰，30 分钟后便迅速跌落。

在一整天内保持葡萄糖水平稳定，会改善自我控制力。一些研究发现，健康的葡萄糖水平会增加成功戒烟的概率。应对压力需要自我控制，因为这需要人们做出协调一致的努力来控制注意力、思维和情感。血糖水平健康的人也因此比其他人更能有效地管理压力。用复合碳水化合物、精益蛋白和健康脂肪来维持血糖水平，会大大减少欲望与冲动。

- **通过运动促进流向脑部的血流量。**打乒乓球是个不错的选择。日本一项研究表明，打 10 分钟乒乓球即可提高前额叶的活动水平。

- **练习冥想。**很多研究发现，冥想能够增强前额叶的活性、增加血流量。

- **创建聚焦清晰的书面目标。**前额叶掌管计划和事先筹划。它需要明确的方向。我让病人做过一项练习，叫作"一页纸奇迹"，它之所以得名，是因为那些做过练习的人能够极大改变自己的生活。练习步骤如下：在一页纸上写下你的具体生活目标，包括健康、人际关系、工作和金钱。"一页纸奇迹"包括你身体健康的目标，这是有原因的。阅读本书的过程中，你会逐渐了解到，人际关系、事业和财务状况，以及它们引起的压力都会影响你的身体和意志力。

花点儿时间做一个练习。随身携带一张纸，随时记下那些跑进脑海中的想法和目标。完成初稿之后，把它放在一个你每天都能看到的地方，比如冰箱上、浴室的镜子前或办公桌上。这样你就会每天都专注于那些对你来说很重要的事了。在专注于自己想要的东西时，你会更容易做出与之相匹配的行为，从而使期望成真。每天都问问自己，今天的所作所为带给我想要的东西了吗？心智很强大，它可使你所见变为现实。专注并省思自己想要的东西，你会发现意志力能急剧增强。请看塔玛拉的"一页纸奇迹"，并请做一个你自己的"一页纸奇迹"。下面就是个实例。

塔玛拉的"一页纸奇迹"
在生活中，你想要什么？

★ **人际关系** 与我所爱的人保持联系。

　　a. 配偶/重要他人 　与我的丈夫保持亲密友好. 相互关怀爱慕的伴侣关系。我
　　　　　　　　　　希望他知道我有多么在乎他。

　　b. 家人 　在与孩子的交流中做到坚定、善良、积极，并能适时出现在他们面
　　　　　　前。我希望自己能帮助他们成长为快乐、负责任的人。一如既往地
　　　　　　与我的父母保持亲密的接触，给予支持与关爱。

　　c. 朋友 　花时间去保持和巩固与兄弟姐妹的关系。

★ **工作** 工作中尽我所能，同时保持与生活的平衡。具体来说，就是在工作上专心
致力于手头的项目，为获得新客户开展有针对性的活动，每个月都参与慈
善活动来回馈社会。工作中我将专注于自己的目标，不因那些偏离目标的
事情而分心。

★ **金钱** 有责任感、考虑周到，使财力逐渐增强。

　　a. 短期 　周详地考虑财务支出状况，确保花费与家庭和个人的需要及目标直接相关。

　　b. 长期 　赚进的每笔钱都省下10%。把自己和家人的花费放在首位。每个月我都要把
　　　　　　这笔钱单独存起来，纳入退休养老金计划。

★ **健康** 尽我所能，成为最健康的人。

　　a. 体重 　减掉30斤，这样我的体重指数就会在正常范围之中。

　　b. 健身 　每周3天，每天至少运动30分钟，报名武术学习班。保证不会让头部受伤。

　　c. 营养 　每天吃早餐，这样就不至于中午的时候饿得受不了。每周至少3天准备便当
　　　　　　午餐，以免中午一下班又被对面的快餐店勾引过去。杜绝碳酸饮料，减少糖
　　　　　　的食用量。每天服用复合维生素和鱼油。

　　d. 身体健康 　降低血压和胆固醇水平。

　　e. 情绪健康 　每天冥想10分钟，这样有助于缓解压力。

Change
Your **Brain,**
Change Your
Body

我的"一页纸奇迹"
在生活中，我想要什么？

★ 人际关系 _____

        a. 配偶/重要他人 _____

                        _____

        b. 家人 _____

                    _____

                    _____

        c. 朋友 _____

★ 工作 _____

_____

_____

_____

★ 金钱 _____

        a. 短期 _____

        b. 长期 _____

_____

★ 健康 _____

        a. 体重 _____

        b. 健身 _____

        c. 营养 _____

_____

_____

        d. 身体健康 _____

        e. 情绪健康 _____

按照同样的思路，制定一套明确的书面规则也有助于增强前额叶的功能。

我的规则之一是远离蛋黄酱。我喜欢蛋黄酱，但是一想到它的高热量（卡路里）我就觉得不值得了。下面我列举了若干有助益的规则。

1. 尊重自己的身体。

2. 每天都看看自己的"一页纸奇迹"。

3. 寻求优化自身的营养途径。

4. 每天吃早餐。

5. 白天少食多餐，这样就不至于让自己觉得饿或身体虚弱。

6. 只要条件允许，晚上要睡足 7 到 8 个小时。

7. 每周运动 3 到 4 次。

8. 不用尼古丁去毒害自己的身体，不让持久的消极思想毒害自己的心灵。

9. 如果打破了个别规则，我不会深究，也不会放弃执行其他规则，而要始终保持善意和宽容。

规则不要超过 12 条。我曾遇到一个患强迫症的病人，他制定了 108 条规则。

意志力就像肌肉。你用得越多，它就变得愈加强健。这就是为什么良好的家庭教养能帮助孩子形成自控力的原因。如果自己 6 岁的孩子每次要东西的时候我们都屈从于他，那么孩子就会被宠坏。通过对他说"不"，培养他对自己说"不"的能力。为了培养意志力，你对自己也要这样做。试着对那些于己无利的事情说"不"，久而久之，你会发现这种抵抗变得越来越容易。

"长时程增强"（Long-term potentiation, LTP）的概念非常重要。神经细胞连接加强以后，我们就说它的效力增强了。无论何时，只要我们学到了新东西，脑部就会建立起新联结。起初连接强度很弱，这就是为什么如果不经常温故你就记不住新东西的原因。对某个行为多加练习，比如对焦糖苹果说"不"，这实际上加强了脑中的意志力回路。只有神经细胞回路得到了练习和加强，行为也会变得近乎自动化，"长时程增强"才会产生。每次向

S 行动步骤 -------------
tep by Step

要增强意志力，就必须锻炼它。

焦糖苹果的屈服，都会削弱意志力，使你越来越没有具备意志力的可能。你必须多多磨炼意志力，大脑才会使意志力运用变得越来越容易。

平衡快乐中枢，平息焦虑

前面我们曾提到过，基底神经节是位于大脑深层的大型结构体，与愉悦感和动机有关。如果基底神经节很健康，我们就会感到愉快和动机强烈；如果它们超负荷运作，我们就会感到焦虑或驱动力过强；如果它们活性太低，我们就会情绪低落、动机很弱或毫无动机。以下是一些可以用来平衡快乐中枢的方法。

- **警惕技术泛滥**。现代技术的演进正在抑制我们大脑的快乐中枢。随着视频游戏、短信、手机、Facebook 和 Twitter 的普及，以及网上约会、色情、赌博的冲击，我们的快乐中枢正不断地被磨损消耗。用不了多久，我们会变得完全无法感受任何事物。正如上文所述，位于脑部深处的快乐中枢靠一种名为多巴胺的化学物质运作，它就是受可卡因刺激后产生的化学物质，也是刚刚坠入爱河时产生的主要化学物质之一。无论什么时候，只要释放一点多巴胺，人就会感到愉悦。如果多巴胺释放过于频繁或者释放量太大，我们就会渐渐变得不再敏感，并需要越来越多的刺激才会得到相同的反应。越来越多的人开始抱怨他们的伴侣或子女沉溺于这些新技术。

克里斯蒂娜和哈罗德关系出了大问题。克里斯蒂娜想有更多的时间与哈罗德在一起，但是他却连续几个小时沉迷于电子游戏。一旦她要求他别再那样没命地玩，他就会生气，当他告诉她别再唠叨时，她就搬了出去。后来哈罗德变得郁郁寡欢，于是就来找我们做检查。这对夫妇的状况与我所见到的其他类型成瘾如出一辙，克里斯蒂娜不想离开，但她不知道自己还能做些什么。

Step by Step　行动步骤

努力保持快乐中枢的健康。警惕那些让人亢奋的活动，限制玩电子游戏的时间，别老是趴在电脑上。

我们在使用这些技术前，从不考虑它们会给我们的大脑和家庭带来什么影响。在一项由惠普公司赞助的研究中，那些沉迷于手机或电脑的人，其智商在一年内会降低 10 分。因而，你需要去寻找快乐的天然来源，比如自然、畅快的谈话，以及持续的、充满爱意的眼神交流。

● 运用放松技巧，帮助大脑的快乐中枢达到平衡、归于平静。

● 多参加有意义的活动，它们能够给予你驱动力，又不至于驱动过度。

● 使用补充剂来缓解焦虑，平衡快乐中枢。这样的补充剂包括维生素 B$_6$、镁和 N- 乙酰半胱氨酸（NAC）。

放松脑部的情感中枢并消除你的触发器

情感上的压力和抑郁会削弱意志力。如果你心中有尚未解决的情感问题，那么很有必要去理解、认清它们是怎么回事，否则它们会劫持你的大脑。这里有 6 个窍门，有助于你控制自己的情绪。

● 跟亲近的人或心理咨询师谈谈那些困扰你的事。把问题说出来有助于你把困扰赶出脑袋。如果咨询者有过去的创伤，我通常推荐的一种心理疗法叫作 EMDR（眼动身心重建法）。它见效快、力道强。

● 情绪低落时，不要去大吃大喝或者吸烟，而应该去写写日记。研究表明，把令你烦恼的想法和感受写下来会很有疗效。

● 每天写出 5 件值得感恩的事。我们的研究表明，关注感恩有助于舒缓深层边缘系统或情绪脑区，还能提高判断中心的功能。

● 运动。这不仅能增强前额叶的活动，还能通过提高 5- 羟色胺水平来舒缓大脑边缘系统，5- 羟色胺是让人感觉良好的化学物质。

● 纠正自动的消极想法。你不必相信头脑中浮现的每个念头。在你感到悲伤、生气或紧张时，写下那些令你困扰的想法并加以反驳（更多具体建议详见第 12 章）。

● 尝试下 S- 腺苷甲硫氨酸补充剂。它可以帮你舒缓这一脑区，提升前额叶的功能。

重获控制力——平衡你脑中的化学物质

除了脑部系统的平衡，平衡驱动你行为的化学物质也很重要。

多巴胺

多巴胺是激发动机、突出体验，具有驱动性和激励作用的化学物质，可卡因和利他林都会刺激大脑分泌这种化学物质。低水平的多巴胺与动机不足、缺乏精力、注意力不集中、缺乏冲动控制、某些形式的抑郁症、帕金森氏病和注意力缺陷障碍有关。你可以通过以下措施提高多巴胺水平。

1. 从事激烈的体育锻炼。

2. 多吃富含蛋白质的食物。

3. 在有上升空间或令人振奋的组织内或岗位上工作。

4. 警惕那些寻求刺激的行为；它们会磨损你的快乐中枢、消耗多巴胺，还会使你对愉快感到麻木，甚至根本感觉不到愉快。

5. 服用诸如左旋酪氨酸或 S- 腺苷甲硫氨酸之类的天然补充剂。

5-羟色胺

5- 羟色胺是让人感到平和、快活的化学物质。5- 羟色胺水平低时，人们就要承受某些形式的抑郁，并伴有焦虑、强迫思维或强迫行为。你可以通过以下方法来提高 5- 羟色胺水平。

- **多锻炼身体**。这会使 5- 羟色胺的原材料 L- 色氨酸更多地进入大脑。

- **锻炼意志力**。屈服于强迫行为会强化它们在大脑中的牢固程度，还会在神经间铺好轨道，使其自发性更强。其实，锻炼意志力对强迫行为做出反抗，已有研究证明这样能改造大脑，它所起到的作用在很大程度上就跟百忧解一类的 5- 羟色胺药物差不多。

- **服用补充剂**。如 5- 羟基色氨酸、L- 色氨酸、肌醇或圣约翰草。有力的科学证据支持了 5- 羟基色氨酸对于减肥的帮助作用。肌醇是在人脑中发现的一种天然化学物质，有报告称，它有助于神经细胞更有效地利用 5- 羟色胺。圣约翰草取自一种同名植物的花朵，似乎可以提高大脑中 5- 羟色胺的含量。

🍎 γ-氨基丁酸

γ-氨基丁酸是一种氨基酸，它有助于调节大脑兴奋、缓解脑部过热。氨基丁酸和氨基丁酸促进剂，如抗惊厥药加巴喷丁和左旋茶氨酸（在绿茶中发现的），有抑制神经元过度放电的作用，还有镇静和增强自我控制感的功效。氨基丁酸水平较低的状况多发生在一些精神类障碍中，包括焦虑和某些形式的抑郁。请不要用过量饮食、酗酒或使用药物来舒缓焦虑，采用自然的疗法来提高氨基丁酸水平可能会对你有帮助。我通常会建议咨询者使用氨基丁酸补充剂。

- **甘氨酸**：它也是一种抑制性神经递质，这意味着它能舒缓脑部活动。它是脑中一种重要的蛋白质，最新的研究还表明它有治疗强迫症和减轻疼痛的功效。

- **左旋茶氨酸**：绿茶的一种成分，也被证实能够提高氨基丁酸的水平，同时还有助于人们集中精神、提高警觉性。

🍎 内啡肽

内啡肽是与感受快乐和消除疼痛有关的一种化学物质。它是人体自有的天然吗啡或类海洛因物质。这些物质在上瘾和失控时会大量分泌。刺激内啡肽分泌的自然途径如下：

- **运动**：这就是人们在剧烈运动时会感受到跑步者那种亢奋状态的原因。

- **针灸**：已有发现表明，它对许多疼痛症状相当有效。服用诸如纳曲酮之类的内啡肽阻断药物后，其积极的止痛效果便会消失。

- **催眠**：已证明催眠有助于治疗疼痛综合征。

欲望冲动解决方案可在各脑区间、在引起愉悦和主管控制的化学物质间找到平衡。该方法把前额叶作为主控制器，确保大脑中始终有一根控制快乐和情绪中心的缰绳，以协助它们引导你去往想去的地方。

欲望解决方案

Change Your Brain, Change Your Body

欲望触发器	欲望冷却器
多巴胺	改善前额叶功能
5- 羟色胺	通过运动促进脑部血流量
γ- 氨基丁酸	练习冥想
内啡肽过盛	创建、聚焦于清晰的书面目标
焦虑过度	平衡快乐中枢，平息焦虑
情感上的压力和抑郁	放松脑部的情感中枢并消除触发器
冲动控制问题，注意力不集中	锻炼
强迫性思维和强迫行为	服用补充剂，以平衡你脑中的化学物质
愉悦感麻木，甚至根本感觉不到愉快	警惕那些导致刺激的行为
用过量饮食来舒缓焦虑	锻炼意志力
酗酒、药物成瘾	针灸、催眠，刺激内啡肽分泌

02

一种配方，不能减所有人的肥

根据自身脑模式，制订理想节食计划的体重解决方案

吃什么是什么……这让我感到害怕。

—— 比尔·考斯比

　　丽贝卡，44 岁，她无法阻止自己进食，尤其是在晚上。她整天满脑子都是食物，尽管她不想这样。在过去 8 年中，她每年都要增重近 4.5 公斤，尽管她尝试过许多节食方法，也去过许多减肥诊所，但现在仍然超重约 36 公斤。她很厌恶自己现在的样子，对自己彻头彻尾地感到恶心。阿特金斯食谱提倡高蛋白加低碳水化合物饮食，这令她变得易怒和神经质。减肥药使她焦虑。每天晚上，她总觉得似乎需要两三杯酒才能平息担忧，而那些额外的热量绝对不会帮她解决体重问题。她来到我们诊所问诊，因为她的婚姻问题也开始显现了，部分原因是由于丈夫因她的体重而烦恼，还因为她难以放下伤痛，总是怀恨在心、忧心忡忡。

　　里克，37 岁，身材一年比一年臃肿。他身高约 1.73 米，体重约 113 公斤。他是美国西海岸一家大型烈性酒公司的资深营销，总是疲于奔走，出席各种饕餮大餐和体育赛事。妻子已经开始抱怨他的体重，这让他很生气。他想，尽管在 10 年前老婆嫁给他时，他比现在轻了将近 35 公斤，但她为什么就不能像自己爱她一样始终如一地爱自己呢？其实，里克在青春期就已经出现了注意力不

集中和易冲动的问题。他勉强完成了大学一年级的学业，在烈酒行业找到了一份喜欢的工作。里克曾带着儿子到我们诊所咨询学业问题，他看到儿子接受治疗后有了很大好转，于是也决定接受一次评估。

彻里，52 岁，青少年时期曾食欲过剩，并且还有个不愿为人道的事实，那就是她会突然暴饮暴食，而后又连吐带泻不止，压力大时尤其如此。长期以来，彻里一直超重 13.6 公斤，她厌恶自己的模样，不愿在丈夫面前脱衣服，她发现自己经常挑他的刺儿，以此借故不跟他亲热。她的想法非常消极，要么拼命工作，要么疯狂做家务，以此来麻痹自己。彻里在一个酗酒的家庭中长大，不习惯谈论自己的感受，也很难信任别人。

在 20 世纪 90 年代出现芬 - 芬（fen-phen）① 热潮之前，她曾尝试过许多种节食方案，但从未成功。芬 - 芬是一种复合药，能提升神经递质 5- 羟色胺（芬氟拉明）和多巴胺（芬特明）。依靠这种药，她取得了惊人的成果，减去了那些讨人厌的赘肉，情绪上感到前所未有的稳定。后来，芬 - 芬被撤出了市场，因为人们发现芬氟拉明与一种名为肺动脉高压的致命疾病相关。彻里旧病复发，再次回到了从前那种情绪大起大落、减肥或控制体重总是失败的状态。彻里听从了姐姐的建议，才来我们这儿进行咨询。

62 岁的杰瑞被自己的体重问题难倒了。儿时的他身体健康，热爱运动，精力充沛，很喜欢沐浴在户外的阳光中。他在南加州长大，充分享受了海滩、冲浪和排球之乐。他 30 多岁时仍然保持着良好的体型，并在美国西北部找到一份新工作，出任波音公司的一个管理岗。他非常热爱这项工作，热爱它带来的全新职责和收入。但过了一段时间，他注意到自己的情绪和体能时而变得委顿，在冬天尤其如此，他的体重开始增加，尽管他努力想办法解决这个问题，但仍无济于事。久而久之，他在冬天增加的体重要比在夏天减去的体重多得多。他体重的增减就像一个逐渐失去控制的雪球，他还抱怨说疼痛比以前增多了不少，于是也来到我们设在西北部的诊所来寻求能掌控自己情绪和体重的方法。

28 岁的康妮似乎一直在不断地吃东西。上班路上、工作中、回家路上，一

---

① 一种食欲抑制药。——译者注

直到深夜，她总是在嚼啊嚼。她发现，如果试着几个小时不吃东西，就会感到焦虑和紧张。她经常提心吊胆，总感到会有什么不好的事情发生。她经常抱怨肠易激、肌肉酸痛和头痛问题。读大学时，大麻能帮她平静下来，但同时也让她更想吃零食，所以她只是偶尔用它。她的体重继续攀升，当这位高 1.57 米的姑娘体重增至 75 公斤时，她知道该是采取些措施的时候了。她来到我们诊所，因为家人老抱怨她易焦虑、易激惹。

卡米尔，64 岁，她根本无法保持自己的体重。来我们诊所的两年前，她经历过一段艰难的离婚历程，就在一年前，母亲又去世了。那段时间里，卡米尔体重减轻了十几公斤，现在所有的衣服都已经不合身了。她觉得自己的整个系统似乎都驱动过度了。她失眠、思维奔逸、腹泻，心率和血压水平都有所上升。她来到我们诊所，以寻求帮助，她想让自己的头脑和身体冷静下来，把失去的体重再捡回一些。

一种配方不会适合所有人

丽贝卡、里克、彻里、杰瑞、康妮和卡米尔都在与自己的体重作斗争。然而，他们的临床表现与脑模式都大相径庭。

- 丽贝卡属于强迫型过量饮食。她不能停止对食物的念想。脑扫描显示，她的大脑前部，即前扣带回的活动过于活跃，可能是神经递质 5-羟色胺水平低的缘故。通过制订合理的减肥计划，并按规定服用 5-羟基色氨酸以提升其脑中的 5-羟色胺水平，她得以成功减重，并且变得更加快乐、放松，与丈夫相处也融洽了许多。

- 里克属于冲动型过量饮食。他也无法控制自己的行为。脑扫描显示，他的前额叶的活性太低，可能是由于多巴胺水平低造成的，因而他在监督自己行为时会有障碍。就像他儿子一样，他也被诊断患有注意力缺陷障碍。接受了提高多巴胺含量水平的治疗后，他感到注意力更加集中，而且能够有效地控制自己的冲动了。就在第一年，他减去了 16 公斤体重，与妻子和孩子的相处也比以往好多了。

- 彻里属于冲动 - 强迫型过量饮食。彻里具有冲动型（贪食）和强迫型（表现为反复的消极思维和刻板行为）的双重特征。对其脑部进行扫描后发现，她的前额叶有些区域既存在过度活跃，又存在活性不足的情况，这可能与较低的 5- 羟色胺和多巴胺水平有关。我在研究中发现，这种模式在酗酒者的后代中很常见。通过治疗，同时提高了其 5- 羟色胺和多巴胺的含量水平，她觉得情绪更加平衡了，体重也日益减轻。

- 杰瑞属于季节性情感障碍（SAD）和情绪型过量饮食。他在与自己的情绪和体重作斗争，但只有在他搬到一个照不到阳光的地方时才会这样。他患有季节性情感障碍，这与维生素 D 的水平较低有关，他的脑扫描表明，其情绪或大脑边缘系统的活性在提高，而前额叶的活性却在降低。综合使用维生素 D、光照疗法和 S- 腺苷甲硫氨酸补充剂后，他比以前有了明显好转，疼痛症状减轻了，经过两年的治疗，他的体重也恢复到了迁居前的水平。

- 康妮属于焦虑型过量饮食。她用食物来医治自己潜在的焦虑。她的脑扫描显示，其基底神经节（一个通常与焦虑有关的区域）的活性过强了。通过放松技术让她镇静下来，综合使用维生素 B_6、镁和 γ- 氨基丁酸，她不再一刻不停地咀嚼食物了，而且感到更加放松，更有能力控制自己的情绪和行为。在接下来的一年时间里，她减去了 10 公斤，精气神也有了显著提升。

- 卡米尔属于肾上腺素过量导致的日益消瘦。由离婚和母亲的去世引起的长期性巨大压力，将其大脑和身体重新设置为一种过度活跃的状态。她的脑扫描显示，其脑部深层中枢的活性有整体性提升，我们将这种扫描模式称为钻石模式，因为我们会看到脑部不同结构的过度活跃状态。我们对她的大脑做了镇定治疗——包括 EMDR 心理治疗，它主要针对那些遭受情感创伤的人，另外再辅以磷脂、维生素 B_6、镁和 γ- 氨基丁酸。她现在可以正常睡觉了，也能使自己静下心来，并且将体重恢复到了正常水平。

帮助人们减肥的药、诊所、书籍、方案和食谱随处可见。为什么有如此众多、各种各样的减肥方法和体重控制方式？为什么它们的效果却普遍很差？为什么人们在不断寻找下一个方法却遇到窘境？整个体重控制理念的问题在于，所有的宣传都称会对每个人都有效。但根据数万例的脑扫描案例，以及据我们的经验，多数体重管理方案只提倡单一方法或处方，这是荒谬的。首先，你需要了解自己的大脑，然后你应当有针对性地采取适合自己特殊需求的干预措施。

看看下文的说明，并做一下亚蒙博士简短的问卷，你就会了解自己大脑的工作方式以及可能存在的特殊需求。然后，根据自己的回答，你会更有针对性地采取干预措施。当然，在实践之前应该先咨询你的保健医生。

6 种体重问题

类型1：强迫型过量饮食

这种类型的人在转移注意力方面会有障碍，往往会沉溺于对食物的渴求或强迫进食的行为中。他们也可能会执着于焦虑或沮丧的想法。这种类型的基本机制是，他们倾向执着或锁定于一个行动过程。他们往往无法看到其他选项，只想按自己的方式行事。他们在与认知僵化斗争。这种类型还与忧虑、心怀怨恨以及对立性或好争辩的行为问题有关。患有夜食症的人往往在夜间暴饮暴食，在早晨却一点儿都不饿，此种症状通常也适合这种模式。

这种类型患者最常见的脑扫描结果是，前扣带回活性增加，绝大多数情况下这是由脑部 5- 羟色胺水平低造成的。高蛋白质的配餐、减肥药以及利他林之类的兴奋剂，通常会使这种类型的病情恶化。采取干预措施，提升大脑中的 5- 羟色胺往往最有裨益。从补充剂的角度来看（见附录），5- 羟基色氨酸、L- 色氨酸、贯叶连翘、维生素 B、肌醇很有助益，增强 5- 羟色胺的药物，如百忧解、左洛复（Zoloft）和来士普（Lexapro）等也能起到同样的作用。其实，已有确凿的科学证

行动步骤
Step by Step

能够提高 5- 羟色胺，帮助强迫型过量饮食者的行为干预措施。

- 运动，让更多的 5- 羟基色氨酸、L- 色氨酸进入大脑。

- 如果你的大脑中出现3次以上消极的或有饮食倾向的想法，那就去做些事情来分散注意力。

- 除了吃东西之外，列出10件能够让你分散自己注意力的事情。

- 相对于命令，这种类型的人总是更能处理好选择。不要告诉他们你要去哪里吃、吃什么，而是给予他们选择。

- 避免自动地反对他人或对他人说"不"，对自己也该同样如此。

- 如果你有睡眠障碍，就用一茶匙香草和几滴甜菊提取液调杯温牛奶喝喝试试。

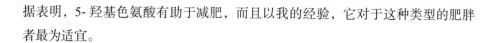
据表明，5-羟基色氨酸有助于减肥，而且以我的经验，它对于这种类型的肥胖者最为适宜。

类型2：冲动型过量饮食

这种类型的人难以控制自己冲动的行为，尽管他们几乎天天都盘算着要吃得健康。"我打算明天就开始实施我的减肥配餐了。"这是他们共有的口头禅。这种类型的肥胖起因于大脑前额叶活性太低。前额叶是人脑的监督员。它会协助执行功能，像注意、事先筹划、冲动控制、组织、动机和策划等。若前额叶的活性不足，人们就会抱怨精神不集中、心烦意乱、无聊、心不在焉和冲动。这种类型往往与注意力缺陷障碍相联系，这种障碍与注意力广度不足、分心、混乱、躁动和冲动等长期存在的问题有关。

Step by Step 行动步骤

能够提高5-羟色胺，帮助冲动型过量饮食者的行为干预措施。

● 运动，这有助于增加脑部的血流量和多巴胺——在做你喜爱的运动时尤其如此。

● 聚焦清晰——列出有关体重和健康的目标，把它张贴在每天都可以看到的地方。

● 外部监督——请你信任的人定期检查执行状况，以帮助你持续关注自己的目标。

● 避免冲动地对那些提供给你更多食物或饮料的人说"好"，而是要试着说"不要了，谢谢你，我吃饱了"。

冲动型的过量饮食也可能源于与某种形式的有毒物质的接触，比如某次差点溺水的意外、脑前部受损或脑部感染。它也与慢性疲劳综合征有关。此类型人的脑扫描显示，其大脑前额叶活性降低，这通常与大脑多巴胺水平较低有关。高碳水化合物的配餐和增加5-羟色胺的药物，如百忧解、左洛复或来士普，或者如5-羟基色氨酸补充剂等，往往会使这种类型恶化。采取干预措施来刺激大脑中多巴胺的分泌一般来说最有帮助。从补充剂方面来看，绿茶和红景天很有助益，芬特明、阿得拉（Adderall）和利他林等兴奋剂类药物也能起到同样效果。

类型3：冲动-强迫型过量饮食

这种类型的人同时具有冲动性和强迫性两种特点。脑扫描往往显示出前额叶的低活性（与冲动相关，可能是多巴胺水平较低的缘故）以及前扣带回的高活性（与冲动和 5- 羟色胺水平偏低有关）。这种模式在酗酒者的后代中很常见。属于这种混合型的人在服用了芬 - 芬之后，情绪上和行为上都会有很大好转，因为它能增加人脑中的多巴胺和 5- 羟色胺。

使用 5- 羟色胺或多巴胺本身进行干预往往会使问题变得更糟。例如，使用 5- 羟色胺药物或补充剂有助于缓解强迫，但会使冲动性变本加厉。使用多巴胺药物或补充剂有助于减少冲动，但又会增加强迫行为。通过治疗同时提升多巴胺和 5- 羟色胺的效果最好，可以使用诸如绿茶或 5- 羟基色氨酸之类的复合补充剂，也可以使用诸如百忧解和利他林之类的药物。

S tep by Step 行动步骤 ------------------------------

能够提高 5- 羟色胺，帮助冲动 - 强迫型过量饮食者的几种行为干预措施。

● 运动。

● 设定目标。

● 避免自动化反对他人或对他人说"不"，甚至对自己也同样如此。

● 避免冲动性地说"是"或"好"。

● 多预备一些选项。

● 如果你执着于脑中的一个念头，试着分散注意力。

● 类型4：季节性情感障碍或情绪型过量饮食

这种类型的人经常借吃东西来抚慰无聊、孤独或抑郁等潜在感受，其症状范围很广，从冬季抑郁到轻度慢性悲伤，再到更为严重的抑郁。其他症状可包括：对通常感觉愉快的活动失去了兴趣、性欲减退、间歇性哭泣、内疚、无助、绝望、无价值感、睡眠状况和食欲发生变化、精力不济、有自杀倾向以及低自尊。与这种类型相关的脑扫描发现，大脑深层边缘系统的活性显著提高，前额叶的活性却有所减弱。

这种类型常在冬季出现，且多发于靠近北方的气候条件下，那些地方往往缺乏阳光和维生素 D。低维生素 D 水平与抑郁症、记忆问题、肥胖、心脏病和免疫抑制有关。近

S tep by Step 行动步骤 ------------------------------

能够改善心境，帮助季节情绪障碍或情绪型过量饮食者的行为干预措施。

● 运动，以增加脑部血流量和多种神经递质。

● 杀死窃取你快乐的"蚂蚁"（自动的消极想法）。

● 每天写下 5 件让你感恩的事（研究证明，这样做在短短 3 周内就可提升你的幸福水平）。

● 主动帮助别人，这有助于让你摆脱自己的窠臼，减少对自身内部问题关注。

● 让自己所在的环境中充满沁人心脾的味道，如薰衣草香。

● 试着用褪黑素来辅助睡眠。

● 采取措施改善人际关系。

年来，缺乏维生素 D 的状况有所增多，即使在美国南部和西部各州的夏天也同样如此。这种现象源于两点原因：防晒霜的使用比以往更加普及了，因而即使到户外，人们也不会暴露在阳光中；另外，人们花越来越多的时间窝在家里，坐在电脑前或电视机前。为治疗季节性情感障碍或情绪型过量饮食，可检测维生素 D 的水平，并可通过服用维生素 D 补充剂来治疗。光照疗法也有助于解决维生素 D 缺乏的问题，从而改善心境状态，还有助于减肥。

有证据表明，光照疗法还能提高体育运动减肥的效果。试验中，它大大减少了暴食症患者暴饮暴食发生的次数。另外，它对季节情感障碍的疗效也很好。研究还表明，对于这一类型的病人，它比百忧解更为有效。将光照疗法运用于职场中，在改善情绪、精力、警觉性和生产力方面都很有效。

此外，请务必检查你血液中的脱氢异雄酮水平。研究发现，很多抑郁症和肥胖者体内某些激素水平较低，脱氢异雄酮便是其中主要的一种。有科学研究已经给出有力的证明，补充脱氢异雄酮对某些病人减肥很有帮助。另一种对情绪型过量饮食很有助益的疗法是服用天然补充剂 S- 腺苷甲硫氨酸，剂量为 400 ～ 1 600 毫克。如果你曾有躁狂发作，那可得谨慎使用 S- 腺苷甲硫氨酸，在每天的早些时候服用，因为它有激发活力的性质，可能会影响睡眠。

类型5：焦虑型过量饮食

这种类型的人倾向于用食物来治愈自己潜在的焦虑、紧张、神经质和恐惧的感受。他们可能受过恐惧情绪、自我怀疑的痛苦，并遭受焦虑的生理症状，如肌肉紧张、咬指甲、头痛、腹痛、心悸、气短和肌肉酸痛。就好像是他们紧张和情感超负荷了一样。这种类型的患者倾向于做出最坏的预期，并心怀恐惧地展望未来。在容易引发情绪的情境下，他们或许会过于害羞、易受惊吓或突然

S 行动步骤
tep by Step

增加 γ - 氨基丁酸，镇定大脑以帮助焦虑型过量饮食者的行为干预措施。

● 运动。

● 尝试放松练习，如：

■ 冥想

■ 祈祷

■ 催眠

■ 深膈肌呼吸锻炼

■ 暖手

● 赶走焦虑。

● 针对睡眠，试试用卡瓦根（kava kava）或缬草根来自我催眠。

木僵。脑扫描会发现，他们的基底神经节活跃过度，这通常是由于具有镇定功能的神经递质 γ - 氨基丁酸水平较低造成的。

用以提高 γ - 氨基丁酸的干预措施，包括使用维生素 B$_6$、镁和 γ - 氨基丁酸补充剂，这些通常最有疗效。从药物治疗的角度来看，有确凿的证据表明，抗癫痫药妥泰（Topamax）对减肥很有帮助，而且依我的经验，它对这种类型的肥胖尤其有效。放松疗法也有助于使这部分脑区平静下来。

类型6：肾上腺素过量型厌食

对于大多数人来说，压力过大会导致体重增加。但有些人在压力大时却难以维持正常的体重水平。压力使他们进入一种情绪超负荷的状态，开始逐渐消瘦。通常情况下，这些人的想法往往来得太快，一般会伴有睡眠问题，可能会腹泻，还经常抱怨记忆出了毛病。他们的脑扫描显示，脑部整体活性增强，其脑部深层区域尤其如此，这与我所见到的创伤后应激障碍类似。

一般来说，最有效的是使脑部镇定的疗法，这种疗法包括 EMDR（快速眼动身心重建法）、催眠和认知疗法。胆碱补充剂（PS）、维生素 B$_6$、镁和 γ - 氨基丁酸也有助于舒缓压力。目前我还没用过什么药物来帮助人增加体重。我所开具的任何药物，都是根据可能导致目前压力的其他因素来选取的。

行动步骤 Step by Step

行为干预措施——与针对焦虑型过量饮食者的建议相同，增加 γ - 氨基丁酸，使大脑镇定下来，以帮助那些肾上腺素过量型的厌食症患者。

● 运动。

● 尝试放松练习，如冥想、祈祷、催眠、深膈肌呼吸锻炼、暖手。

● 赶走焦虑。

● 针对睡眠，试试用卡瓦根或缬草根来自我催眠。

了解你大脑的类型对于制订个性化的体重解决方案至关重要，任何有效的体重解决方案都必须以你特殊的大脑、特殊的问题和需要为中心，任何指望一个处方适合所有人的方案都注定要失败。

有以上类型中的一种很常见，这意味着你可能需要综合采取多种干预措施。第 3 种类型即冲动 - 强迫型过量饮食实际上就是第 1 种强迫型和第 2 种冲动型的结合。第 1 种类型和第 4 种季节性情感障碍或情绪型混合，或与第 5 种焦虑型过量饮食混在一起的情况也很常见。对于这些情况，我们可以将第 1 种类型的 5- 羟基色氨酸和针对第 4 种类型的 S- 腺苷甲硫氨酸，或者与针对第 5 种类型的 γ- 氨基丁酸结合起来进行治疗。同样，你事先要与保健医生讨论一下这些方法，这样做永远是最明智的。如果他不太了解自然疗法，你可以找一位自然疗法医生，或接受过全科医学或者自然疗法训练的医生进行咨询。

体重仍是一个越来越严重的问题

不良饮食习惯使美国成为这个星球上最肥胖的国度之一。美国超过半数的女性腰围大于 88 厘米，而半数的美国男性公民腰围超过 101 厘米。肥胖正逐渐成为对我们的健康和大脑造成破坏性影响的流行病。2005—2006 年的研究表明，美国至少有 1/3 的成年男性和超过 35% 的成年女性过度肥胖。有大约 600 万人被认为是病态肥胖（按至少超重 45 公斤来界定）。

体重指数标准 Change Your Brain,
Change Your Body

1. 体重过轻: <18.5。

2. 体重正常: 18.5~24.9。

3. 超重: 25~29.9。

4. 肥胖: 30 或更高。

5. 病态肥胖: 40 或更高。

资料来源: 美国国家卫生研究院和美国代谢与减肥手术学会。

肥胖取决于人体的体重指数，也就是体重和身高的比率。体重指数 = 体重（公斤）/ 身高（米）

病态肥胖与 30 多种症状和疾病有关，这些疾病包括 II 型糖尿病、心脏病、高血压，以及与大脑有关的疾病，比如中风、慢性头痛、呼吸暂停综合征和阿尔茨海默病。这些疾病能毁掉一个人的生活。

糖尿病是在人体内血糖水平异常时发生的一种疾病。高血糖水平会引起人体内的毛细血管变脆甚至断裂，从而导致可怕的后果。我有一个朋友是糖尿病患者，他因此失明并且不得已截掉了双腿。如果你患有诸如糖尿病或心脏病之类的疾病，那么对你来说更为重要的是合理配餐，以防止或延缓疾病的进一步发展。

在同等情况下，肥胖者的住院时间显然要长一些。说到底，肥胖会加大你的死亡风险。在一篇关于肥胖和长寿的研究中，结论称死亡风险会随着超出正常体重的幅度的增加而提高。

根据《人脑图像描记》(Human Brain Mapping)上刊载的一项新研究，过度肥胖或超重的人的大脑比体重正常的人的大脑体积小。科学家用脑部扫描来测定94位古稀老人的脑组织量。他们发现，过度肥胖者脑组织要少8%，他们的大脑看上去要比体重正常的人老16年以上。超重的人则比正常人要少4%的脑组织，大脑要老8年以上。

脑组织损失出现在大脑几个重要的区域。过度肥胖的人，会影响前额叶、前扣带回、海马回、颞叶和基底神经节。超重的人，会影响大脑基底神经节、放射冠（加速脑区间信息传输的白质）和顶叶。总体而言，脑组织损失会增加超重和过度肥胖的人罹患阿尔茨海默病、其他类型的痴呆和其他脑部障碍的风险。

更糟糕的是，我们的孩子正在以惊人的速度变得超重或过度肥胖。研究表明，有高达34%的儿童和青少年处于超重状态或有超重的危险，而2～19岁的儿童中属于过度肥胖的已超过16%。在更小的孩子中，肥胖的比例正在迅速增加，增大了孩子患上各种疾病和症状的风险，这些疾病或症状会对其脑功能造成消极影响。

如果你已超重或者爱上了一个超重的人，就必须把这个问题看成危及生命的重要问题。心理定式在这里至关重要。有些焦虑或脑部的预警往往对于人们采取措施来保持健康很有必要。我认为把过度肥胖当作一种慢性疾病来治疗很重要，因为它的确就是慢性疾病。并且我们要考虑终生健康饮食，而不是为了能穿上一套结婚礼服或特殊场合的套装而仅仅坚持几个月。

对于大脑来说，尺寸的大小是很重要的。尺寸较小的脑意味着脑功能较低，这会影响你生活的方方面面：人际关系、事业以及心情。

你体内的脂肪不仅是能量的储存库；它是活的、有生物活性的、能储存毒素、生产激素的工厂，脂肪多绝不是什么好事。

脂肪会制造瘦素激素，通常它会抑制你的食欲。然而，在人们超重时，大脑会对瘦素变得敏感，它对饥饿冲动不再有积极的遏制作用。另外，脂肪细胞还会产生脂肪细胞因子脂联素（adiponectin），这也有助于遏制食欲，促进脂肪燃烧。然而随着脂肪储存的增加，脂联素水平下降，脂肪燃烧的过程实际上也在变得越来越低效。脂肪细胞还会喷出一种叫作细胞因子（cytokines）的免疫系统化学物质，这会增加心血管疾病、抗胰岛素、高血糖、糖尿病和低水平慢性炎症的发病风险。

炎症是众多慢性疾病的核心所在。体内的脂肪水平，特别是腹部脂肪，还与总体上较高的胆固醇和低密度脂蛋白（坏）胆固醇以及较低的高密度脂蛋白（好）胆固醇直接相关。胰岛素排斥、高血糖、过多的腹部脂肪、有害的胆固醇和较高的甘油三酯水平以及高血压加在一起构成了一个代谢症候群，这是引发心脏病、中风、抑郁症和阿尔茨海默病的主要风险因素。

近年来，已有研究发现脂肪会储存有毒物质，因而体内脂肪越多，毒素也就越多。动物脂肪吃得越多，摄入的毒素也就越多。此外，脂肪往往会增加体内的雌激素量，如果你是男性则尤其如此。脂肪细胞也储存雌激素。它们含有一种酶，可以将其他几种类固醇激素转换为雌激素。雌激素增多，会使减肥更加困难。雌激素会与脂肪细胞表皮的一种受体结合，促进脂肪细胞生长和分裂，特别是臀部和大腿的脂肪细胞。

为保持健康，我们大家都应做到的 13 件事

🍎 弄清你属于哪（几）种类型

显然，并非所有存在某种问题的人，例如肥胖或抑郁的人，都具有相同的脑活动模式。根据上文的描述，以及书后的问卷，都会帮助你弄清自己属于哪种或哪些类型。

🍎 做一次彻底的体检

不是 5 分钟就完成的那种，而是一次真正的体检，在检查过程中，你可以花时间与医生谈谈自己的健康状况。有些医疗问题，比如正在服用某些药物，或者甲状腺素、维生素 D、脱氢异雄酮或睾酮水平的状态不好，或者正处于忧郁或焦虑状态，这些都可能严重破坏你减肥和保持理想体重的企图。

🍎 弄清你的体重指数和每日的卡路里摄入量

这至关重要。减肥或增重的基本原则是能量的平衡。体重指数的计算公式上面已经给出了。哈里斯·本尼迪克特公式（Harris Benedict Formula）通常用来帮助人们了解每天大约需要多少热量来维持目前的体重。这是你需要了解的一个关键数字，因为它会成为你减肥或增重的向导。

无须凭借任何运动和基础代谢率（BMR），就能算出你的基本热量需求，请自行填写下面的等式 (注：体重单位——磅，身高单位——英寸)：

女性: $655 + (4.35 \times 体重) + (4.7 \times 身高) - (4.7 \times 年龄) = \underline{\qquad}$

男性: $66 + (6.23 \times 体重) + (12.7 \times 身高) - (6.8 \times 年龄) = \underline{\qquad}$

得出结果后再乘以以下相应的大约值。

1.2——如果你经常久坐（很少或不运动）

1.375——如果你只是略微活动（每周 1~3 天轻微运动 / 锻炼）

1.55——如果你是中等程度活动（每周 3~5 天适度运动 / 锻炼）

1.75——如果你非常活跃（每周 6~7 天剧烈运动 / 锻炼）

1.9——如果你格外活跃（非常艰苦的锻炼／运动、体力工作，或一天两次力量训练）

计算结果便是要保持目前体重每天所需的热量。请把这个数字放到你可以看到的地方，它有助于你掌控自己的健康。

● 弄清你每天会摄入多少热量

坚持做进食记录和卡路里日记，弄清你每天大致会摄入多少热量，坚持"高品质的卡路里摄入与高品质的能量输出"。人们一直在自己摄入的食物上自欺欺人。他们低估了自己所吃的卡路里，然后借着无知或否认的态度毁了大脑和身体。我并不是建议你在以后的生活中去时刻关注卡路里，而是建议运用大脑掌握有关摄入体内的卡路里和营养的知识，然后去掌控它们。

纽约州最近通过一项法律，要求餐馆的菜单上写明食物热量。我喜欢这法律！为什么？因为它使得消费者能够知情，用头脑去思考，而不是在血糖低和意志力低的时候看到食物不错，就借着冲动点菜了。例如，在看到凯撒沙拉的热量和脂肪量时，你会意识

S 行动步骤 ---------------------------
tep by Step

请记住，你每天都会针对食物做出一些不起眼的小决策，但正是它们决定了你是体型肥硕，还是身段苗条。本书提供了许多用以减少卡路里摄入量的小窍门。

到这可不是个健康的选择。或者吃一份 Cinnabon① 快餐，它有 730 卡路里的热量。维持我现在的体重需要每日摄入大约 2 100 卡路里的热量。如果今天我吃了一客 Cinnabon，它已填补了我对热量需求的 33%，但几乎没有什么营养。只要知道了这个事实，我就会改吃一根香蕉了。

同样，弄清正在吃的食物所含的热量会帮你做出小调整，这些小调整会造成大不相同的结果。以在星巴克喝一大杯薄荷白巧克力摩卡为例。如果你同时搭配了全脂牛奶和糊状冰激凌，那这将是 700 卡路里！但如果喝一大杯同样的饮料，但加的是脱脂牛奶和没有打成糊状的冰激凌，那么它只有 320 卡路里，比前者的一半还少。

---

① 美国一家烘焙食物连锁店。——译者注

要不加隐瞒地真正了解你卡路里的摄取量，就要坚持写食物日记，把你一天中吃到嘴里的所有东西都写下来。找一个小型的食物称，测量一下食物的质量。我可以对你保证，你对于一餐的看法，几乎肯定会与食物制造商在标签上标注的内容有重大差异。你们有些人可能会觉得这样做太麻烦了，但我保证这样做很值得。

在中学一门叫作"让你的好脑袋瓜变得更出色"的课程中，我们设置了一堂有关营养的课，教育学生了解人们增重是因为摄入的卡路里比燃烧掉的多。

摄入的热量 = 你吃了什么

输出的热量 = 运动的水平

青少年男性每天平均燃烧约 2 500 卡路里，青少年女性平均每天燃烧约 2 000 卡路里。如果摄入的热量比燃烧的多，你的体重就会增加；如果摄入的热量比燃烧的少，你的体重就会减轻。卡路里是关键的衡量标准。

0.45 千克 = 3 500 卡路里（卡）

增 0.45 千克重量 = 比平均每天燃烧的热量多摄入了 3 500 卡

减 0.45 千克重量 = 比平均每天燃烧的热量少摄入了 3 500 卡

举例来说，假如每天摄入 500 卡额外热量（大约相当于 1 个汉堡），你会在一周内增重 0.45 公斤。你需要清楚平日大概需要摄入多少卡路里，否则它们真的会脱离你的控制。

你通常会听到医生说到"卡路里摄入量"与"卡路里输出量"。为了脑部健康，我们必须好好更新一下这个概念，并且考虑下"高品质的卡路里摄入"与"高品质的能量输出"。例如，从红葡萄藤甘草摄取 300 卡路里，或者是从一餐 Cinnabon 中摄取 730 卡路里，这与从一片阿拉斯加野生鲑鱼、烤蔬菜和红薯中摄取 500 卡路里是不同的。我认为，红葡萄藤和 Cinnabon 没什么营养，而野生鲑鱼、蔬菜和红薯却是营养能量库。同样，"卡路里输出"可以通过服用诸如咖啡因或麻黄之类的补充剂，使你的新陈代谢加速运转，提升应激激素水平。然而这样会加重焦虑和失眠。你也可以通过协调性运动来燃烧卡路里，增强大脑功能。我们的目标是"高品质的卡路里摄入"与"高品质的能量输出"！

每周进行4~5次运动

最好的运动方式之一就是快走。就像你迟到时走路一样，隔一段时间就来一分钟爆发性的高强度步行或跑步。一些研究表明，运动和抗抑郁药物一样有效。而运动通常带来的"副作用"是更充沛的精力和更健康的身体。关于运动解决法的更多内容请参见第4章。协调性运动，如舞蹈或乒乓球，对大脑和身体也相当有益。

优化你的激素水平

更多关于此主题的信息你会在第6章中看到。现在，让我们来看下三种管理体重的关键激素：胰岛素、瘦素和生长素。

胰岛素由胰腺分泌，人们认为它是一种存储激素，它被激发时主要是由于血糖上升。它的功能是从血液中提取营养物质并将之储存于体内细胞。胰岛素会增加葡萄糖的摄取，并将其作为一种叫作糖原的物质储存到肝脏和肌肉中，它也有助于将多余的葡萄糖储存在脂肪细胞中。由于胰岛素是一种储存激素，而非动员激素，所以它也会使人体停止调用脂肪燃料。胰岛素过多会导致脂肪停止燃烧。为了保持健康的体重，使脂肪充分燃烧，保持适当的胰岛素平衡十分重要。

瘦素是由脂肪细胞分泌的一种激素，它会告诉身体它已经饱了。脂肪细胞越多，你体内的瘦素可能就越多。瘦素会作用于下丘脑，在脂肪存量很高时减弱你的食欲。脂肪储存量较低时，比如在节食后，瘦素的水平会降低，从而导致食欲骤升，破坏减肥进程。在过去，人们认为瘦素是一种抗肥胖激素，

S 行动步骤 tep by Step

4个让你的胰岛素水平保持平衡的秘诀：

● 一天中应少食多餐，而不要只吃大餐。大量的饭菜容易造成更为强烈的胰岛素反应。

● 控制碳水化合物的摄入量。一顿饭中碳水化合物越多，胰岛素反应就越强。

● 多吃低密度的碳水化合物，少吃高密度的。低密度碳水化合物，如西兰花、菜花、四季豆和胡萝卜，比起那些诸如面包、面条、大米和谷物之类的高密度碳水化合物来说，含有更丰富的纤维和更少量的碳水化合物。

● 葡萄糖平衡剂，比如铬、α-硫辛酸、肉桂和人参，或许会对平衡胰岛素水平有帮助。铬是一种微量营养素（即人体并不需要很多），它能增强胰岛素水平，而且与碳水化合物、脂肪和蛋白质代谢相关。α-硫辛酸是一种抗氧化剂，可降低血液中的葡萄糖水平。

S 行动步骤 tep by Step

如何提升瘦素水平而不引发抵抗效果？

● 改善睡眠习惯。

● 避免过量糖分和不良脂肪的摄入。

● 定期运动。

● 服用褪黑素和Ω-3脂肪酸之类的补充剂。

但研究人员已开始发现，肥胖的人虽然体内分泌大量瘦素，但他们往往会抵抗其效果，这与有些人抵抗胰岛素的方式相似。过食也可能使瘦素失去作用，由于下丘脑已对它的影响不再敏感，这使你永远无法知道自己早已吃饱了。睡眠不足也会降低瘦素水平，这点很有趣，因为许多超重的人会遭受呼吸暂停综合征的困扰，这种症状的患者鼾声如雷、睡眠时频繁呼吸停止，而且会长期性地白天疲倦。呼吸暂停综合征的困扰造成的氧气缺乏很可能与瘦素水平降低有关。睡眠不良还会破坏褪黑素的分泌，这也会降低瘦素水平。

生长素是由胃分泌的一种激素，它告诉大脑你饿了。我觉得生长素就像个逼着你吃饭的捣蛋鬼。在一项研究中，给人注射生长素后提供自助餐，人会比平时多吃 30% 以上！人们节食后体重往往会反弹，其主要原因之一就是节食期间生长素的水平在增加。从而导致难以遏制的饥饿和随之而来的过量饮食。

行动步骤 Step by Step

为了刺激PYY3-36在胃中的分泌，有助于把饥饿搞定，吃饭时应控制热量的摄取，但要获得最佳营养。例如，吃500卡热量的菠菜-鲑鱼沙拉，比吃一个1 700卡路里的肉桂卷会让你的饱腹感持续时间更长。

自然而然地减少生长素，从而与这个捣蛋鬼保持距离，对于保持健康的体重来说非常关键。肽物质 YY3-36 或 PYY3-36 也是胃部分泌的激素，会减弱生长素的影响。可以通过少食多餐来增加 PYY3-36 的分泌。

🍎 保持良好的睡眠

对于所有类型的大脑状况，睡眠不足最终都会让你发胖、变笨。在第 9 章中你会获得更多信息。

🍎 运用简单的压力管理技巧

慢性的、持续不断的压力会扰乱体内一切功能的正常运转，从体重到免疫系统，再到记忆。第 10 章会提供更多的信息。

行动步骤 Step by Step

注意一下第12章的"蚂蚁"解决方案，杀死那些偷走快乐又增大你腰围的"蚂蚁"。

🍎 不要再纠结于掠过你脑际的任何一个消极想法

有体重问题的人身上通常都滋生了很多"蚂蚁"（自动的消极想法）。阅读

第 12 章会了解更多信息。对于许多人来说，这些消极的思维模式是忧虑、紧张、抑郁和焦虑的主要来源之一，这往往会导致饮食过量和饮食无规律。

有一名前来咨询的退役职业橄榄球运动员，他身高 1.88 米，体重 166 公斤，为体重的问题伤透了脑筋。我针对体重问题询问他时，他说："我对食物没什么控制能力。"我问道："这是真的吗？"他说："不，这不全是真的。"我告诉他："这样说或这样想，认为我对食物没什么控制，只是给自己一个不对食物加以管制的借口，然后随心所欲地去吃罢了。"

以同样的方式，最近我和一个病态肥胖的朋友一起吃饭，他点了一大盘玉米片奶酪。他妻子一直试图让他健康饮食，但他说："我不喜欢那些兔子才吃的东西。"我反问这话什么意思。他说："你知道吗，就是所有那些蔬菜和水果。"我告诉他，这种思考方式是给自己随心所欲地吃开了绿灯，这种想法意味着自杀。"我不喜欢缴税，"我说，"但我之所以缴，是因为我知道不这样做的后果。"要警惕自己的想法。它们可以帮你坚持实现目标，也可以让你彻底失败。

● 用催眠来帮你保持身材

我个人将催眠用于临床实践已经有 30 年了。要利用它有效地减肥，需要结合使用一项负责任的体重管理方案。也有科学证据表明，催眠对减肥是一种强有力的援助。一篇科学综述对使用催眠和不使用催眠的减肥研究做了对比，发现加入催眠疗法后会显著提高减肥的效果。在无催眠条件下，治疗后平均体重下降 2.7 公斤，有催眠的条件下则下降 5.37 公斤，几乎翻倍了。在进一步跟进期间，无催眠组体重平均下降 2.74 公斤，催眠组则下降 6.75 公斤。催眠的效果会随时间增长而提升。

催眠能帮助人们养成积极的饮食习惯，并创建健康而长期的饮食模式。关于催眠，我通常会给病人的暗示包括："更快地感觉到饱……吃得慢一些……品尝、享受每一口食物……想象你理想中的体重和身材……看到为了你心目中的身材而要采取的行动。"

另外，人们一直认为催眠有助于缓解紧张、焦虑、失眠、疼痛和消极的思维方式，而这些都是导致体重增加的潜在条件。脑成像研究也表明，催眠能整体提升大脑的血流量，在下文你可以看到，这有助于保持大脑年轻，还能帮你燃烧更多的卡路里。

服用补充剂来保持大脑健康

服用营养补充剂能在达成你理想体重的进程中带来极大的不同。我对所有的病人都会建议每天服用复合维生素和矿物质补充剂。研究报告说，它们有助于预防慢性疾病。此外，有体重管理问题的人往往不是吃得不健康，而是缺乏维生素和营养不足。

我还建议使用鱼油。大量研究已经证明，Ω-3 脂肪酸对心脏、皮肤、眼睛、关节、大脑和情绪健康都有益。在这项特殊的研究中，研究者招募了 124 个体重不同的被试：依据其体重指数，有 21 人被归为体重健康，40 人归为超重，63 人属于过度肥胖。那些服用 Ω-3 脂肪酸的人被排除在研究之外。在被试禁食至少 10 小时后抽取血液样本。研究人员报告说，被试血液中 Ω-3 脂肪酸的整体水平与体重指数、腰围、臀围成反比关系。研究人员建议，若在结构化的减肥计划中配合富含 Ω-3 脂肪酸的饮食或补充 Ω-3 脂肪酸，会在预防体重增加、改善减肥效果方面起到重要作用。

动物实验的结果表明，Ω-3 脂肪酸可通过燃烧能量（产生热）增加热产出。另一项研究表明，Ω-3 脂肪酸还有提高饭后饱腹感的作用，可以帮助调节诸如生长素和瘦素等影响食欲的饥饿激素的水平。

根据你大脑的类型，选择适当的补充剂，你需要或想要的才是最适合你大脑的。

我只在什么都不管用时，才会建议考虑试一下减肥药物或手术。有轻度或中度体重问题的人往往能够通过自然手段把这些问题处理好，但有时候药物——尤其是针对你的类型的药物，甚至是手术，在必要时却能挽救你的生命。过度肥胖是个威胁到生命的问题，有时候考虑手术这个救命的手段也是必要的。

使大脑保持年轻和活跃

运用本书的建议，使大脑保持年轻和活跃，减重 5 公斤。你每天消耗的热量中 20%~30% 都被大脑用掉了，它是你体内主要的能源消费器官。通过对大量脑扫描结果的观察，我们已经发现随着年龄的增长，大脑的活动会大幅减少。在图 2-1 中，你可以看到前额叶活跃的高峰期出现在 10 岁左右，然后它变得越来越不活跃。其中部分原因在于神经细胞正在被一种白色脂肪物质髓鞘质包裹起来，这有助于它们提高工作效率，大脑中用不到的连接都被修剪掉了。但这种情况也可能是由于脑部血流量随身体的衰老而减少。其他研究人员也报告过这一发现，这或许可以解释为什么人们随着年龄增长需要的热量越来越少。

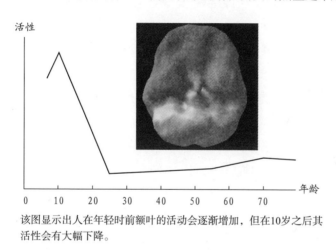

该图显示出人在年轻时前额叶的活动会逐渐增加，但在10岁之后其活性会有大幅下降。

图 2-1　随着年龄增长，前额叶的活动变化

减掉 5 公斤体重的一个方法就是保持大脑年轻、健康，并始终在接受挑战。鼓励年轻的活动模式，不断学习新东西，能够将大脑保持在活跃状态，这有助于更好地管理体重。因此，学习一种语言或乐器、打打桥牌或者学习新舞步，这些都有助于让大脑永葆青春。

控制体重

不要让别人使你发胖。很多时候，善意、甜蜜的话语会打破你保持健康体重所付出的努力。"把这个吃了吧……尝一下这个……这个真是太好吃了，你只需尝那么一小口……你太骨感了，得多吃点……多吃一些，要不然剩下的我们最后只能扔掉了。"你的焦点不明，再加上焦虑和取悦别人的渴望，让这些话句句入耳，促使你胖上加胖。

在家里、聚会上或餐馆里，他人往往在破坏我们为健康而付出的努力。多数情况下这种行为不是恶意的。有些时候是因为他们觉得超重并不舒服，希望你也能加入他们的行列。如果你想保持健康，自己掌握控制权很关键。这里有5种方法来应对那些试图让你增重的人，不管他们是无意还是有意的。

- 关注你的健康目标。在你去餐厅、聚会或家庭聚会之前，要清楚自己想要摄入的卡路里大约是多少。
- 练习说"不"，第一次要有礼："不，谢谢你，我吃饱了。"
- 如果对方坚持，再加一些注解："不，谢谢你，我正在实施一个特别的计划，这对我真的很管用。"
- 如果其他人仍在坚持，先停下来，看着他们的眼睛，微笑。像这样说："我不想吃那么多，你为什么要我吃呢？"这往往会引起他们的注意。最近我在一个朋友家里时，她就非常执着。她问了我6次是不是还要吃些什么。最后我笑了，说："我不想吃那么多，你为什么非要我吃呢？"她回答说："很抱歉，我只是为你好。"随后她意识到自己并没有提供帮助，而是激怒了别人，于是就不再讲了。
- 要坚持不懈。我们正在训练别人对待我们的方式。如果我们在他们提供的食物面前屈服了，那么我们就是在纵容他们侵犯自己的健康。如果我们立场坚定、态度善良，大多数人都会明白并尊重我们的意愿。此外，这还可以给你一个机会去告诉他们你从本书中学到的那些令人振奋的新知识。

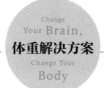

体重解决方案

体重助推器	体重修整器
轻率的饮食	有意识地控制饮食，摄入最佳营养
低维生素D水平	充足的维生素D
强迫型饮食	控制欲望
季节性情感障碍型饮食	为快乐寻找更为健康的方法
焦虑型饮食	深度放松
肾上腺素过多	处理好情绪问题
只试用单一饮食方案	根据自己的类型量体裁衣
低效能的甲状腺	优化甲状腺功能
在热量消耗方面无知/自欺欺人	学习，并勇于面对事实
低血糖导致冲动	血糖保持稳定
失眠或睡眠质量差	充足的睡眠，每晚至少7小时
消极思维，即"我无法控制"	诚实、乐观的思维，即"我的确能控制"
懒散的大脑	活跃的大脑
缺乏体育锻炼	每周至少4~5次体育运动
对卡路里含量一无所知	计算卡路里
激素失衡	激素平衡
长期应激	压力管理技巧

滋养大脑，让气色和感觉更年轻
促进脑 - 体健康的营养解决方案

让食物成为你的药物，药物成为你的食物。

——希波克拉底

写这本书的时候，我在体育频道 ESPN 上看到了一个关于洛杉矶湖人队的前锋奥多姆的专访节目，他吃起甜食来叮真吓人，每周会吃掉价值 80 美元的糖果。由于我手上有湖人队的季票，因此好几年我都在忍受着奥多姆在场上不稳定的表现。我决定借此写一篇博文，这篇文章后来被《洛杉矶时报》引用，结果在 2009 年 NBA 总决赛中引起一阵热议。以下是摘录的一部分。

湖人队的奥多姆，嗜好甜食，场上发挥不稳定

我从小便是洛杉矶湖人队的铁杆球迷。看到我的球队能连续两年出现在 NBA 总决赛中，我真的很兴奋。

不过，最近我在 ESPN 台上看到的一段有关湖人队球星奥多姆和他对糖果严重成瘾的电视节目，这让我不再那么兴奋了……节目中你会看到这位 2.09 米的巨人吞吃大量糖果的情形。

奥多姆早就成为湖人队球迷挫败感的主要来源。他有难以置信的

天赋，但往往在比赛中表现得像一个在太空中行走的新手。

有一次，他带着球走到边线外发球，在把球扔进场前就走进场内，造成一次重大失误。在湖人队对战丹佛掘金队的最后一场主场比赛中，科比·布莱恩特给了他一个长传，但球击中了他的肩膀，因为他走神儿了，根本就没注意到球向自己飞来。在脱口秀节目中，奥多姆经常受到批评，因为没人知道他到底会发挥到什么程度。他可能发挥得很出色，对得起1 400万美元的年薪，也可能会"走神儿"。

奥多姆承认，一碰到甜食，他就情不自禁，手边向来都必备古米熊（Gummi Bears）、蜂蜜小面包（Honey Buns）、救星（Lifesavers）、好时的饼干和奶油白巧克力棒。早上、中午和晚上他都会吃甜食，据说有时他还会半夜醒来去享受些甜食，再回到床上继续睡。

这对湖人队来说是个坏消息。几十年来我一直告诉我的病人，糖对于大脑犹如毒品。它会导致血糖水平急剧攀升，然后又急剧下降，让你觉得疲倦易怒，变得头脑昏昏、愚不可及。吃太多糖会损害人的认知功能，这也许可以解释为何奥多姆在球场上并不总能做出最聪明的决定。

过量吃糖还会促发炎症，使你的关节疼痛、伤口不易愈合，这对于一个职业运动员来说绝对是件坏事。它还与头痛、情绪波动和体重增加有关。眼下肥胖对于奥多姆并不是问题，但对于那些不是每天都会玩几个小时篮球的普通人来说，就是个大问题了。

我们的职业体育组织和运动员没有更多地关注包括营养在内的大脑健康，作为一个球迷和医生，我对此表示担忧。我给奥多姆和所有嗜糖者的建议是，要控制食糖量。这样，你的感觉会好很多，大脑功能也会更加强大。

这篇博文传开后，我接受了ESPN台的采访，之后记者还把采访片段放给奥多姆听。像多数瘾君子一样，他矢口否认这是个问题，还说在对丹佛掘金队季后赛最后一轮的第5～7场比赛期间，他把糖果当作早餐，但在比赛时都发挥得很好。但事实上根本就没有第7场比赛。湖人队第6场比赛就赢了。如果奥多姆想成为一个发挥稳定的世界级球员，他需要养成有利于脑健康的饮食习惯。如果你想获得最棒的身体，你也得这么做。

在本章中，我会针对你的身体、大脑和大脑类型为你提供合理的饮食配方。在这里，你会发现 5 个饮食真相，还会学到针对脑健康营养的 11 条法则。

5 个饮食真相

● 你即你所食

你几乎就是你所吃过的东西。终其一生，人体都在不断制造和更新细胞，甚至是脑细胞。皮肤细胞每 30 天就会全部更新一遍！食物为细胞的生长和再生提供燃料。你每天消耗的东西直接影响到大脑和身体的健康，适当的营养非常关键。我经常说，如果你总是吃快餐，那么你就会有个快餐大脑和超重的身体。要做最好的自己，你就得从吃进嘴里的食物中获取最佳营养。

● 食物即药物

你可能已经注意到自己所吃的食物会影响情绪和能量水平。或许你也已经注意到，每当孩子吃糖果或饼干时，他就会兴奋过度。或者你还注意到，在老板狂饮咖啡时，她会变得不耐烦、要求苛刻。这是因为，食物本身就是一种药物。

- **食物会让你感觉更糟。**如果你吃下了三个甜甜圈作早餐，大约半小时后，你就会感到犯迷糊、神志不清、愚不可及。
- **食物会让你昏昏欲睡。**不知你是否发现，中午狼吞虎咽一顿大餐后，你会觉得自己需要打个盹儿？
- **食物会让你感觉很棒。**恰当饮食提供的能量会维持一整天，有助于集中注意力。

● 饮食影响着生活的方方面面

食物不仅会减轻饥饿感，还影响着你身体健康及幸福的方方面面。

- **你的整体健康。**饮食习惯不良，你的健康状况也会受影响。每天食用营养丰富的食物，你的免疫系统就会更加强大。
- **思维敏捷、思路清晰。**对大脑有益的食物会提升心理敏锐度，从而帮你专注于自己的目标。
- **你的能量水平。**你是感到精力充沛，还是筋疲力尽？这取决于你的饮食。
- **你的生理和运动表现。**好的食物会让你的生理活动充满动力，而坏的食物则会扼杀你的精力。
- **你的体重。**饮食习惯会直接影响到你的体形。
- **你的外表。**饮食健康的人，一般来说气色也会看上去更健康。

🍎 我们获得的食品信息不是真的

当今社会，我们被虚假的食品信息狂轰滥炸。电视广告、广告牌、广播广告，都在不断鼓励我们养成不良的饮食习惯。餐馆和快餐店都在培训员工"升级销售"，以此来增加销售额，随之而来的便是我们的腰围变粗。下面是食品销售商为了让你吃得更多、喝得更多而采取的一些偷偷摸摸的小伎俩。

> 你想只需多花 39 美分就获得超大份吗？
>
> 你想给这顿饭配一份薯条吗？
>
> 你想先来块面包吗？（这会让你更饿，然后吃得更多！）
>
> 你想来个开胃菜吗？
>
> 你想再来一杯吗？
>
> 你想要大杯饮料吗？这样会更实惠！
>
> 你要甜点吗？正餐配甜点正合适！
>
> 免费续杯——你要不断地喝，这样钱才花得值！
>
> 欢乐时光——花更少的钱喝更多的饮料！
>
> 尽情享用自助餐——你要不停地吃，直到钞票物尽其用！

我们的父母、祖父母和老师有时也会犯下传播错误食品信息的过错。有时我们会告诉孩子："如果你表现得好，回家后就可以吃一顿大餐。"当然，这种策略或许能让孩子在课堂上或教堂里安稳地坐着，或在你要打电话时让他在一旁保持安静，但这样做是有问题的。用不营养的饮食作为一个良好行为的奖赏，无异于教他们在日后生活中用有害健康的食物去犒劳自己。

谁的饮食最糟糕

青少年的饮食往往最糟糕。家长们感到对他们青春期的孩子影响力极小，就干脆放弃了，他们想吃什么，想什么时候吃，都随他们的便。青少年在此期间培养起来的习惯以后会很难改掉，而且这些习惯会对他们大脑的发育产生重要影响。因为在 25 岁之前，人脑仍会处于剧烈的发展阶段，青少年吃进的食物可以促进自身发展，也可以阻碍自身发展。如果年轻人想让自己的大脑获得最佳发展，就得尽可能养成最佳的饮食习惯。

在生命历程的另一端，老年人也往往存在不良的饮食习惯。例如，丈夫或妻子去世后，仍然在世的一方独自吃饭时，合理膳食的动机就已经没了踪影。在整个婚姻中烹制健康饭菜的那一方，可能会觉得只为一个人做饭太麻烦了，于是转而去买成品食物，或者手头有什么随便吃几口就打发了。这一趋势需要扭转。

11 条脑 - 体健康营养的规则

多喝水，绿茶少许，不要摄入太多卡路里

想一想，你身体的 70% 是由水构成的，人脑有 80% 都是水，适当的水合作用是良好营养的首要原则，即使是轻微的脱水也会增加体内的应激激素。发生这种情况时，你会变得易激惹，而且还觉得自己很在理。久而久之，不断提升的应激激素水平会导致记忆问题和过度肥胖。（参见第 10 章，你会了解更多有关应激激素的信息，理解它们如何影响你的身体。）脱水还会使你的皮肤看起来更加苍老，更多皱纹。

我曾给一位著名健美运动员做过脑扫描。从扫描结果看，他好像是个吸毒者，但他坚决否认。后来，我得知他在拍照前会使自己大量脱水，以便在镜头

前显得苗条一些，在做脑扫描的第二天，他恰好又要拍另一场。接下来一周在充分水合后，他的大脑看上去好多了（见图 3-1 和图 3-2）。

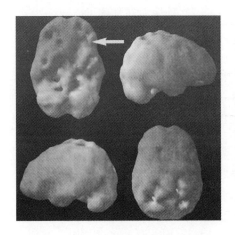
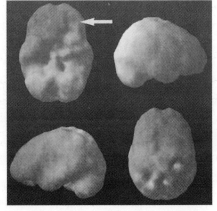

图 3-1　健美运动员脱水后的大脑图　　图 3-2　健美运动员充分水合后的大脑

为了维持足够的水合作用，人们每天都要大量喝水。根据体重的差异，每个人对于水分的需要有所不同。一个经验法则是，以你体重的一半为计算数值，以盎司为单位，就是你一天所需的饮水量。因此，如果你重约 150 磅（约 68 公斤），那你每天应该喝 75 盎司（约 2 升）水。请注意，并非所有饮品都一样。最好是喝不加人造甜味剂、糖、过多咖啡因和酒精的饮品。我也鼓励病人每天喝 2 ~ 3 次无糖绿茶。中国的研究人员发现，每天喝 2 ~ 3 杯绿茶的人，其 DNA 看上去要比那些不喝的人年轻。有趣的是，服用复合维生素也会使人的 DNA 看起来更年轻。同样，要当心不要喝下太多卡路里。研究表明，人们在喝饮料时会忽视卡路里，也就更容易导致发胖。我最喜欢的饮料是柠檬水外加一点天然甜味剂甜菊糖。

● 警惕摄入的卡路里

根据多项研究，有关卡路里最保守的说法是，摄入越少，寿命越长。在最近 20 年对灵长类动物的研究中，威斯康星大学麦迪逊分校的研究人员发现，营养丰富但热量少的饮食会延缓衰老，显著延迟诸如癌症、糖尿病、心血管疾病和脑部衰退等与年龄相关疾病的发病时间。在长达 20 年的跟踪调查中，那些自由觅食的恒河猴仅有一半幸存，而给予同样食物但热量少 30% 的恒河猴却有 80% 仍然活着。研究人员指出，对猴子的整体健康而言，控制饮食会延长寿命并改善老年期的生活质量。令人惊讶的是，虽然糖尿病在那些可以随心所欲饮食的恒河猴中很常见，但在饮食受限的恒河猴中却没有发现。

减少热量消耗能帮助你控制体重，减少心脏病、癌症和肥胖型中风的发病风险。肥胖是所有这些疾病中最主要的危险因素。还有一个好处：限制热量能触发体内某些机制，增加神经生长因子的生成，这对大脑很有益处。

66 充分利用你的食物，确保你所消耗的每一卡路里都算数。99

计算卡路里是维持减肥效果的关键。现在有很多节食方案都已经抛弃了传统上减少热量的观念。相反，他们坚持认为，要减肥，必须要让蛋白质、碳水化合物和脂肪符合一定的比例。但根据最近的一项研究，事实并非如此。在这项研究中，研究人员招募了 811 名超重的人，每人会分配到以下 4 种食谱之一：

1. 脂肪 20%，蛋白质 15%，碳水化合物 65%；
2. 脂肪 20%，蛋白质 25%，碳水化合物 55%；
3. 脂肪 40%，蛋白质 15%，碳水化合物 45%；
4. 脂肪 40%，蛋白质 25%，碳水化合物 35%。

这项为期两年的研究得出了以下结论：4 个组都差不多减轻了平均 4 公斤体重。无论脂肪、碳水化合物或蛋白质的含量是多少，实验参与者所报告的饥饿感和饱足感体验都很相似。本研究强化了这样一个概念，**如果你想减掉多余的体重，热量限制是最基本的。**

许多病人问我，如果能够监视卡路里的摄取量，是否就可以吃快餐了？答案是肯定的。为帮助你在快餐店做出更明智的选择，许多快餐店都在菜单里加入了一些更健康的低卡路里食物。

减少热量并不意味着牺牲口感。用有益脑健康的草药和香料烹饪，能增强食物的口味，提升大脑功能。

1. 姜黄，一种在咖喱中发现的成分，其中含有的一种化学物质被证明会减少大脑中的血小板，人们认为它与阿尔茨海默病有关。

2. 许多研究发现，藏红花提取物对于治疗轻度至中度抑郁症很有助益。

3. 已有科学证据表明，鼠尾草能增强记忆，此证据属于 A 级，也就是最高水平。

4. 肉桂已被证实能够增强记忆力和保持注意力集中，还有助于预防阿尔茨海默病。此外，肉桂也有助于调节血糖水平。

限制热量并不是说要让自己挨饿。速效饮食和严重限制热量的饮食，对你的大脑或身体没任何好处。极低的卡路里摄取量会导致营养缺乏，这会剥夺你大脑和身体的燃料，这样它们也就不会有最佳表现。同样，溜溜球般忽上忽下似的饮食也不可取，习惯性地减重后又反弹会导致某些健康风险，包括引发高胆固醇和高血压。采用有利于大脑健康的饮食生活计划，是一个更为明智的长效减肥方式。

🍎 增加好脂肪的摄入，减少不良脂肪的摄入

脂肪的名声不太好。我们周围流传的许多迷信和误解，致使人们闻"脂"色变，因此人们认为无论吃什么脂肪对健康都是有害的，还会让我们发胖。其实不然，在我们的饮食中，适量的脂肪对每个人来说都是必需的。

我们的大脑也需要脂肪。你知道吗？我们大脑有 60% 的净重都是脂肪。所以，如果有人叫你"肥头"，你要对他说声"谢谢"。在你脑中上千亿的脑神经细胞想要发挥功能，脂肪酸必不可少。髓鞘质，也就是神经细胞外皮的脂肪保护层，能使这些神经元保持在最佳工作水平。任何髓鞘质的缺失都会导致疾病，比如肌萎缩侧索硬化症（ALS），俗称葛雷克氏症，还有多发性硬化症（MS），都会损害神经系统。当然，如果人体系统中摄入了过多不良脂肪，则会导致"坏"胆固醇含量过高，它会引起致命的心脏病和中风。但你可知道，真正的低胆固醇水平也会置你于死地？！低胆固醇水平与抑郁症和暴力倾向有关，有时甚至会导致凶杀和自杀。

脂肪分为三种：不良脂肪（饱和脂肪）、真正的坏脂肪（反式脂肪）、好脂肪（不饱和脂肪）。饱和脂肪会导致动脉硬化和血液斑块的形成。血液斑块是一种胶粘、绵软的物质，会沉积在血管内壁，潜在地阻止血液自由流动到心脏和大脑。饱和脂肪存在于红肉（如牛排）、鸡蛋（特别是蛋黄）和乳制品（如奶油和全脂牛奶）中。

多年来，人们一直认为食用过多饱和脂肪与长期的健康风险相关，比如会诱发心脏病。研究人员比较了高脂饮食（脂肪热量占 55%）的老鼠和低脂饮食（脂肪热量占 7.5%）的老鼠。高脂饮食的老鼠肌肉工作效率低下，这会降低它们的能量水平，使得它们的心脏在运动中不得不更卖力地工作，进而导致心脏变大。比起低脂饮食的老鼠，高脂饮食的老鼠需要更多的时间穿越迷宫，而且会犯更多错误。实验证明，高脂肪的饮食花不了多长时间就会使你的大脑和身体变得迟钝。

还有科学证据表明，食用高脂肪食物会改变脑部化学反应，迫使你过量饮食。一项动物研究报告指出，摄取像奶昔或汉堡之类的高脂肪食物，会导致大脑向身体发送忽视饱足感的信息。在这个研究中，大脑在长达三天的时间里没有发送饱足的信号，而纵容了过量饮食。有类似的试验发现，高脂、高糖的饮食会改变脑部调节食物摄入量的受体。过度食用高脂肪和富含糖分的食物会提升阿片受体的水平，而阿片受体与快乐感和愉悦感有关。研究人员认为，这可能是导致暴食症的因素之一。

世界上最坏的脂肪叫作"科学怪人脂肪"，这些人造脂肪的化学成分已被改变，它比天然脂肪更加有害。你会在食物标签上发现"部分氢化油"和"反式脂肪"。食品行业之所以使用这些"科学怪人脂肪"，是因为有助于食物——如人造黄油、蛋糕、脆薄饼、薯条、饼干和面包延长保质期，帮助食物较稳定地保持口味。2006 年以来，美国国家食品与药品管理局（FDA）已要求厂商将反式脂肪印上成分标签，许多制造商已经减少这些杀手脂肪的用量，或彻底停用。

不饱和脂肪对健康有益，可以降低胆固醇。好脂肪有两种基本类型：单不饱和脂肪和多不饱和脂肪。单不饱和脂肪含量较高的食物有鳄梨、橄榄油、菜籽油、花生油和各种坚果（如杏仁、腰果和开心果）。多不饱和脂肪含量较高的食物有红花籽油、玉米油和一些鱼类。鲑鱼和鲭鱼中的多不饱和脂肪与菜籽油和豆油中的单不饱和脂肪中含有大量人体必需脂肪酸（EFA），即Ω-3脂肪酸。我们之所以称它们"必需"，是因为我们的身体需要它们。人体系统中必需脂肪酸不足会导致许多问题，例如，研究发现，注意力缺陷障碍、抑郁症和阿尔茨海默病患者体内的Ω-3脂肪酸水平往往很低；另外，在那些思维有障碍以及有自杀倾向的人体内水平也很低。

研究表明，富含Ω-3脂肪酸的饮食有助于促进情感平衡和积极心境的产生，这两个条件能减轻过量饮食的倾向。在丹麦进行的一项研究中，研究者比较了5 000多位健康老年人的饮食，结果表明，爱吃鱼的人记忆保持的时间更久。荷兰的研究人员发现，吃鱼能降低痴呆和中风的风险。另据来自法国的研究，老年人每周吃一次鱼会大幅度降低痴呆一类的脑部问题的发生概率。

尽管人需要必需脂肪酸，人体却不能自行制造，必须通过饮食来获得。然而从食物中获得足量的Ω-3脂肪酸谈何容易！在我们经常吃的半成品或快餐食品中，必需脂肪酸的含量往往十分稀少。我建议每周吃1～2次鱼，特别是鲑鱼，其Ω-3脂肪酸含量很高。要知道，即使每周吃上几次鲑鱼，你或许也得不到足够的Ω-3脂肪酸。这是因为许多餐馆供应和超市出售的鲑鱼都是人工养殖的，其中有价值的必需脂肪酸含量要比野生鲑鱼少得多。要获取最大量的Ω-3脂肪酸，就得选择野生鲑鱼而非人工养殖的。鉴于从饮食中获取所有必需脂肪酸很难，我建议每天服用鱼油作为补充。成年人应每天服用2 000～4 000毫克高品质鱼油，儿童每天服用500～2 000毫克。好脂肪和坏脂肪容易混淆，可以参考下面的食物对比来提示自己。

好脂肪与坏脂肪

好脂肪	坏脂肪
凤尾鱼	培根
鳄梨酱	黄油
菜籽油	奶酪（常规脂肪）
亚麻籽油	炼乳
瘦肉（鸡/火鸡）	油炸食品
低脂奶酪	冰激凌
坚果（核桃最好）	羊排
橄榄油	人造黄油
花生油	薯片（油炸）
鲑鱼	加工食品
沙丁鱼	牛排
大豆	全脂牛奶
金枪鱼	甜甜圈

● 增加好的碳水化合物摄入，减少坏的碳水化合物摄入

　　碳水化合物在当今饮食潮流中的名声可不太好。但碳水化合物是健康饮食的必要组成部分，因为它为身体的活动提供了必要的原料。饮食中你对碳水化合物的需求量取决于你大脑的类型。正如我们在上一章所看到的，第一类强迫型过量饮食的人在提高碳水化合物摄入量后，感觉往往会好一些，而第二种冲动型过量饮食者通常在提高蛋白质摄入量后会好转。

　　无论你属于哪种类型，重要的是要知道有些碳水化合物要比其他的好。碳水化合物有两种基本类型：复合的和简单的。复合碳水化合物包括水果、蔬菜、豆类、豆荚科和全谷物，它们都很棒。这些食物需要更长的时间去消化，并且

富含维生素、矿物质和纤维，能促进大脑和身体的健康。要避免的是简单碳水化合物，如蔗糖、糕点、糖果、汽水、果汁、面包圈、白面包、面条和白米饭。简单碳水化合物消化得快，仅能提供极少营养，甚至几乎没有营养价值，可促使疾病发生和体重增加。

减少糖的摄入量

控制含糖食物摄入量是迈向健康的重要一步。糖会使血糖水平急剧上升，并在 30 分钟内又迅速下降，让你感觉自己又笨又没活力。正如我们在本章开始奥多姆的故事中所看到的那样，糖毫无疑问可以让人上瘾。糖的"无营养卡路里"（empty calories）也会导致肥胖和炎症频发，从而增加罹患 II 型糖尿病、心脏病和中风的危险。不仅如此，糖还会促进癫痫发作。26 岁的珍妮就是个典型的例子。她多年来一直处于焦虑、抑郁和疲劳状态。她想吃甜食的念头从未间断，会经常头痛一整天、情绪不稳定和头晕。在珍妮停止食用精制糖做成的食物，并且戒掉咖啡因和酒之后，她的症状都消失了。

如果你想削减糖的摄入量，就要从不再喝汽水，并且限制食用饼干、糖果和冰激凌开始。我知道这并不容易。如前所述，在许多令人垂涎的小吃中经常发现高脂高糖这对组合的身影，它们会点亮人脑中的多巴胺通路，其作用方式类似于毒品和酒精。

食物标签上对糖的称谓 Change Your Brain, Change Your Body

糖（Sugar）

乳糖（Lactose）

蜂蜜（Honey）

葡萄糖（Glucose）

半乳糖（Galactose）

水果浓缩汁（Fruit juice concentrate）

果汁（Fruit juice）

转化糖（Invert sugar）

麦芽糊精（Maltodextrin）

麦芽糖（Maltose）

麦芽糖浆（Malt syrup）

糖蜜（Molasses）

山梨醇（Sorbitol）

甘蔗糖（Turbinado sugar）

果糖（Fructose）   龙舌兰（Agave）

葡萄糖（Dextrose）   脱水甘蔗汁（Dehydrated cane juice）

蔗糖（Cane sugar）   黑红糖（Sucanat）

玉米糖浆（或称"高果糖玉米糖浆"）（Com syrup）

甘蔗汁晶体提取物（Cane juice crystals extract）

大麦麦芽（Barley malt）

  糖是用于加工食品的一种常用原料，即使食品的味道并不甜。让我们检查一下食品的标签：意大利通心粉、沙拉酱、番茄酱、花生酱和饼干都会包含某些形式的糖。如果食品标签直接注明"糖"，那你就能很容易知道该从饮食中戒掉什么，但人们并没有这样做。在食品标签上，糖可能会以其他各式各样的名目列出。这份清单仅仅是个开始，制造商还会使用更多其他名字，所以你必须保持警觉。在你开始在标签上寻找这些名称之后，你很快就会知道有多少食品中含有糖。你还会发现，一种食物也许不会把糖列于其主要成分，但它可能含有三四种甚至更多类型的糖。把这些糖加起来，你会看到其总量是很大的。有一天我去商店找一种健康的零食，从那些所谓"健康棒"堆里拿起一支。包装上赫然写着"健康"二字，但配料表中说的却完全是另一回事。

一种所谓"健康棒"的配料表

Change Your Brain,
Change Your Body

- 燕麦
  - 全麦燕麦片
  - 全麦面粉
  - 糖（糖！）
  - 糖蜜（糖！）
  - 大米粉
  - 碳酸氢钠
  - 全粒小麦片
  - 大豆卵磷脂

- 玉米糖浆固形物（糖！）
- 甘油
- 高果糖玉米糖浆（糖！）
- 花生
- 部分氢化大豆或棉籽油
- 山梨醇（糖！）
- 碳酸钙
- 果糖（糖！）
- 蜂蜜（糖！）

◆部分氢化大豆

◆焦糖色（糖!）

◆加有TBHQ（特丁基对苯二酚）的棉籽油

◆大麦麦芽（糖!）

◆ 盐

◆含有天然（反式脂肪）维生素E的柠檬酸
 葵花籽油

◆脱脂奶粉

● 玉米糖浆（糖!）

● 米酥

 ◆全麦燕麦片

 ◆盐

 ◆大米

 ◆大麦麦芽（糖!）

 ◆糖（糖!）

● 糖（糖!）

● 自然香料和人工香料

● 盐

● 糖蜜（糖!）

● 大豆卵磷脂

● 水

● BHT（β-羟基茶碱）

● 柠檬酸

真令人难以置信，糖竟以各种形式列出了14次！当你去查看食品标签时，这种"健康"零食似乎就不那么健康了。

在看糖的名单时，你或许想了解果汁和水果浓缩汁。毕竟，水果是一种复合碳水化合物，难道不是对人有益的吗？请允许我对此澄清一下。是的，水果是对人很有益处，但果汁就不那么好了。比如说橙汁，它含有少量的维生素C，却含有大量的糖和水。吃个橙子，你能从中获取纤维，而果汁中却没有纤维。橙汁比健怡可乐好，但还是不如吃一个橙子好。

为了帮你弄明白碳水化合物如何影响血糖，我们很有必要了解一下血糖指数（GI）。血糖指数等级以其对血糖水平的影响为基础。低血糖碳水化合物只会引起血糖水平的小波动，这有助于你全天候保持精力。高血糖碳水化合物会导致血糖水平急剧攀升后迅速崩溃。这种过山车效应在开始时会使你的能量剧增，但随之而来的是感觉呆滞和迟缓。保持大脑健康的关键是确保你所消耗的大部

分碳水化合物是低血糖型的。表 3-1 列举了各种食物的血糖生成指数，其中 70
及以上表示高，56～69 表示中等，55 及以下代表低。

认识血糖指数

表 3-1　　　　　　　　　　　各种食物的血糖生成指数

低脂酸奶	14	全麦面包	50	麦片	74
芦笋	15	山药	51	白面包	75
西兰花	15	橙汁	52	法式薯条	75
樱桃	22	甘薯	54	甜甜圈	76
芸豆	27	糙米	55	威化饼干	76
低脂牛奶	33	香蕉	55	年糕	77
苹果	38	爆米花	55	米酥	82
胡萝卜	39	薯片	56	玉米片	83
意大利通心粉	41	奶酪比萨	60	烤土豆	85
苹果汁	41	冰激凌	61	枣	103
葡萄	46	菠萝	66	白米	110
燕麦	49	西瓜	72		

资料来源：《葡萄糖革命》，GlycemicIndex.com，NutritionData.com，SouthBeachDietPlan.com 和 Diabetesnet.com。

　　食用含有大量纤维的低血糖型碳水化合物会更有益于你的大脑。膳食纤维
能促进健康，降低胆固醇，从而促进良好的血流量。高纤维食品包括蔬菜、水果、
全谷物、豆类和豆荚科。在选择水果和蔬菜时，最好挑那些无淀粉含量的蔬菜
和低糖的水果——考虑下西兰花而不是土豆，用蓝莓取代菠萝。检查血糖指数
表，选一些美味、低血糖型、高纤维的食物吧！

饭前不要吃面包

　　为什么餐厅会在每次用餐前免费提供几篮面包？为什么不是奶酪？也不是
杏仁、牛肉或鸡块？原因是面包会让你产生饥饿感，这样就能促使你多吃一些。
面包，尤其是用漂白过的精粉制成的白面包，会使你的血糖迅速达到峰值，并

能增加大脑中一种天然的、让你感觉惬意的神经递质 5- 羟色胺。5- 羟色胺有助于减轻焦虑，让你感觉更快乐。

饭前吃一些面包或简单碳水化合物会让你感觉更好，但也会使你在看到稍后上来的甜点托盘后更加冲动。拿着面包等待吃饭，这样做最终的结果才是你更乐意看到的。

● 抛弃人工甜味剂，代之以少量的天然甜味剂

我喜欢吃甜食。我不想这样，但我从小在爷爷身边长大，他又是个糖果匠，这一切酿成了我的不良处境。在我意识到自己需要警惕体重时，我为食用人造甜味剂感到庆幸。因为没有卡路里！好酷。想吃多少就吃多少，于是健怡汽水成了我的老朋友，从 25 岁到 35 岁，我喝了不计其数的汽水。后来，在我 35 岁时，正是我们开始大脑成像工作的那一年，我发现自己在陪孩子玩时跳下楼梯都会有麻烦，因为关节会疼。作为一个作家，我开始担心，一旦我的手指和手也开始疼了该怎么办。

起初，我只将这种症状归结于上年纪了。后来，我越来越对脑健康产生了兴趣，我发现有大量的信息报告说，像健怡汽水中的阿斯巴甜之类的人工甜味剂，可能与关节炎、肠胃病、头痛、记忆问题、神经系统问题和其他无数乱七八糟的疾病有关。我的一位病人告诉我说，在停止食用阿斯巴甜后，她的关节炎和头痛就消失了。另一位病人告诉我，在摆脱了人工甜味剂后她就不再感到神志不清了，还有一位病人告诉我，自从不喝健怡汽水以后，她终于能够成功减肥了。

因此我不再食用阿斯巴甜，4 周内，关节炎就消失了。我还不甘心，因为健怡汽水一直是我生活中的重要组成部分，在一次午餐时我又喝了一瓶健怡汽水试了下。不到 20 分钟，我的手指又开始疼痛了。所以我决定把阿斯巴甜从食谱中驱逐出去。

之后，善品糖（Splenda）又来了，我觉得自己仿佛再次回到了甜味天堂般，再加上它没有余味，食用之后也没犯关节炎。其实，有报道说三氯蔗糖要比蔗

糖甜 600 倍。相比之下，把普通糖放在茶或柠檬水中就显得平淡无味了。后来，负面报告再次出现了，说它会给健康带来麻烦，其中包括减少肠道内益生菌的数量。

除了报告中提及的健康问题，与人造甜味剂相关的一个重大问题是，它们可能会增加人对糖的欲求。卡路里空缺会启动脑部食欲中心，期待美味的到来，如果什么都没来，它就会奢求更多。人工甜味剂还会使味蕾变得不敏感，甚至那些有天然甜味的东西，比如常规含量的蔗糖，都不能充分满足你。

味蕾的灵敏度完全有可能改变。如果你像我一样也爱喝健怡汽水，你还记得隔一段时间不喝之后，普通汽水尝起来那种令人作呕的甜味吗？在抛弃人工甜味剂以后，你的味蕾会在几周内恢复正常。

我最喜欢的天然甜味剂是甜菊糖，人们已发现它具有抗炎症和降血压的功效，迄今为止还未发现它会给健康带来负面影响。木糖醇和龙舌兰也是天然甜味剂。从长远来看，不论是哪一种，只要有节制地食用，你的健康状况都会有所改善。

另一个可怕而又令人不安的趋势是，那些停留在口香糖、糖果、袋装食品、调味料、维生素、药物、营养粉、咀嚼棒、爆米花、牙膏和饮品中的人造甜味剂。制造它们的公司都明白，它的甜度越高，你对它的瘾就越大。要做出反击，别与食品公司在置你于死地的途中同流合污！

> **S**tep by Step 行动步骤
>
> 吃任何东西前都要看清它的标签！你把什么东西塞到了肚子里，一定要心里有数，这很重要。

🍎 限制咖啡因摄入量

多数人都把咖啡因与咖啡联系在一起，其实在茶、可乐、巧克力、能量饮料和兴奋剂中都能找到它。如果你的咖啡因摄入量仅限于每天 1 ~ 2 普通杯咖啡，或 2 ~ 3 杯茶，那就不会产生问题。但是，超出这个量就会导致问题的出现。

- 咖啡因会限制血液流向脑部。任何对血流产生威胁的东西都会导致大脑过早老化。

- 咖啡因使大脑脱水。记住，大脑的 80% 是水，需要足够的水合作用，脱水会使人脑难以思维敏捷。

- 咖啡因干扰睡眠。睡眠对于良好的大脑健康、食欲控制和皮肤重返年轻非常重要。咖啡因会扰乱睡眠模式，因为它阻止腺苷分泌，这是一种化学物质，可以告诉我们什么时候该去上床睡觉。当这种化学物质受阻时，我们的睡眠往往会减少，从而导致睡眠不足。如果没有得到足够的睡眠，你就会觉得在早上必须喝杯咖啡，才能快速启动这一天。

- 咖啡因过量会成瘾。在尝试戒除这个习惯时，你可能会忍受戒断时的症状，包括严重头痛、疲劳和烦躁。

- 咖啡因能加速心率和升高血压。有些人喝太多咖啡因会导致血压骤升、心率加速。

- 咖啡因会让你紧张。摄入比平常更多的咖啡因会让你感到紧张和不安。

- 咖啡因会增加肌肉紧张。经证实，肌肉紧张与咖啡因的摄入有关。

- 咖啡因会导致胃部不适。消化道问题常与摄入过量咖啡因有关。

- 咖啡因会提升炎症的指标。有两项研究表明，200 毫克咖啡因（相当于 2 杯咖啡）就能提高同型半胱氨酸的水平，这是炎症和心脏病的征兆。

- 咖啡因会影响生育能力。孕妇应警惕咖啡因，因为已证明它与早产、出生缺陷、不孕、婴儿体重过轻和流产有关。

平心而论，还有很多项研究表明，咖啡对你也是有益的。它能减少导致阿尔茨海默病的血小板，降低罹患帕金森氏病的风险，降低患结肠癌和糖尿病的风险。或许有实际帮助的是咖啡中的其他物质，而不只是咖啡因，不含咖啡因的咖啡会使你从中受益，而不会招致上述麻烦。哈佛大学的一项研究发现，饮用无咖啡因的咖啡也能降低患糖尿病的风险。而且，另一项研究发现，咖啡因会降低胰岛素的敏感性，还会提升血糖——这两条对你来说可都是坏消息。

🍎 食用健脑食物

有一点你知道后肯定很兴奋，有大量美味的食物会对你的大脑有益，而无论你的大脑属于哪种类型。富含抗氧化剂的食物都有助于你的大脑和身体保持年轻。许多研究都发现，食用富含抗氧化剂的食物，其中包括多种水果和蔬菜，能够大大减少发生认知功能障碍的风险。它们如何起作用呢？抗氧化剂能中和人体内产生的自由基。自由基这种化学物质是导致大脑随年龄衰退的主要凶手。当一个细胞将吸入的氧气转化成能量时，人体就会生成自由基。自由基的生成量正常时，它们会帮助身体清除有害的毒素，从而保持人体健康。而当其生成量大到产生毒性时，自由基就会破坏人体的细胞组织，导致细胞死亡和组织损害。这一过程被称为氧化应激（oxidative stress）。它类似于金属暴露在潮湿空气中氧化生锈的过程。抗氧化剂就是人体的防锈卫士。

最佳抗氧化果蔬 Change Your Brain, Change Your Body

- 巴西莓果
- 蓝莓
- 黑莓
- 小红莓
- 草莓
- 菠菜
- 树莓
- 球芽甘蓝
- 梅子
- 西兰花
- 甜菜
- 鳄梨
- 橙子
- 红葡萄
- 红甜椒
- 樱桃
- 猕猴桃

资料来源：美国农业部。

富含抗氧化剂的食物包括各种各样的水果和蔬菜。蓝莓的抗氧化剂含量相当丰富，它甚至被神经科学家称为"脑浆果"。在实验室研究中，吃蓝莓的老鼠在学习新运动技能和中风免疫性上都表现出了更优异的能力。不仅如此，在一项研究中，吃富含蓝莓食物的老鼠会减掉腹部脂肪，降低胆固醇并提高血糖水平。类似研究还表明，食用草莓和菠菜的老鼠也能获得重要的防护能力。

50种最佳健脑食物 Change Your Brain, Change Your Body

1. 生杏仁	2. 不加糖的杏仁奶	3. 苹果
4. 芦笋	5. 鳄梨	6. 香蕉
7. 山药和甘薯	8. 无糖酸奶	9. 甜菜
10. 黑莓	11. 蓝莓	12. 西兰花

13. 球芽甘蓝	14. 胡萝卜	15. 低脂奶酪
16. 樱桃	17. 去皮鸡肉	18. 酸果蔓
19. 蛋清	20. 柚子	21. 鲱鱼
22. 哈密瓜	23. 猕猴桃	24. 柠檬
25. 小扁豆	26. 酸橙	27. 燕麦
28. 橄榄	29. 橄榄油	30. 橘子
31. 桃子	32. 豌豆	33. 李子
34. 石榴	35. 山莓	36. 红葡萄
37. 大豆	38. 菠菜	39. 草莓
40. 绿茶	41. 豆腐	42. 番茄
43. 金枪鱼	44. 去皮火鸡	45. 核桃
46. 水	47. 全麦	48. 野生鲑鱼

49. 豆类：黑豆、斑豆、鹰嘴豆

50. 甜椒：黄色、绿色、红色和橙色的

谈到抗氧化剂，我经常说要吃"彩虹颜色的食物"。那样说的意思是要吃不同颜色的水果和蔬菜，比如蓝色食物（蓝莓），红色食物（石榴、草莓、覆盆子、樱桃、红青椒和西红柿），黄色食物（南瓜、黄甜椒，少量的香蕉和桃），橙色食物（橙子、芦柑和山药），绿色食物（菠菜、西兰花和豌豆），紫色食物（李子），等等。这会确保你获得各种抗氧化剂，以滋养和保护你的大脑。

❝要注意平衡饮食。❞

人脑需要平衡精益蛋白、复合碳水化合物和好脂肪。每顿饭都吃一些精益蛋白，如去皮鸡肉或火鸡，对平衡血糖水平是个不错的主意，如果你属于冲动型过度饮食者，则更应如此。吃零食和正餐时添加一些精益蛋白有助于减缓简单碳水化合物的快速吸收，有助于预防吃过甜点后通常会导致的思路不清现象。

2000 年，我曾针对平衡饮食的效果做了一项为期 5 个月的研究，对象是 5 名被确诊患有注意力缺陷障碍的大学生，其中包括我儿子。每个学生都遵循巴里席尔斯博士的区域减肥食谱，这个食谱主张在饮食中平衡瘦肉蛋白质、复合碳水化合物和良性脂肪的摄入量。此外，他们都食用了高剂量的纯化鱼油。为了追踪他们的进展，我们进行了前后对照的脑扫描。坚持了 5 个月饮食疗法之后，所有学生在学校的表现都有所改善，体重也减轻了。他们的脑部扫描结果也显示出积极的变化，脑部注意力集中的控制中枢得到增强，那些过度活跃的脑区冷静了下来，其中包括情绪控制区。显然，我认为一个健康的食谱和鱼油有助于平衡脑功能。

你可以用下面的表格来创建属于你自己的 20 大健脑食品清单，并在每周的饮食中坚持食用。仅仅是写下你最喜欢的健脑食物，将有助于你更加在意你所吃的东西。

你最喜欢的大脑食品TOP20

1. _____	2. _____	3. _____	4. _____
5. _____	6. _____	7. _____	8. _____
9. _____	10. _____	11. _____	12. _____
13. _____	14. _____	15. _____	16. _____
17. _____	18. _____	19. _____	20. _____

● 减少食盐的摄入量，增加钾的摄入量

许多人错误地责怪盐，认为是它使自己变胖了。其实，盐本身并不会导致体重增加，但它的确会使身体暂时性地保留水分，这会使你难以拉上牛仔裤拉链。盐还会导致的一个问题是，那些高热量的加工食品含盐量往

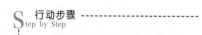

行动步骤
S tep by Step

膳食指南一般会建议每天至少摄入4 700毫克的钾盐，且钠盐的摄入量每天不超过2 300毫克（约一茶匙）。

往很高，食品商店、快餐食品和餐馆中的饭菜都是如此。因此，如果饮食中包含大量的高盐食物，久而久之你很有可能会增重。

请注意，钾盐与钠盐不同。食用盐中大约有 40% 是钠盐。它天然地存在于许多食物和人体中。钠盐和钾盐都属于电解质，它们与人体多项功能有关。优化这些功能需要保持电解质的平衡。电解质一旦失衡，就像多数美国人那样，具有较高的钠盐水平和较低的钾盐水平，这会导致增重、高血压、胰岛素阻抗和免疫功能低下。

增加钾的摄入量与减少钠的摄入量同等重要。最近有项研究发现，吃两倍于钠盐的钾盐可以使人因心脏病死亡的风险降低一半。《美国医学会杂志》在 1997 年刊载过一项研究，研究者综合考察了 33 个临床试验的结果后发现，服用钾盐补充剂的被试者血压水平有所降低。钾盐含量高的食物包括香蕉、菠菜、哈密瓜、猕猴桃、荷兰豆、橘子、西红柿和所有肉类。

● 有计划地吃些零食

如果有谁告诉过你一天到晚都不许吃零食，别听他的！太久不吃东西会严重扰乱脑功能，使你的血糖水平降得过低。低血糖水平与较低的冲动控制力和易怒有关。它还会导致情绪压力。菲尔是一位 56 岁的男性，遭受着焦虑的折磨。每周三晚上，菲尔都会在餐馆吃饭，而且每周三在他离开家去餐厅前，都会袭来一阵焦虑。最终真相终于大白了，原来菲尔通常在下午 6 点吃晚饭，但周三的晚餐要延迟到 8 点才开始。这额外两个小时的等待导致了他的血糖水平下降。于是菲尔开始在周三下午 6 点时吃个苹果和一些杏仁，他的焦虑症也随之消失了。

一天中大约每隔 3~4 小时就吃一次东西，有助于平衡血糖。这并不是说你可以一整天都肆无忌惮地吃。吃零食的时候，要选择低热量的食品，还得尽可能注意平衡蛋白质、复合碳水化合物和良性脂肪。就个人而言，我喜欢吃零食。由于我经常出差，我已经学会了在包里备些有助大脑健康的零食在路上吃。否则，我就会抵不住诱惑到机场礼品店去抓一些糖果。不添加任何糖或防腐剂的果干是我最喜欢吃的低热量零食之一，还有新鲜的生蔬菜，我还会补充一些坚果或低脂奶酪条，食用少量的蛋白质和脂肪以平衡水果和蔬菜中的碳水化合物。但购买果干和蔬菜时也要留意：许多牌子的产品中会添加糖、防腐剂或其他成分，从而导致它们不再那么健康。请记得阅读食品标签，去寻找那些什么都不添加的品牌。

🍎 每日服用复合维生素、矿物质补充剂和鱼油

91% 的美国人不能保证每天至少食用 5 份水果和蔬菜，然而这是获得足量营养的最低要求。多年来，我一向主张大家应每天都服用复合维生素。《美国医学会杂志》对此也表示赞同。美国医学会反对每日服用复合维生素长达 22 年，但最终还是改变了立场。美国医学会现在所有人每天都服用维生素，因为它们有助于预防慢性病。很多人认为，如果饮食均衡，就不需要膳食补充剂。这或许是对的，但我们当中又有多少人的日常饮食营养价值能够堪称完美呢？

除了每天服用复合维生素和矿物质补充剂，我几乎总会给病人开一些鱼油补充。鱼油是 Ω-3 脂肪酸的重要来源，一直是众多研究的焦点。被研究得最多的两种鱼油是二十碳五烯酸（EPA）和二十二碳六烯酸（DHA）。DHA 是细胞膜的重要组成部分，对大脑和视网膜的细胞来说尤其如此。DHA 对于胎儿和婴儿大脑的正常发育至关重要，也是一个人毕生中维系正常脑功能的关键。DHA 几乎是决定脑细胞膜的流动性和灵活性的主要因素，它还对我们思考和感觉的方式有重要影响。

🍎 发现潜藏的食物过敏

众所周知，食物过敏可导致荨麻疹、瘙痒、湿疹、恶心、腹泻，严重的话还会引起呼吸道休克或痉挛，这会使人呼吸困难并能致人于死地。但某些特定的食品和食品添加剂会导致情绪、行为或学习问题吗？的确如此。这些反应类型被称为潜藏的食物过敏，它们或许会成为你努力改善身体状况的阻碍。

我有位名叫马克的病人患有注意力缺陷障碍，还伴有焦虑和抑郁症状。他

解释说，每当他吃了含有味精的食物，就会变得有暴力倾向。为了弄清楚这种状况发生的原因，我们对他的大脑进行了两次扫描，一次避免食用任何含味精的食物，另一次是在吃过加了味精的中餐后。"味精"扫描显示，马克左颞叶的活动有显著性差异，这个脑区与脾气控制有关。我告诉马克，他要么远离味精，要么通过服药避免这个问题。令我惊讶的是，他竟选择了药物治疗。他解释说，如果他再一次脾气失控，老婆会跟他离婚的，何况"你永远也不会知道哪些食物中添加了味精。有时它会作为天然调味剂出现在标签上"。如果你的脾气有问题，那你或许得少吃味精了。

马克属于很极端的情况，他对食品添加剂很敏感，比如味精、人工甜味剂或食用色素，尽管如此，这种状况的存在可能比我们预想的更加普遍。众所周知，就食物过敏而言，最常见的罪魁祸首是花生、牛奶、鸡蛋、大豆、鱼类、贝类、树生坚果和小麦。九成的食物过敏反应都是由这8类食物引起的。其他通常与过敏有关的食物包括玉米、巧克力、茶、咖啡、糖、酵母、柑橘类水果、猪肉、黑麦、牛肉、番茄和大麦。

如果你被怀疑是食物过敏或食物敏感，专业医师可能会建议你实行饮食禁忌。饮食禁忌会要求在一周或几周的时间内禁止食用所有可能引起问题的食物。饮食禁忌不容易做到，这些要求非常严格。饮食禁忌初期过后，再将潜在的过敏原逐一引入。那些导致变态行为或生理症状的食物，必须从饮食中永久消除。

下面这个例子展示了饮食禁忌是如何起作用的。一位37岁的妇女老是抱怨疲惫、焦虑和恐慌发作，在她开始实行饮食禁忌后，这些症状都消失了。将这些禁用食物重新引入她的饮食中后，她发现糖、玉米、奶酪和葡萄柚都会导致症状发作。现在，只要她避免食用这些东西，症状就不会再犯了。

2008年荷兰曾做过一项研究，研究者发现，如果对患有注意力缺陷障碍的孩子实施饮食禁忌，那他们中会有73%的人减少半数以上的症状。这基本上与针对注意力缺陷障碍的处方药有相同的疗效，却不会产生任何副作用。大体上说，研究期间孩子们只能吃米饭、火鸡肉、羊肉、蔬菜、水果、人造黄油、植物油、茶叶、梨汁和水。而结果非常令人震惊。在这项研究中，研究人员还发现孩子的情绪和对立行为有所改善。

你所吃的食物会直接影响大脑。据实践经验，我发现很多成年人和儿童在禁食特定食品或食品添加剂时，其情绪、学习或行为问题能够得以改善。特别值得一提的是，我接触过很多患有自闭症或亚斯伯格综合征的儿童。在我把麸质食品（小麦、大麦、黑麦、燕麦以及任何谷物制品）和酪蛋白（牛奶蛋白及所有乳制品）从这些孩子的饮食中除去后，我发现他们身上的一些行为问题会逐渐消失，语言能力也趋于改善。

尽早治疗饮食失调

饮食失调，如厌食症、贪食症、肥胖症，非常普遍。据估计，有 700 万名女性和 100 万名男性正在遭受神经性厌食症和贪食症的困扰。过度肥胖在前面的章节已经讨论过。神经性厌食症患者会使自己挨饿，导致极端的身体减重。即使他们看起来已经很消瘦了，但患有该障碍的人却仍然嫌自己太胖。患有贪食症的人会沉溺于饮食和泻空的恶性循环中，自我催吐，使用泻药、利尿剂或灌肠，以清除消化的食物。他们还会过量运动，以此将暴饮暴食中摄入的热量燃烧殆尽。这些状况会给健康和脑功能带来破坏性后果。尽早治疗饮食失调对于康复身体、营造更为健康的生活至关重要。

Change
Your Brain,
营养解决方案
Change Your
Body

有害食物及反应	有益营养
低血糖	少食多餐，摄取的蛋白质至少能 维持健康的血糖水平
脱水	充分水合
过量饮食	CRON（限制热量，优化营养）
反式脂肪	单不饱和脂肪
饱和脂肪	多不饱和脂肪
简单碳水化合物	复合碳水化合物
糖	低血糖食物
人造甜味剂	天然甜味剂
过量咖啡因	适量咖啡因
零卡路里（毫无营养的热量）	抗氧化剂
含盐量高的加工食品	含钾盐的蔬菜和水果
办公室自动售货机买的东西	自家制的健康零食
垃圾食品	复合维生素和鱼油
食物过敏	饮食禁忌

动起来，燃烧掉脂肪
锻炼身体，强健大脑的运动解决方案

那些总说自己没时间锻炼身体的人，迟早会有时间
生病的。

——英国前首相爱德华·斯坦利

体力活动是我们祖先日常生活的一部分。他们狩猎为食、护理花园、建造房屋，每到一个地方总要步行。而在完全现代化的社会中，我们开车上班，在桌前坐一整天，然后开车回到家，坐在沙发里无所事事。运动已经几乎从我们的日常生活中消失殆尽。这对人脑来说可是件坏消息，更不用说对于我们的腹、臀和背了。

如果你想要拥有健康的大脑和身体，首先要让你的屁股离开椅子动起来！要增强脑功能、保持身体的年轻状态，体力活动是你能做的唯一一件最重要的事。不论你是 6 岁还是 96 岁，体育锻炼都是你青春的源泉。本书众多解决方案中，如果你只能实施一种，那就请选择体育锻炼吧。

体育锻炼提升脑力的多种途径

体育锻炼对人脑来说就像一剂神奇的药。它可以提升心脏压送血液至全身

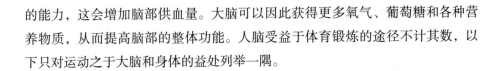

的能力，这会增加脑部供血量。大脑可以因此获得更多氧气、葡萄糖和各种营养物质，从而提高脑部的整体功能。人脑受益于体育锻炼的途径不计其数，以下只对运动之于大脑和身体的益处列举一隅。

锻炼促进新脑细胞的生长

有氧运动可以长时间提升心率，增加脑源性神经营养因子（BNDF）的数量，这种化学物质在神经组织中形成，在新脑细胞生长的过程中不可或缺。可以把脑源性神经营养因子想象成一种神奇的脑化肥。在进行体育锻炼时，人脑会萌生出新细胞。而当脑部不再生成新细胞来弥补失去的部分时，人就开始衰老了。

实验室中对老鼠的研究发现，锻炼会在颞叶（负责记忆）和前额叶（负责计划和判断）生成新的脑细胞。这些新生成的脑细胞如果没有受到任何刺激，它们大约会在存活 4 周后死亡。如果通过心智或社交互动刺激这些新生成的神经细胞，它们就会与其他神经元建立联系，从而促进学习。这些信息告诉我们：为促进脑细胞不断更新，持之以恒的运动很有必要。这也解释了在健身馆里运动后再去图书馆的人会比那些只待在图书馆里的人更聪明的原因。

锻炼能提高各年龄段人群的认知能力

不论你年龄有多大，体育锻炼都能提高记忆力、清晰思维的能力和计划能力。在《5 公里的快活与智慧》[①]一书中，约翰·瑞迪博士详细介绍了在伊利诺伊州内珀维尔的一所中学进行的一项革命性的体育教育方案，该方案通过体育锻炼将一群学生打造成了州内最聪明的孩子。

那么内珀维尔的体育方案到底哪里与众不同呢？它抛弃了传统运动项目，采纳了高强度的有氧运动，包括简单的热身，一英里跑，而后是整理运动。其中只有一个规则：在一英里跑中，学生必须把心率保持在 185 次 / 分以上。活动量的陡增取得了显著成果。我希望美国其他学校能关注并且实施与之类似的体育方案。我强烈推荐你买一本，来更多地了解学生从这项健身方案中受益的种种方式。

---

① 该书中文简体字版已由湛庐文化策划、中国人民大学出版社出版。——编者注

锻炼能提升脑力的证据还有很多。2005 年，加州教育局（CDE）公布了一项有关学业成绩和体育锻炼之间关系的研究。该研究发现，在 5 年级、7 年级和 9 年级的学生中，那些健康水平最高的学生在标准阅读和数学测验中的分数也最高。而量表的另一端，这些年级中体质最差的学生，在上述标准学业测验中得到的分数也最低。

还有一项发表在《脑研究》杂志上的研究表明，13 岁和 14 岁的孩子中，体格健康者的认知加工能力显著高于那些整日蜷缩在沙发上的"电视土豆"。其他大量研究也发现了很多锻炼能带来的益处。体育活动能提高 18 ~ 25 岁女性的记忆力，还可以改善老年人前额叶的功能。使身体运动起来还能保护颞叶（海马回）中的短时记忆结构免受高压情境的损害。压力会造成肾上腺分泌过多的皮质醇激素，这会导致海马回中的细胞死亡，并且会损伤记忆。其实，阿尔茨海默病患者体内的皮质醇水平要比正常老年人高。

锻炼能改善情绪

经常锻炼的人会有种全身心健康的感觉，而那些习惯久坐的人却很少如此。运动会加速一种名为 L- 色氨酸的氨基酸进入你的大脑，从而带给你更多积极的情绪体验。L- 色氨酸是神经递质 5- 羟色胺的前体，而后者可以调节我们的情绪。正常情况下，由于 L- 色氨酸属于分子量相对较小的氨基酸，不得已要与其他大分子的氨基酸竞争穿越通向大脑的血管。然而通过锻炼，身体肌肉消耗了大分子的氨基酸，这样 L- 色氨酸就容易进入大脑了。这就是运动会让你心情愉悦的原因。

锻炼能缓解抑郁

在美国，几乎每年都有将近 1 500 万成年人和 5% 左右的儿童和青少年患有各种常见的抑郁类疾病。他们当中绝大多数会求助于药物治疗。

行动步骤
Step by Step

对于抑郁或其他的情绪问题，在考虑服用抗抑郁药品之前，请先尝试采用体育锻炼的方法来解决。

锻炼身体具有抗抑郁的功效，这点已经在医学文献中得到证实。其中一项研究比较了抗抑郁药物左洛复和锻炼两者对抑郁症的治疗效果。12 周后，锻炼和左洛复对抑郁症的治疗达到了相同的治疗效果。10 个月后，锻炼的效果超出了药物治疗。然而，体育锻炼不仅仅是在减轻抑郁症状方面胜过了药物治疗。

吞一粒药片并不会让你学会任何新技能。但是体育锻炼不仅可以让你体格健壮、身材苗条、身体健康，还可以为你增强自信。它既不会影响你购买健康保险，也可以让你习得新技能。如果你的家人时常忧郁，不妨建议他参与体育锻炼。

体育锻炼有抗抑郁的功效，这也是我提倡将体育列为中学所有年级必修课的原因之一。既然有 5% 左右的儿童和青少年患有不同程度的抑郁症，为什么不让他们把体育锻炼作为减少或停止服药的一种手段呢？我们甚至可以证明，让患抑郁症的孩子上体育课就是在拯救他们的生命。美国国家危机评估中心（NTAC）有关校园枪击案的调查报告中，调查人员统计了 37 起校园枪击案，犯罪人的年龄从 11 ~ 21 岁不等。所有枪击者皆为男性，除此之外，他们还有一项也是唯一的一项共同特征：都有抑郁病史。一半以上的枪击者称有过抑郁的体验。其实，他们当中有 75% 的人在作案之前曾扬言要自杀或试图自杀。

锻炼能减轻担忧和焦虑

焦虑症在美国非常普遍，大约有 4 000 万成年人以及 10% 的年轻人都受此困扰。在生活中，我们往往花费了太多时间去担忧那些琐碎的小事。当忧虑或消极想法占据了你的头脑时，锻炼会带给你令人愉悦的解脱。研究表明，高强度运动可以缓解焦虑情绪并减少恐慌的发生。假如你或你家人正在为即将到来的测验发愁或是纠结于某些无关痛痒的争论，那么运动可以帮你使头脑平静下来。

锻炼可以预防、延缓、减轻阿尔茨海默病和其他类型的痴呆

加拿大的研究人员进行了一项为期 5 年的大型研究，试图探寻体育活动同认知损伤及阿尔茨海默病的关系。1991/1992 年到 1996/1997 年间，研究人员追

踪采集了 4 615 名 65 岁及以上的男性和女性被试的相关信息。在研究开始和结束的时候分别对被试的状况做了评估。结果显示，3 894 名被试没有出现任何程度的认知损伤，436 名被试被诊断出中度认知损伤，285 名被试被诊断为痴呆（严重认知损伤）。从事体育运动的被试认知损伤发生率、阿尔茨海默病患病率以及其他类型的痴呆发生率都相对较低。高强度体育运动甚至能在更大程度上降低上述风险。研究人员认为，经常体育锻炼有助于延缓老人脑力退化，预防痴呆的发生。

S 行动步骤
tep by Step

如果你已经65岁高龄了，那么体育锻炼对你来说更加重要。它可以起到阻止和延缓智力衰退的作用。

其他大量研究也印证了上述发现。体育锻炼能预防和延缓脑力衰退，以及随之而来的阿尔茨海默病。已有研究发现，轻度至中度的锻炼能将 65 岁以上老人患阿尔茨海默病的概率降低 50% 左右。一项研究调查了人们每天花多少时间看电视——其中的关系显而易见，电视看得越多，锻炼就越少。每天看电视 2 小时以上的人患阿尔茨海默病的概率大概会提高两倍。相对而言，那些 40 岁以上但每周锻炼 2~3 次，每次至少半小时的人，却因此获得了许多防护效益。

已经患阿尔茨海默病的患者也能从锻炼中受益。澳大利亚的研究人员发现，记忆受损的老人在参加完为期 6 个月的体育锻炼项目后，一年半中，认知衰退呈现出下降的趋势。

● 锻炼能治疗注意力缺陷障碍

治疗注意力缺陷障碍最有效的方法就是体育锻炼。在我看来，一个人的运动量与其症状的严重程度直接相关。我注意到，病人若保持有规律的运动，他们接受药物治疗的疗效会更好。具体说来，我在工作中会遇到许多患有注意力缺陷障碍的青少年儿童。春季里这些病人有时会抱怨药效不如从前。听到这些抱怨时，我会问他们是否改变了每日锻炼安排。他们通常会告诉我一直在打篮球。但是赛季一结束，他们就不再进行任何体育活动了。在我建议他们重新开始体育运动之后，药效又会恢复了正常。我可以轻而易举地加大他们服药的剂量，但这会带来副作用，而体育锻炼不会，所以我更喜欢选择锻炼的方法。

体育锻炼是一种治疗注意力缺陷障碍的绝佳自然疗法，如果你对此仍心存怀疑，就请关注一下奥运会冠军迈克尔·菲尔普斯吧。菲尔普斯在 9 岁时就被诊断患有注意力缺陷障碍，致使他无法集中精力听课，完成学校的功课也很困难。为了缓解病症，他开始服用中枢神经兴奋药物。他 16 岁时曾请求母亲让他停药。那时，他整日泡在泳池中练习游泳。正是由于高强度的有氧运动，菲尔普斯在没有药物帮助的情况下成功地克服了注意力缺陷障碍。

身体健康会触发青少年的积极行为

为测定体育锻炼对青少年生活的影响，加州大学欧文分校的研究者对 146 名身体健康的青少年进行了一项调查。结果发现，身体更健康的青少年被试要比体质不太好的同伴行为更稳定，幸福感更强，更有可能助人为乐。

有规律的锻炼能促进睡眠

无论你多大年龄，平日坚持体育锻炼都能使大脑正常分泌褪黑素，从而改善睡眠状况。如果你曾看到孩子在后院骑了几个小时木马，而后晚上倒头便睡着了，就会知道这绝非虚言。在第 9 章你将了解到睡眠对于维持大脑最佳工作状态有多么重要。但是请记住，虽然经常锻炼是件好事，但最好避免在睡前激烈运动。最好在睡前 4 个小时就结束体育活动。

锻炼能帮助女性应对激素变化

有证据表明，经常锻炼能最大程度地减轻经前期综合征的症状。锻炼还有助于女性应对孕期、围绝经期和绝经期间激素分泌的起伏变化。

锻炼是使身体更健康、更有活力、心情更舒畅的关键

锻炼能促进身体健康，并且有助于延年益寿。有规律的锻炼会增加体内一氧化氮的含量，而一氧化氮是让血管中的平滑肌舒张、打开的信号。这样血液流动会更通畅。你可能想不到血管中还有肌肉，但事实的确如此。每当你运动

时，血管就得到一次锻炼。长此以往，你的血管会变得更有弹性，这有助于你的血管把血液压送至心脏、器官和组织中。血液运输通畅可以增强身体重要器官的健康，降低罹患高血压、中风和心脏病的风险——这些疾病都和认知衰退密切相关。

体育活动还可增强胰岛素的降血糖水平，从而降低患上糖尿病的风险。此外，体育锻炼还可以增加体内谷胱甘肽的含量，这种物质是重要的抗氧化剂，几乎存在于所有细胞中。提高谷胱甘肽的含量可以避免肌肉和其他组织遭受自由基损害以及早衰。研究还发现，中等强度的锻炼可以减少骨质疏松、乳腺癌和结肠癌的发生。对于老年人，体育锻炼还能让肌肉更加结实、有耐力，减少跌倒的风险。

S 行动步骤 ----------------------------
tep by Step

　　想让自己看起来更加有活力吗？请不要再喝咖啡了，出去锻炼吧！

养成锻炼的习惯后，你会发现不仅体力得到了增强，而且人也更有精神了。你不会在沙发上一趴就是一整天，而是享有更旺盛的精力。这种状态让你更愿意出去走走，尝试自己喜欢的事情。这不仅可以燃烧卡路里，还可以使整个人气色、感觉都保持良好。

让锻炼也成为你的美容养生法

对大脑有益的行为，对心脏有好处，对生殖器有好处，对皮肤也大有裨益。锻炼能够改善全身器官的血液循环，因而理应对皮肤也有益，要知道，皮肤是人体最大的器官。因为体育锻炼会加强血液循环，更多的氧气和营养物质被运输到皮肤细胞中。这样就促进了细胞的再生和胶原蛋白的分泌，而后者可以减缓皮肤松弛和皱纹产生。此外，锻炼还可以帮助皮肤抵御日常空气污染和环境中的各类毒素。有些锻炼，比如瑜伽，可以控制粉刺的大量出现。因为应激激素会诱发粉刺的出现，而瑜伽类的锻炼活动可以有效减压。

血液循环的改善可以让你容光焕发。据英国圣安德鲁大学研究小组的报告，人们会把红润的肤色视为健康的表现，并且更具潜在的吸引力。在伊利诺伊大学所做的一项动物实验中，研究人员发现中等强度的日常锻炼对皮肤还有一个好处：可以加速伤口的愈合。研究者认为，这可能是因为锻炼能够减轻炎症。这从糖尿病患者身上可以得到印证，他们的伤口通常愈合较慢。这项研究表明，锻炼可能会起到我们意想不到的功效。

Step by Step 行动步骤 --------------------------

　　如果你觉得自己看上去太老了，正考虑做个整形手术或激光治疗让自己重获生机，那就请先尝试体育锻炼，加快流向皮肤的血液流动吧！

　　想让身体里多余的脂肪消失，就要使消耗的卡路里量超出摄入量，锻炼能帮助你。快速浏览一下有关锻炼对脂肪作用的文献

Step by Step 行动步骤 --------------------------

　　想要消耗更多的卡路里？请把体育锻炼列入你每日的计划中吧！

吧，你会发现已经有不计其数的研究证明体育运动可以帮你减肥。进行有氧锻炼还可以促进新陈代谢——这会加快能量消耗。新陈代谢是把摄入的食物转换成能量并进行能量代谢的复杂过程。日常锻炼和运动可以帮你消耗卡路里，从而起到减肥和预防增重的作用。在你锻炼时，身体感觉很好，气色看起来也不错，这会让你的自我感受更加良好。此外，锻炼还能提高身体的协调性、灵活性、速度和柔韧度。

　　你知道吗？身体活跃的时候，你更有可能食用那些有益身体的食物，睡眠会更加充足，你对自己的总体健康状况也更为关注。有一项研究专门关注了 12 周的体育锻炼计划对 62 名大学生被试的影响。结果发现，3 个月后那些参加体育运动的大学生饮食更为健康，也更关注自身的健康，他们会寻求更多的社会支持，而且能更好地掌控压力。

　　一项发表在 2006 年《儿科》(*Pediatrics*) 杂志上的研究值得我们关注。研究人员发现：同那些看很长时间电视的孩子相比，经常参加各项体育活动的青少年不太会染指风险行为，如饮酒、抽烟、吸毒、暴力、性行为和犯罪。这项令人着迷的研究还发现，经常和父母一起运动的孩子更不易出现上述

Step by Step 行动步骤 --------------------------

　　如果你想戒烟、戒酒、消除压力，或者想拥有更健康的饮食，那么运动可以帮你实现上述目标。

风险行为。这些孩子与不常运动的孩子，以及不和自己父母一起活动的孩子相比，具有更高的自尊水平。相反，那些整日坐在电视机前或沉迷于电玩中的孩子染指风险行为的概率较高，自尊水平也较低。

这项研究更加印证了这些年来我一直倡导的理念：关上电视机和游戏机，让孩子们运动起来。

没有什么比久坐不动的生活方式对你的大脑、身体和整体健康更有害的了！缺乏体育锻炼会对你的血液循环产生不良影响。当体内压送血液的功能由于缺乏有氧运动而减弱时，一氧化氮的含量也会随之降低。这会导致血管壁扭曲，有碍于顺畅的血液运输。这种情况会使你罹患心脏病、高血压和中风的概率大大增加。

缺乏足够的血液流动，大脑深层区域的血管也会扭曲变形，从而增加轻度中风的发生概率。随着年龄的增长，轻度中风的累积会造成这些深层脑区停止工作。而这些脑区控制着肢体运动、身体协调以及思考和行为的速度，它们也是受帕金森氏病影响的脑区中的一部分。这也就解释了为什么中风在临床上与帕金森病相类似。上述事实也很好地解释了为什么那些 40 岁以上、平时不怎么锻炼身体的人，同那些经常锻炼的人在脑力方面差异会如此巨大。

做一只"沙发土豆"还很容易让你患上高血压，并进一步导致其他相关的疾病。新近发表在《神经病学》（Neurology）上的一项研究报告中提到，45 岁以上的高血压患者更有可能出现记忆和思维障碍。特别是舒张压高的中年人，更容易在阅读方面遇到困难。舒张压每上升 10%，个体出现认知障碍的可能性就会提高 7%。这项研究的被试多达 2 万名，是迄今为止样本量最大的，关于高血压和记忆障碍之间关系的研究。

上述发现也佐证了火奴鲁鲁老龄化研究的结果。在这项研究中，研究人员发现 40 ~ 60 岁的高血压患者如果没有采取任何治疗措施，极容易发展成阿尔茨海默病。70 岁后患阿尔茨海默病的概率是那些经过治疗的高血压患者的 3.4 ~ 4.8 倍。缺乏锻炼是一场灾难。如果你放弃了锻炼，基本上就可以和本章之前部分所提及的健康益处说拜拜了。

最佳的锻炼方式

最佳的锻炼方式包括提高心率和增强输送血液功能的有氧运动，强健肌肉的阻力运动以及激活大脑的协调运动。

- **有氧运动**：有氧运动是促进大脑健康的重要方法之一，对神经元的形成、细胞再生都起着重要作用。理想情况下，有氧运动包括热身期、20~45分钟强度由中到高的运动期和冷却期。有证据表明，高强度运动即使很短暂，也会对大脑有益。跑步、快走、游泳、划船以及爬楼梯都是常见的有氧运动。进行有氧运动的最大优势在于它不需要昂贵的器械——只需穿上一双跑鞋就足够了。

- **阻力运动**：多年来，专家一直在探寻有氧运动对于大脑的好处。而最近发表在《英国运动医学杂志》(*British Journal of Sports Medicine*) 上的一项研究指出，阻力训练也有可能对大脑起到保护作用。研究人员在综述了三组训练实验后，认为阻力训练可以预防老年人认知衰退。阻力训练是通过对抗任何类型的阻力而起到增加力量、强健肌肉的作用。常见的阻力来源有：哑铃、健身球、臂力器或者自身的体重。举例来说，俯卧撑或者深蹲就是利用你自身的体重锻炼的。另外一些阻力运动，比如划船、游泳和爬楼梯，同时又是有氧运动，这对你的大脑更加有益。

- **协调运动**：需要肌肉协同工作的运动可以激发小脑——位于大脑半球后方的部分，能促进思维运转、认知灵活性和加工速度。这意味着舞蹈、网球和篮球这些需要肌肉协调的运动，能够使你变得更聪明。但这并不是全部。动物实验表明，包含计划、执行复杂动作的体育锻炼其实可以改变大脑的结构。

  来自巴西的研究者对上述结论进行了验证。他们把柔道选手的大脑和普通人进行了比较。研究发现，柔道选手大脑皮层中的灰质组织数量要比普通人多得多。灰质越多，转变成的脑细胞也就越多，也就意味着脑功能越强大。

- **组合运动**：尝试进行各种形式的体育锻炼是个很不错的主意。有氧运动可以促进新脑细胞的产生，这种观点会让那些想提高脑力的人把锻炼只局限于高强度的有氧运动。然而你不仅需要高强度有氧运动，协调性运动还可以加强这些新细胞间的连接，使大脑进行思考、学习和记忆时能够随时召集到它们。

我最喜欢的运动是乒乓球。这恰巧也是世界上最棒的脑力运动。它是一项极好的有氧运动，上肢和下肢需要全方位地活动：扭动身体、弯下腰、扬起手、来回滑步走。另外，这也是一项高强度的健脑运动。首先，它非常有助于锻炼手眼协调和反射运动（小脑和顶叶）。其次，你必须保持高度集中的注意力（前额叶）才能追踪来回跳动的球（顶叶和枕叶），判断出球的旋转角度（顶叶和枕叶），计划好下一拍的力量和战略。

接着，你得按照既定的步骤来成功执行这些策略（前额叶和小脑）。整个过程，你都要保持镇定，到赛点时才不会太紧张（基底神经节）。而且，你还不能总因几分钟前的丢分而纠结（前扣带回），或者为刚才犯下的错误而暴跳如雷（颞叶）。这简直就像一盘有氧象棋比赛一样。

我最喜欢乒乓球的一个原因是，它很少造成脑损伤。1999 年，我参加了全美乒乓球锦标赛，参加这次比赛的有数百名选手，但是没有一人出现脑损伤。日本一项有趣的脑成像研究发现，乒乓球运动可以平衡大脑机能。研究人员让一组被试打 10 分钟乒乓球，并在运动前后对其进行测定。结果发现，打乒乓球后，被试前额叶和小脑的活动明显增加。

> **S 行动步骤**
> **tep by Step**
>
> 为了更好地发挥大脑功能，请尝试把有氧锻炼和复杂动作结合在一起的组合运动。

我喜欢乒乓球的另一个原因是，它是一项适宜全家共同参与的运动。小时候，我家后院有一张乒乓球桌，我从小就经常和兄弟姐妹、爸爸妈妈一起打乒乓球。母亲是一位反应奇快的高手，一直在我家的台案上称霸。虽然经常长时间打乒乓球，但我从来没有意识到自己在"锻炼"，或者训练脑功能。一切都只是为了娱乐。

跳舞和网球也是很棒的大脑运动。跳舞是典型的有氧运动，有很好的锻炼大脑的功效，特别是在你学习新舞步而非只是机械地配合音乐的节拍时尤其如此。因为学习特定舞步——例如街舞、爵士舞时，需要记忆一套固定的动作。网球同乒乓球差不多，也是一项增强脑功能的高强度运动。主要差别在于网球的速度较慢，你的反射系统得不到像乒乓球运动那么高强度的锻炼。

动起来！现在就开始实施锻炼计划

事不宜迟，现在就开始进行有益身心健康的锻炼吧！如果你还是个体育锻炼的门外汉，请循序渐进。急于求成只会导致受伤和耗损。就好比小孩子要先学会爬之后才能学走路，要先在有辅助侧轮的车上练习，然后才能骑真的两轮自行车。

养成锻炼习惯需要一个过程。习惯是执行大脑中固有思维的一系列动作——在你向大脑发出指令的时候，相对自动化而无须意志努力的行为。要让大脑自动执行一项功能

S tep by Step **行动步骤**

制订锻炼计划。别给自己找借口。应把锻炼作为一种生活习惯，就像每天早晚要刷牙一样。

得经过无数次重复。养成锻炼习惯的最好方法是制订一个计划。每天在特定时间、特定地点进行锻炼，或者每周至少规定几天为锻炼日。这并不是说必须天天做重复运动。其实，每次锻炼最好都变一下花样。这样能让你保持动力，而不感到枯燥。坚持几个月后，你会发现自己已经不再犹豫要不要去锻炼了，你早已习以为常。这时候，锻炼就已被养成习惯，成为一项可以使身心终身受益的活动。

🍎 找到适合大脑的最佳体育运动

就锻炼而言，没有哪种运动能适合所有人。根据大脑的类型，你可能喜欢激动人心、刺激、竞争性强甚至危险的运动；你也可能喜欢安静、舒缓或单一的运动。无论你喜欢哪种，你都要确保每周至少3次，每次至少20分钟的有氧运动。例如，如果发现瑜伽有助于集中注意力和缓解压力，那你

S tep by Step **行动步骤**

一定要选择那些能保证脑部安全的运动项目。尝试那些有助于治疗你的疾病，又能保持你身体健康的体育运动。

就练习瑜伽。但是请别忘记，瑜伽的强度通常达不到有氧运动对锻炼心脏所起到的效果。所以如果你热爱瑜伽，最好在做瑜伽的时间中穿插进一些有氧锻炼的计划。

下面这个清单包括各类体育运动，看看哪种运动适合你的大脑类型。

一些可供选择的健脑运动 Change Your Brain, Change Your Body

- 乒乓球
- 网球
- 跳舞和舞蹈课
- 跳舞毯（这是一款我力挺的视频游戏）
- 跑步
- 散步
- 高尔夫（在场地内快走；不要坐高尔夫球车）
- 徒步
- 飞盘
- 游泳
- 篮球
- 排球
- 跳绳
- 遛狗
- 慈善长跑或竞走
- 体育馆锻炼
- 有氧课程
- 羽毛球
- 武术（避免格斗，别用你的前额去撞木板）

请记住，不论你选择什么运动，目的都是为了提高心率。以上列举的这些运动都能带给你有氧运动的益处，前提是只要你投入得足够多。许多人错误地认为运动就是一项无关结果的兴趣爱好。但事实上，体育锻炼的收益取决于运动的类型和强度。

选择体育活动时，要时刻牢记以安全为前提。例如，武术可以训练你的协调性，磨炼你的意志，而且是项高强度的锻炼。这对人脑很有好处，但前提是不要发生任何格斗。为保护大脑，你应避免参加与对手格斗或类似用前额撞击木板等愚蠢"壮举"的武术课程。

进行健脑运动很简单。如果你想打乒乓球，你只要找到一张乒乓球台，就可以开始比赛，场地不限，家、办公室或学校皆可。你还可以加入乒乓球俱乐部。

找到当地的俱乐部会让这项运动更快速地被你掌握，也更显得妙趣横生，随着你水平的提高，它会越来越有挑战性。此外，无论哪项运动，如果你小有突破，你就会更加投入。

你可能注意到，许多常见的体育运动没有出现在上面的清单里。自行车可能是最流行的有氧运动之一，但它恰巧排在脑外伤事故的第一位。我见到过许多单车事故中受伤者脑部的脑扫描图。如果你不得已要骑单车，请你佩戴合适的头盔，要知道，不合适的头盔起不到任何保护作用。滑板是另一项我不推荐的运动。我曾见过的最糟糕的一张脑图就来自一名没有佩戴头盔的年轻滑板爱好者。他的前额叶区大约有1/4已经几乎丧失了所有功能，再也不能像以前那样正常运转了。

S 行动步骤
tep by Step

有组织的集体活动、室内运动和娱乐活动并不是生活中唯一的锻炼方式。下面有些简易方法能让你在日常生活中多些锻炼：

- 不坐自动扶梯或直梯，走楼梯；
- 快速做家务；
- 耙地，拔草，修剪草坪；
- 走路上学或上班；
- 使用慢跑婴儿推车或者婴儿背袋，步行去商场而不是开车。

Change Your Brain,
运动改造大脑
Change Your Body

如果你有以下问题	请尝试以下运动
前额叶问题（注意力缺陷障碍、注意广度狭小、冲动、缺乏计划性）	大量高强度有氧运动，乒乓球，冥想
基底神经节问题（焦虑、恐慌发作、忧虑不止）	瑜伽，有氧运动
深层边缘系统问题（抑郁，经前期综合征）	社交活动中的有氧运动，例如跳舞
前扣带回问题（心怀怨恨，执着于消极念头）	高强度有氧运动，以提高5-羟色胺水平
颞叶问题（记忆障碍）	跳舞，或伴有音乐节拍的有氧课程
小脑问题（思维缓慢）	协调运动

🍎 没有借口

我常把体育锻炼作为治疗方案的一部分来推荐给病人。同时，我也听到了各种各样不能锻炼的理由。

"我腰痛。"　　　　　　"我膝盖痛。"　　　　　　"我脚痛。"

"我没时间。"　　　　　"我太累了。"　　　　　　"我身体不太协调。"

"我不喜欢出汗。"　　　"我讨厌锻炼。"

疼痛是我听到最多的借口。脑扫描图告诉我，服用慢性止痛药，如维可丁或奥施康定，会危害大脑功能。脑扫描结果显示，长期服用这些药物的患者脑部就和酒精成瘾者相似。如果你背痛、脖子痛或有其他任何类

Step by Step 行动步骤 -

别再为不锻炼寻找借口。很多时候，锻炼可以帮你减少借口的来源，比如疼痛，或者健康状况不佳。

型的疼痛，可以考虑用自然方法来减轻这些不适。我有一些病人就受益于此。我在行医过程中发现，有些病人长期遭受疼痛而难以缓解。对于这类人，5- 羟基色氨酸——用于提高体内 5- 羟色胺的含量，以及鱼油可能会缓解他们的症状。

Change Your Brain,
运动解决方案
Change Your Body

妨碍运动的因素	促进运动的因素
疲劳	足够的睡眠（每天至少7个小时）
慢性疼痛	天然镇痛剂（鱼油、5-羟基色氨酸、非人造甜味剂）
没时间	运动优先
机能不协调	练习协调运动
目标不明晰	明确目标、落实到书面
不良习惯、易放弃	锻炼意志力
抑郁	参加任何体育活动
对问题视而不见	有针对性地治疗任何脑部问题

Change
Your Brain,
Change Your
Body

第二部分

善待大脑，打造健康体魄

在本部分中你可以学到

- 养脑护肤的**皮肤解决方案**
- 让你感到快乐、充满活力、诸事顺利的**激素解决方案**
- 可以改善心脏状况的**大脑 - 心脏解决方案**
- 成为专注、超能职场人的**注意力与精力解决方案**

Change Your Brain, Change Your Body

让皮肤舒缓、光滑的脑信号
养脑护肤的皮肤解决方案

66 皮肤健康，是大脑健康的外在体现。99

在西雅图一个风和日丽的秋日，12 年的老相识辛西娅在讲堂入口处等候着我。辛西娅是注意力缺陷障碍互助会的创办人。这个互助会为那些注意力缺陷障碍患者及其家庭提供帮助。我为她的组织做过多次演讲。辛西娅自己就是一名注意力缺陷障碍患者，她因能够准确地说出头脑中的想法而出名。你总可以知道辛西娅在想什么。当我以拥抱向她问好时，她说："你得告诉我你服用了什么药，为什么皮肤这么好？"

我脸红了。"鱼油和睡眠。"我说道。
"就这么简单？"她说。

"主要是因为这个，"我答道，"另外，我每天都会吃有益大脑的食物，锻炼身体，不相信任何闯入我脑袋的愚蠢想法，也绝不用咖啡因和酒精来应对生活中的压力。"

皮肤好坏程度与脑部健康密切相关。人，特别是女人，在保养皮肤上花了大量时间和金钱。要想拥有动人的肌肤，首先要呵护的器官就是你的大脑。化妆品专柜、皮肤病医生、整容大夫等，为了追回逝去的青春你不得不经常光顾这些地方。但是护肤品、激光治疗、外科手术都是权宜之计。真正的解决方法其实在于大脑。大脑能控制皮肤油脂的分泌，监控胶原蛋白的产生。另外，大脑还指挥着皮肤细胞的再生。我们转换一下思路，皮肤的呵护应该由里及表，而非由表及里。

脑 - 肤间的联系

你可能会奇怪，大脑和皮肤会有什么关系。毕竟皮肤在身体的外表，不是吗？难道它不是更多地受到环境以及涂在脸上的东西的影响（面霜、护肤液、粉底、去皱膏）？事实并非如此，科学研究已证明，大脑和皮肤之间有着紧密的联系，两者密不可分。我们常听人说：

> "他火了，脸涨得通红。"
> "你看她非常尴尬，脸都红了。"
> "心烦意乱时，我就会生荨麻疹。"
> "我太兴奋了，满身起鸡皮疙瘩。"
> "他肯定属于紧张型，因为他手脚冰凉。"
> "我一紧张，手心就出汗。"

科学家通过测量手掌温度和皮肤汗腺活动来研究人体对压力的反应。谎言测试就采用这两种方法作为系列测验的一部分来检验人们是否撒谎。作为一名生物反馈治疗师，我花了大量时间来教病人如何通过暖手和干手达到放松的目的。人在感到焦虑和心烦时，皮肤温度会骤然下降，并开始出汗。

行动步骤
Step by Step

- 加速血液循环，让皮肤焕发青春。
- 采取行动抵消应激反应可以让人感到镇静、放松，还能使你的肌肤看起来更健康。

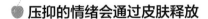

压抑的情绪会通过皮肤释放

在华盛顿特区陆军医学中心担任住院医生期间，我接手的首批病人中有一位叫鲍勃的美国陆军上校。他全身生皮疹，但服药没有任何效果。他被推荐到我们诊所是因为他的妻子两年前死于车祸，稍后他就开始生皮疹。他自己不清楚为什么需要看精神科医生，但是如果我们能提供帮助，他很乐意配合我们的治疗。皮疹扰乱了他的日常生活，而且他发现压力大的时候，皮疹就会加剧。

鲍勃有一点很令人诧异，他从来没有因失去妻子而流过泪。他告诉我们，一直以来他都很难表达自己的感受，家中还有 4 个孩子需要他照顾。

行动步骤
S tep by Step

不要把情绪憋在心里，不然你的皮肤会出现问题。

经过几次接触，我决定用催眠的方式帮助鲍勃——因为他心中有压抑的情绪。鲍勃属于极易被催眠的类型，这种情况在聪明人中很常见。在第一次治疗中，鲍勃生平第一次哭了。眼泪默默地流下，几乎是很不情愿，接着他开始哽咽，随着治疗的继续，哭声也越来越大。接下来的 4 次治疗中，鲍勃都是泪流满面，失去妻子和挚友的悲伤终于得到了宣泄。长时间以来，照顾孩子的重担和工作的压力牢牢锁住了他的心扉——他不敢悲伤，生怕一发不可收拾。在一个安全的角落，他终于让自己感受到了那痛楚。接下来的 3 个月，他的皮疹渐渐消退了。

皮肤是你"体表的大脑"

改造大脑，改变皮肤。大量研究表明，人在承受心理压力时，大脑会给皮肤发出信号，让皮肤看起来好像遭到了攻击。这会导致皮肤生疹、潮红、油脂分泌过多、头发生长减速等。过多油脂和头发生长速度放慢，这让你看起来头发稀疏满脸油污。如果你正为新工作、一场考试或一次重要约会而紧张，那你的皮肤很有可能会出现问题。

瑞典研究人员发现，可以通过观察特定的皮肤细胞来研究，诸如双相情感障碍和精神分裂症这样的精神疾病产生的生物根源，而不一定非要提取脑组织样本。这是因为有些皮肤细胞的功能同那些与精神疾病相关的脑细胞的功能类似。从某种意义上说，皮肤细胞是脑细胞的镜像。

从脑肤关系的另一面来看，皮肤也可以改变你的大脑。2008 年，维克森林大学的吉尔·尤色帕维奇（Gil Yosipovitch）和同事发表了一项非常有趣的研究。该研究试图通过脑扫描图来观察挠痒如何影响大脑。实验中，30 名健康的成年被试的右侧小腿被轻挠，但还没开始觉得痒。研究人员在挠痒前、中、后分别对被试做了功能性磁共振成像。结果发现，挠痒激活了某些脑区，包括前额叶、顶下小叶和小脑。同时，也减弱了前扣带回和后扣带回的活动，这些脑区主要负责消极情绪和记忆。这意味着，在皮肤上轻挠这个简单动作即可影响大脑，让你感觉更好。以后你的伴侣或孩子不开心的时候，你也可以试着用这种方法让他们心情舒缓。

大脑和皮肤之间的联系如此紧密，以至于一些人开始把皮肤称为"体表的大脑"。其实，皮肤可以分泌很多种神经肽供大脑使用，包括褪黑素、5- 羟色胺和皮质醇。显然，皮肤的健康和外观能反映脑部的健康状态。

引发皮肤问题的不良用脑习惯

你照镜子时，看到了什么？如果是满脸布满了皱纹、细细的纹路，或者皮肤开始下垂，不要急于去找整形医师。先来看一下这些导致未老先衰的脑部诱因。雀斑、粉刺等问题也要归结于此。在奔向化妆品专柜买一大堆价格不菲的护肤品之前，请花一点时间想想你的身体和大脑出了什么状况，生活方式和所处的环境对皮肤和大脑产生了哪些影响。许多情况下，照料好了大脑，皮肤问题便会迎刃而解。

- **咖啡因**。从咖啡、茶、巧克力或一些草药中摄入过多咖啡因会导致皮肤脱水、干燥、产生皱纹。
- **酒精**。酒精能使身体脱水，吸取皮肤水分，加速皱纹产生。酒精还会使血管和皮肤毛细血管膨胀。过量饮酒后血管会变得不再那么结实，持久膨胀，使脸部留下潮红，永远无法褪去。酒精还会耗尽维生素 A，这

S 行动步骤 -------------------------
tep by Step

　　避免过量摄入酒精和咖啡因，避免饮水不足。这会让皮肤因脱水而显得干燥多皱。

是皮肤细胞再生过程所需的重要抗氧化剂。酒精还会损害肝脏，削弱其排毒功能，导致毒素在体内和皮肤中累积——这会让你看起来老气横秋。

- **吸烟。**尼古丁会减弱皮肤血液循环，破坏皮肤的健康和光泽。尼古丁还会导致皮肤失去弹性，加速皱纹产生。抽烟还会让上唇产生细纹。10 年以上烟龄的人会有一张"烟鬼脸"。"烟鬼脸"一词由道格拉斯教授在 1985 年《英国医学杂志》（*British Medical Journal*）上的一篇文章中提出。此文中，他声称只要看下一个人的面部特征，即能认定他是否是烟鬼。抽烟的人看上去要比其实际年龄大很多，还会有以下特征：上下唇、眼角、面颊或下颚有细纹；憔悴；气色灰暗；面色微红。更糟糕的是，《临床肿瘤学杂志》（*Journal of Clinical Oncology*）上的一篇研究发现，吸烟者患鳞状细胞癌的概率是不吸烟者的三倍。

- **不良饮食。**饮食为皮肤细胞的再生提供燃料，每个月皮肤细胞都会更新一次。皮肤的健康状况反映了你饮食的营养水平。如果饮食中缺乏 Ω-3 脂肪酸，你很可能看上去比实际年龄老很多。

- **食糖过量。**吃大量糖果和含糖量高的食物会产生皱纹。《英国皮肤病学杂志》（*British Journal of Dermatology*）上刊登的一项研究发现，糖消化过程中会引发一种叫糖化作用的过程。在这个过程中，糖会吸附在蛋白质上形成一种叫糖基化终产物（AGEs）的有害分子。这种分子会对大脑以及胶原蛋白和弹性蛋白产生破坏作用，而它们都是保持皮肤强度和弹性的蛋白质纤维。吃糖越多，体内蛋白质遭到的破坏越大，产生的皱纹就越多。

- **不规律的饮食和急剧减重。**体重一旦增加，皮肤就会伸展，以容纳新增的腰围；而体重减少的时候，皮肤又不得不收缩来适应新体形。如此反反复复使皮肤的弹性无法适应形体变化。过量增重（45 公斤以上）会使皮肤无法复原。急剧减重之后，身体和脸部或许只会挂着松垮、下垂的皮肤了。

- **饮水不足。**饮水不足时，皮肤会脱水。

- **缺乏睡眠。**缺少足够的休息会使皮肤难以恢复活力——这个非常重要的恢复过程通常发生在睡眠中。缺乏睡眠的后果是皮肤开始早衰、出现眼袋、皱纹增多。

- **缺乏锻炼。**老坐在沙发上看电视不但会使皮肤血液循环不畅，还剥夺了体育锻炼给你带来的抗衰老的益处。

● **压力。**研究人员已经确认了大脑 - 压力 - 皮肤之间的密切联系。作为对外界压力的响应，大脑会给皮肤发出信号，导致丘疹或皮疹的出现。科学研究还发现，心理压力会加重常见皮肤疾病的症状，如皮肤癣和湿疹。

● **压抑的情感冲突或创伤后应激障碍。**正如前文中鲍勃的案例一样，被压抑的悲伤或情感冲突会引起长期压力，并会反映在皮肤上。如果压抑或隐藏了自己的情感问题，那么它们很有可能通过皮肤的不良反应表现出来。在需要时，请寻求专业帮助。

● **激素变化。**出现在青春期、孕期、经前期综合征、围绝经期、绝经期、多囊卵巢综合征（某些女性的睾丸激素水平高）以及男性更年期（男性睾丸激素水平低）的内分泌变化，可能是皮疹或其他皮肤病变的根源。皮肤干燥通常是甲状腺功能减退的表现，此时甲状腺处于欠活跃状态。

● **未治疗或未治愈的精神疾病。**某些精神疾病患者会抠挖或切削自己的皮肤。

● **痴呆和记忆障碍。**认知功能有障碍的个体可能会忘记服药，忘记涂防晒霜，或忘记依循护肤养生之道。

● **药物。**一些处方药和非处方药会对皮肤产生不良影响。例如，避孕药可能会减轻，也可能会加重粉刺和皮肤油脂分泌。

● **日晒。**阳光中的有害射线会加速衰老，导致出现老年斑、皱纹、皮肤下垂，有些情况下还会引起皮肤癌。科学研究发现，由于气候变化和臭

S **行动步骤** -----------
tep by Step

药物和精神疾病会引发皮肤问题。要解决这些问题，而不仅仅是治疗皮肤的毛病。

氧层的破坏，人类患皮肤癌的概率在不断增加。虽然很多皮肤癌可以治愈，但会留下疤痕。适量日晒对获取健康水平的维生素 D 很重要，但过犹不及。

● **污染和环境毒素。**日常生活中接触到的毒素会损害大脑和皮肤。发表在《国际化妆品期刊》上的一项研究发现，肌肤暴露在对流层臭氧中，体内维生素 E 含量会减少 70%，还会导致脂氢过氧化物的增加——这是细胞膜氧化损伤的标志。

● **气候。**如果居住在干燥的沙漠地区，你会觉得皮肤像烤干了一样，并且看上去也是如此。

让皮肤看起来更年轻、光滑的12种健脑途径

多睡觉有益大脑，让皮肤有光泽。皮肤细胞再生、复苏发生在你睡觉的时候。与任何一种化妆品相比，充足的睡眠是抵抗衰老更好的方法。睡眠还可以使每天遭受污染和毒害的皮肤得到修复，并通过调节内分泌使你免遭皮疹的折磨。关于睡眠的重要作用，你可以参考第9章的内容。

减少压力可以延缓大脑和皮肤的衰老。减轻生活的压力，可以延缓你皮肤衰老的过程，让你看起来更年轻。把应激激素水平保持在可控范围内，生皱纹和患麻疹的概率就会大大降低。有关压力影响皮肤的更多内容，可以参看第10章的"压力解决方案"。

锻炼能改善脑部和皮肤的血液循环。有氧运动可以改善人脑和皮肤的血液循环。良好的血液循环可以促进细胞再生、胶原蛋白生长以及伤口愈合。第4章"运动解决方案"中列举了很多保养皮肤的锻炼方法。

平衡激素，改善皮肤和大脑功能。粉刺、皮肤干燥、油脂分泌旺盛、皱纹、皮肤松弛等，这些都是身体内分泌失调的信号。例如，雌激素有助延缓衰老，使皮肤紧致又不失柔软。雌激素负责人体内胶原蛋白的交联——胶原蛋白互相卷在一起形成网状结构，来保持皮肤的弹性和光滑，防止皮肤下垂。这和斯潘德克斯弹性纤维的工作原理一样：可以把它撑大，但是它会啪嗒一声缩回原状。随着年龄的增长，雌激素分泌会减少，人体会逐渐失去交联体的保护。这就好比皮肤是一件娇贵的羊毛衫，如果你把它撑开了，它就保持撑开的状态，不再弹回原样了。当重力开始对你的脸起作用时，这种现象就出现了。保持睾酮和甲状腺的分泌水平，可以使肌肤更加柔软、光滑和洁净。更多关于激素平衡的问题，请参看第6章的"激素解决方案"。

多行房事。多行房事能提高激素的分泌水平，如雌激素和脱氢异雄酮。这两种激素都可促使皮肤更加光滑紧致。一项有趣的研究发现，有规律的房事对皮肤保养非常有好处，会让你看起来年轻10岁。更多有关这项有趣研究的详细信息，请参考本书第13章的"激情解决方案"。

控制咖啡因和酒精摄入。为了保持皮肤柔软有弹性，请不要饮用任何具有脱水作用的饮料。

戒烟——从现在开始！如果现在开始戒烟，你还能够弥补一些之前对皮肤造成的损害。

坚持健脑饮食。一个富含抗氧化剂的食谱能促进皮肤细胞的再生，让肌肤变得更加健康。

保持合理的体重。稳定的体重会让皮肤保持应有的色泽和弹性。

多喝水。足量的饮水可以保持皮肤中的水分，阻止皱纹和细纹产生。

平衡日晒。适量日晒对皮肤健康很有必要，因为日照能提高人体内维生素D的含量。但是过度暴露在阳光下会引发早衰和老年斑。最好每天进行 20 分钟的充分日照，超过这个界限后最好涂上防晒霜。

治疗精神障碍和记忆问题。大脑运转良好时，皮肤看起来也很不错。抑郁、焦虑、物质成瘾或者注意力缺陷障碍等问题所带来的长期压力会使肌肤丧失活力和弹性。及早治疗这些疾病非常关键。

健脑护肤的补充剂

维生素 D。这是一种对大脑和皮肤都不可或缺的维生素。本书中我已经多次提到这种维生素与大脑情绪和记忆有关，对皮肤来说，它也同样重要。

鱼油。它也是大脑的重要的补充剂，同样，它对皮肤也很重要。

月见草油。其中含有一种叫 γ - 亚麻酸 (GLA) 的脂肪酸。研究表明，这种脂肪酸可以治疗湿疹和皮疹。

二甲氨基乙醇。它叫醋氨苯酸二甲氨乙醇，是一种维生素 B 胆碱的类似物。二甲氨基乙醇是神经递质乙酰胆碱的前体。它对中枢神经系统有很强的调节作

用。DMAE 通常被用来增加脑内神经元的容量，并被认为具有抗衰老作用，可减少皱纹，改善肤质。

苯丙氨酸。这是一种具有抗抑郁和镇痛作用的氨基酸。有可靠的证据表明，它还可以治疗白癜风，这是一种常见的慢性皮肤病，患者皮肤上会出现白色斑点。负责皮肤色素沉淀的细胞死亡或不能正常工作时，人就会罹患此病。

丙氨酸。它是人体内自然合成的一种氨基酸，主要保护细胞在各种环境下免遭损害。许多研究发现，它对皮肤也很有好处。

葡萄籽提取物。它是葡萄酒和葡萄汁生产中的废弃物。大量的研究发现，葡萄籽提取物具有抗氧化的特性，可以与胶原蛋白相结合，因此在许多方面都有益健康，可以让皮肤看上去更年轻，更富弹性和张力。

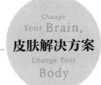

皮肤解决方案

皮肤杀手	皮肤护士
过量咖啡因	限制咖啡因摄入
酒精	不喝酒
吸烟	不吸烟
不健康的饮食	健脑饮食
摄入过量的糖	减少糖的摄入
无规律的饮食	保持体重
脱水	足量饮水
睡眠不足	睡眠充足，至少7小时
缺乏锻炼	每周4～5次体育锻炼
慢性应激	冥想，深呼吸训练
创伤后应激障碍	接受治疗
内分泌失调	调理内分泌
甲状腺问题	平衡甲状腺分泌水平
精神疾病	接受治疗并服药
记忆问题	健康的用脑习惯或者药物治疗
日照	把日晒控制在 20 分钟之内，然后涂上防晒霜
衰老	服用含维生素 D、鱼油、DMAE、苯丙氨酸、丙氨酸、葡萄籽提取物的补充剂

平衡激素，倒转时钟
让你感到快乐、充满活力、诸事顺利的激素解决方案

66 激素是影响你思维方式、行为方式和精神面貌的关键
因素。 99

激素与健康

你是否知道，无论是男人还是女人，激素对脑功能都有很大影响？激素保持平衡时，你会感到快乐、充满活力。激素失衡时，你会诸事不顺，所有人都因你而遭受痛苦。举个例子，低水平的甲状腺素与大脑整体活性的下降有关，这会使人感到沮丧、易怒，还会给思维带来不小的麻烦（见图 6-1）。

同样，较低的睾酮水平与性欲低下、抑郁和记忆问题有关，还牵扯到阿尔茨海默病。我们才刚刚开始谈论男性更年期，但对许多人来说，这已经是一个需要认真处理的问题。睾酮水平低可能是中年危机和离婚的重要原因。由于睾酮水平下降，丈夫的感觉会更消极，于是埋怨妻子并期待外遇让自己重获年轻。而妻子也有自己的激素问题。当然，（妻子的）新欢通常不会让男性快乐。

低睾酮水平也影响到女人。曾经有位女医生在一次讲座上告诉我，她51岁时对性失去了兴趣，婚姻陷入麻烦，母亲刚死于阿尔茨海默病。她没想到睾酮水平低会是她问题的一部分。后来，她发电子邮件给我，说她的睾酮水平接近零，而服用睾酮后在性生活、记忆和婚姻方面都有了巨大改善。

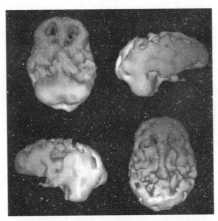

低水平甲状腺素会导致大脑整体活性的下降

图 6-1　低水平甲状腺素的大脑

睾酮水平过高则会导致男性或女性"竞争性太强"，出现承诺问题、性欲极强、脸上长满粉刺或者过于咄咄逼人。女性中与睾酮水平过高有关的一种病症被称为"多囊卵巢综合征"（PCOS），稍后会做更详细的介绍。

你相信经前期综合征（PMS）吗？我有5个姐妹和3个女儿，我相信经前期综合征！但在遇到贝基之后，我才找到了证据，其实经前期综合征属于脑功能紊乱。贝基是在监狱被短暂拘留后来到我办公室的。在月经前一周，她往往变得喜怒无常、焦虑、攻击性强，还经常喝得酩酊大醉。在她来找我前不久，也就是在她周期中最糟糕的时候，与丈夫打了一架，还抄起刀伤了他，于是被警方拘捕。见到她时，我决定在她周期中最坏的时候给她扫描一次，两周以后，在最佳时间再扫描一次。贝基这两次扫描结果完全不同。在周期中的最糟糕时期，她的担忧中枢过度活跃，如图6-2中箭头所指示的那样，而她的判断中枢活性偏低，这或许就是让她抓起刀的原因。图6-2是大脑顶部的俯视图，灰色表示活性为平均水平的区域，白色表示活性水平前15%的区域。箭头所指的白色区域表明前扣带回活性增加，注意力转移遇到了麻烦。扫描图前部的孔洞表明前额叶活性较低、判断力较差。在她周期中的最佳期，她的大脑看上去好多了。凭借扫描图所呈现出的信息，再加上治疗的辅助，她的状况大有改善。激素水平的波动会改变大脑，甚至撕裂家庭。

按照同样的思路，更年期综合征往往与大脑整体活性降低有关，这会导致抑郁、焦虑、失眠，以及注意力和记忆力的问题。图 6-3 显示了一位女性激素失衡和平衡时的脑扫描结果。图 6-3 是大脑顶部的俯视图，孔洞表示活性低的区域。激素平衡时，通向大脑的血流量整体上也更充沛。

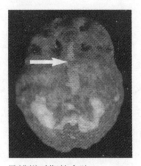 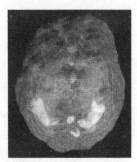

最糟糕时期的大脑　　　　　　　最佳时期的大脑

图 6-2　经前期综合征最糟糕和最佳时期的大脑对比图

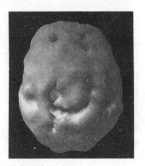 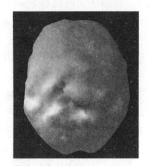

激素失衡的大脑　　　　　　　激素平衡的大脑

图 6-3　激素失衡与平衡的大脑对比图

同样，激素的变化会导致人际关系不和谐。我举个非常私人的例子，来说明激素问题是如何影响人际关系的。

我娶了一位神经外科重症监护病房的护士。塔娜美丽又聪明，一整天都围着神经外科医生转。塔娜拥有跆拳道黑带资格，她表达爱情的方式更像个典型的小伙儿。我们拥抱在一起时，她会说："好吧，够了，我得去工作了。"她还喜欢雄壮彪悍的狗。

我们俩第一次吵架是因为对该养什么品种的狗存在异议。我想要只国王查尔斯骑士猎犬，它们可爱、小巧、聪明、皮毛蓬松、性格温和。而她一点儿也不想要。她说那些小狗只不过是那些体型较大的狗用来咀嚼的玩具罢了。最终我们相互妥协，买了只英格兰牛头犬。这只小狗很可爱，但不是我一直在寻找的那种可爱型。

塔娜差不多 38 岁的时候不再服用避孕药，而后发现脸部突然生出了很多皮疹，月经周期也变得非常不规律。尽管她还很年轻，但她认定这肯定是在步入更年期了。为了弄清楚究竟是怎么回事，她找私人医生做了检查。令她惊讶的是，医生告诉她胆固醇和甘油三酯都很高，已经是糖尿病前期了。什么？塔娜身高 1.67 米，体重 53 公斤，体内大约只有 15% 的脂肪含量，疯狂锻炼，膳食也非常合理。"真是疯了，"她想，"我是我所知道的最健康的人。"

由于我们都很关心她的健康，一位朋友把我们介绍给了一位妇科医生。这位医生只花了大概 10 分钟就怀疑塔娜可能患有一种名为多囊卵巢综合征（PCOS）的病，这会导致女性分泌过多的睾酮。它还与月经周期不规律、皮疹、高胆固醇和胰岛素耐受有关。超声波检查进一步确认了这个诊断。为什么其他医生没有发现？因为塔娜不符合 PCOS 患者的典型身体症状。大多数患有 PCOS 的妇女都会超重，面部和身体其他部位体毛过多。

医生用格华止（glucophage）为塔娜治疗，这种药物常用于平衡胰岛素、降低睾酮水平。变化很明显。短短几个月，她的胆固醇下降了 50%，胰岛素水平趋于正常，皮肤变得清爽了，月经周期也变得完全规律。更有戏剧性的是在她性格上的变化。突然间，她渴望更多的拥抱，情感不再那么剧烈，焦虑减轻了，而且大概 6 个月后，她禁不住去买了只卷毛狗，叫它小克。

现在我想说，改变激素，改造大脑，改变身体，改变个性，改变人际关系……甚至会改变你宠物狗的品种。显然，激素是塑造我们自身的骨干力量。

你的大脑、身体以及激素级联

有许多关于激素的迷信和误解。

首先，人们通常认为激素问题只存在于女性身上。错了！无论对于男性还是女性，激素都是健康和活力所必不可少的。

其次，大多数人，甚至一些医生都会认为激素分泌腺体是任何激素问题的唯一来源。又错了！其实大脑控制着人体内所有的激素。如果把人脑想象为飞行中的飞机，人脑就是空中交通管理员。如果你的甲状腺过度分泌，而它自己却浑然不觉。大脑会过滤你的血液来检查甲状腺素的水平，发现超量了，就会要求甲状腺降低分泌量。激素分泌腺体彼此间不会互相沟通，只能依靠大脑，它掌控着所有腺体。

最后，多数人会认为我们体内的激素，包括雌激素、睾酮、甲状腺素和其他激素都是彼此独立、互不相关的系统。又错了！比如说，在一个女人步入更年期时，很多医生只看卵巢。甲状腺素水平失衡时，他们只测试和治疗甲状腺。这种做法是错误的，因为体内的各种激素是相互协作以保持平衡的。可以把激素系统看作一个交响乐队，而大脑就是乐队指挥。如果所有乐队成员都在正确的时间奏出正确的音符，那这就是一场美妙的音乐会。但如果指挥稍一放松，有位成员奏出了一个糟糕的音符，就会破坏交响乐的整体效果。同样，一个激素系统失去平衡，会导致其他激素系统的失衡。

你体内的各种激素步伐一致时，头脑出色、身材苗条、皮肤清爽、精力更充沛、面貌更宜人、健康得以改善，如此种种都是对你的奖赏。激素失衡则会导致思维不清、身体发胖、痤疮和皱纹满面、精力被削弱、情绪变坏、罹患疾病的风险增加。

激素究竟是什么？它们是化学物质小信使，通过血流，使大脑和身体器官互通信息。知道了下面这一点你可能会感到惊讶：激素源于胆固醇。虽然胆固醇在媒体上的名声不好，但胆固醇可不是敌人。没错，胆固醇过高与心脏病有关，这是事实。但如果胆固醇过低，则会与凶杀、自杀倾向和严重的抑郁症有关。人脑和人体需要适量的胆固醇。人脑固态组织重量的 60% 由脂肪构成，所以我们需要健康水平的胆固醇来维持大脑功能的最优化。人体会凭借胆固醇制造一种叫作孕烯醇酮的化学物质，这是一种母激素，所有激素都源于此。下面这棵激素树形图被称为激素级联（图 6-4）。

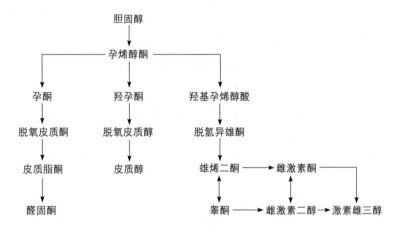

图 6-4　激素级联

　　跟大多数人一样，你可能最熟悉那些人体内的生殖激素：雌激素、孕激素和睾酮。但这些都只是帮助你保持大脑和身体平衡的许多激素中的一部分。在本章中，你会发现还有许多其他激素在脑健康以及身体的外观、感觉和功能中发挥着重要作用。

保持大脑和身体平衡的多种激素

● 平衡甲状腺素，使头脑更聪敏、精力更充沛、体型更苗条、心情更舒畅

　　甲状腺很小，呈蝶状，位于颈部靠下的部分。甲状腺素是新陈代谢激素，

负责调节人体中各种进程的速度，它类似于汽车的空挡。

- **甲状腺活性低（甲状腺功能低下）**。甲状腺活性较低时，人体运转就会变得懒散、迟缓。心率通常会降低，肠蠕动速度变缓，消化速度变慢，思维迟钝。对甲状腺功能减退的人进行脑扫描，可以看到脑活动减弱了。许多相关研究都已表明，甲状腺功能减退会伴随着脑部整体功能的低下，从而导致抑郁、认知障碍、焦虑，还会产生精神状态的朦胧感或神志不清。有些人患有一种叫作亚临床甲状腺功能低下的病症。这些病人的甲状腺水平在正常范围内，但却有症状。如果人体内其他激素系统失衡，则会影响甲状腺活动并改变它。

- **甲状腺功能低下的常见症状**。症状包括疲劳、体重增加、皮肤干燥、体温长期低于 37 摄氏度、思维模糊、抑郁，并且会在别人感觉良好时感到冷。

- **甲状腺活性高（甲亢）**。如果甲状腺分泌过多的甲状腺素，体内的一切都会加快速度。心跳加快、肠蠕动加快、消化速度加快。这就像食用了过多咖啡因后会神经过敏和紧张不安一样。

- **甲状腺功能亢进的常见症状**。症状包括失眠、焦虑、易怒、思维活跃，还会在别人感觉良好时身体发热。

- **保持平衡**。要想知道自己有没有甲状腺问题，只需做一个简单的血液测试即可。遗憾的是，许多医生只会通过一个称为 TSH（促甲状腺素）

Step by Step　行动步骤 ------------------------

　　在检查甲状腺素水平时，务必请医生测一下你的T4和游离T3的水平。

的检测来了解甲状腺的整体功能状况。但这样往往会导致甲状腺问题被误诊，因为即便 TSH 水平正常，也可能存在问题。要求你的医生为你做一个测试，看看你 T4 和游离 T3 的水平，这是漂浮在身体系统的甲状腺素的实际水平。什么意思呢？非常简单。人体内几乎所有的激素都会附着在蛋白质上，漂流于血液中。附着于蛋白质上的激素不可用，只有那些自由漂流在血液中的激素才是活跃且可用的。因此，测试这些自由漂流的激素水平非常重要。

　　如果你被诊断出甲状腺失调，医生会开给你很多药。通常药一旦开出来，就要服用一辈子。很多补充剂都有助于改善甲状腺功能，包括碘和硒。

平衡肾上腺素，减轻压力、减少腹部脂肪、降低疾患风险

三角状的肾上腺位于肾脏的顶部，对帮助人体应对压力至关重要。肾上腺会分泌脱氢异雄酮和皮质醇，它们都是应激激素。肾上腺能够使我们进入"战斗或逃跑"的模式。举个例子，假如你徒步旅行的路上遇到了一只熊。你的身体开始分泌肾上腺素，赋予你力量去跟熊拼命（通常这不是个好主意）或逃跑。

● **肾上腺疲劳。** 在今天这个熙攘匆忙的世界里，我们每天都会面对压力。拥堵的交通、家庭问题、工作压力……这些意味着从早上醒来直到晚上睡觉，我们一直都处于应激状态。这使得我们的肾上腺超速运转，从而不断分泌皮质醇。经过数月甚至数年持续不断的应激状态，肾上腺可能会耗竭。我们把这称为肾上腺疲劳或肾上腺衰竭，这意味着你的身体再也没有能力去处理日常压力了。卧床不起，不能履行职责，甚至都没法让自己开始工作。肾上腺疲劳会使你变胖——尤其是腹部，不但看起来很糟糕，还会增加你罹患心血管疾病的风险。应激激素长期分泌还会杀死海马回的脑细胞，而海马回是人脑中一个主要的记忆结构。

肾上腺疲劳日益普遍的另一部分原因是，很多人的睡眠进入一个恶性循环状态。如果晚上没有睡足7~8小时，人体系统会自动进入应激过度状态。然后，你又会做一些

> **S** tep by Step 行动步骤 --------------------------
>
> 如果女性腰围超过80厘米，男性腰围超过94厘米，那你要考虑做一次检查，以确认脱氢异雄酮和皮质醇的水平。

可怕的事试图弥补睡眠不足。喝咖啡让自己清醒，而咖啡本身就会引起应激。到了晚上再喝些葡萄酒让自己舒缓放松一下，但酒精消退后，会将人体置入另一个应激反应中，并在凌晨两点把你唤醒。这是个永不休止的应激循环。

● **肾上腺衰竭的常见征兆和症状。** 包括腹部肥胖、疲劳、抗压能力低、想吃甜食、注意力难以集中、神志不清、性欲低、记忆力差。

● **肾上腺系统过度活跃。** 肾上腺系统运转超负荷是非常严重的状况，会导致一种叫作嗜铬细胞瘤（pheochromocytoma）的罕见肿瘤，但通常不会产生癌变。

- **肾上腺过度活跃的常见症状**。症状包括血压高、心动过速。
- **保持平衡**。诊断肾上腺疲劳或过度活跃，需要通过血检来检查皮质醇和脱氢异雄酮的水平。应对肾上腺疲劳的方法包括：

  ◆ 学习压力管理技巧、冥想、自我催眠，在头脑里养只"食蚁兽"，有力地回击那些自动的消极想法（ANTs）。有关"蚂蚁"和"食蚁兽"的更多内容请参见第 12 章。

  ◆ 从绿叶蔬菜之类的食物中或补充剂中摄取的维生素 B 对肾上腺系统有益，并能帮助我们的身体应对压力。

  ◆ 5- 羟基色氨酸有助于睡眠，能提升脑中的 5- 羟色胺水平，这有助于你减缓压力和减肥。磷脂也有助于缓解肾上腺疲劳。在脱氢异雄酮水平较低的情况下，它是抵抗肾上腺疲劳的重要补充剂。

  脱氢异雄酮被称作"应对麻烦的燃料""普适型的善行助推剂"。脱氢异雄酮是人体内最充裕的激素之一，仅次于胆固醇。脱氢异雄酮是男性和女性性激素（雄激素和雌激素）的前体。人一过 30 岁，体内的脱氢异雄酮水平就会开始下降，并且据报道，在患有厌食症、终末期肾脏疾病、Ⅱ 型糖尿病（非胰岛素依赖型糖尿病）、艾滋病、肾上腺功能不全和病危的人群中，脱氢异雄酮水平也很低。脱氢异雄酮水平也可能会因大量药物而耗尽，包括胰岛素、类固醇、鸦片类药物和达那唑。一般情况下它的耐受性良好。痤疮和面部毛发是常见的副作用，因为它会提升体内睾酮的水平。

  有部分健康人群期盼着能延缓年龄增长带来的激素衰退，对于他们来说，这似乎会很有助益。但遗憾的是，对于那些存在罹患激素依赖性癌症（前列腺癌、乳腺癌、卵巢癌）风险的人来说，这意味着要避免服用脱氢异雄酮。对此，7- 酮基脱氢异雄酮是个很好的解决方法。

● 平衡睾酮，健脑又提高性功能

我们通常认为睾酮是一种性激素，但除了驱动性欲，它还有许多其他功能。如果你从父亲那里获得了一条 Y 染色体，那就会在子宫里得到一个睾酮穗，从而使你的大脑更男性化。如果你从父亲那里获得了一条 X 染色体，那就得不到睾酮穗。人脑会因此而产生迥异的类型。女性大脑语言能力更强，互动性更强，更乐于沟通，更注重人际关系，竞争性较弱。而男性大脑先天喜欢竞争和支配，但对于承诺却显得不足。

睾酮对人脑的影响远超出典型的男女性别差异。新近的科学证据表明，睾酮有保护神经系统的作用，有助于预防认知功能障碍、阿尔茨海默病和抑郁症。研究人员还发现了男性低睾酮水平和慢性疼痛的关系。目前正在进行研究，以确定一个男人的睾酮水平平衡是否可以提高疼痛耐受性，减轻疼痛感。

我们往往会认为睾酮是一种男性激素，但它对女性来说也非常重要。这与其性驱力、肌肉增强能力、人生观和记忆有关。

● **男性睾酮水平低**。对于男性来说，睾酮水平会在 22 岁时达到高峰，其后便慢慢下降。平均而言，男性在 30 岁后，每 10 年睾酮会降低 10%，或者说每年下降 1%～3%。最近还有研究表明，睾酮水平低下与阿尔茨海默病有关。随着睾酮水平的下降，脑部的血流量也会减少，这会导致性和认知功能问题，还会影响体重、肌肉、性欲、情绪和精力。我们称之为男性更年期。我的病人喜欢开玩笑说，是"更年期"让男人停了下来的。

> **行动步骤**
> Step by Step
>
> 我喜欢做一个简单的测试：举起手，比一比无名指和食指哪个更长。如果无名指较长，那说明你在子宫里获得的睾酮很多。有人说，无名指的大小还与男人生殖器大小有关。

● **男性睾酮水平低下的常见症状**。症状包括性欲下降、勃起功能障碍、抑郁、乏力和记忆问题。

● **女性睾酮水平低下**。女性如果缺乏睾酮，就会丧失性欲。我治疗过很多处于离婚边缘的妇女。在许多病例中下，我发现她们的睾酮水平低于正常水平，或者丈夫的睾酮水平较低，实际上这才是他们对婚姻不满的根源。很多次我听到有人跟他的另一半说："你跟结婚时候的你根本不是同一个人。"他们的确不是！因为他们的激素水平与其刚结婚的时候根本不在一个档次上。我认为在你提出离婚，准备放弃那段二三十年的美好婚姻生活时，你们俩都应该检查一下激素水平。

- **女性睾酮低下的常见症状**。症状包括缺乏性欲、抑郁、记忆力差。

- **男性睾酮过盛**。激素分泌过于旺盛的家伙往往会无缘无故地勃然大怒。睾酮分泌最旺盛的男性结婚和维系婚姻的可能性也最低。这也许就是为什么很多人往往要等到年纪大一些的时候才会与伴侣永结同心。

- **睾酮过盛的常见症状**。症状包括攻击性强、喜怒无常、痤疮、极端的争强好胜。

- **女性睾酮过盛**。有些女性睾酮分泌过多，这往往与多囊性卵巢综合征有关，就跟我妻子的症状一样。多囊卵巢综合征会导致女性体内产生巨大变化，从而影响体重、皮肤、情绪，甚至整体健康状况。

- **女性睾酮过盛和多囊性卵巢综合征的常见症状**。症状包括过度肥胖、月经不调、痤疮、皮肤油性大、面部和体表毛发过多、富侵略性、胆固醇高、血压高、糖尿病。

- **保持平衡**。要想使这个血液测试取得最佳效果，请确保你的医生从以下两个层面做出诊断：睾酮总体水平和游离睾酮水平。新近研究表明，血糖峰值可以将男性睾酮水平降低多达 25%。因此，如果想让测试结果准确，在血检前几个小时请不要食用像甜甜圈、糖果之类的食品饮料。对于睾酮水平低下的男性，可以选择药膏、凝胶剂和注射剂。对于需要更多这种激素的女性而言，敷用药膏是最常见的治疗方法。睾酮过盛或患有多囊性卵巢综合征的女性差异很大，因而需采取个性化疗法，包括服用避孕药、抗糖尿病药物、促生育药物，以及抗雄性激素的药物。脱氢异雄酮往往有助于提高睾酮水平。

平衡雌激素，控制情绪和体重，强心健骨、增强记忆

雌激素很神奇，它的影响遍及人体内的每个器官系统，包括骨骼、心血管系统、生殖系统和脑。大多数人会认为雌激素只是一种女性激素，殊不知男性同样需要它，只是剂量小一些而已。女性月经初潮时，雌激素水平就开始以固定的周期循环升降。在一个持续 28 天的正常周期，雌激素会有两次达到峰值，然后下降，就像连绵起伏的小山丘（见图 6-5）。

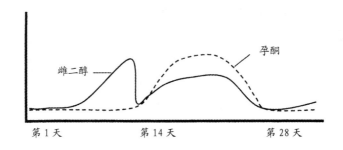

图 6-5　雌激素每月的周期变化

女性到了三四十岁，也就是进入围绝经期的时候，激素系统不再像以前一样高效工作了，变化开始以这种模式取而代之。雌激素起伏不再那么轻缓温柔，而是达到峰值后在周期开始前又急剧下降，这会导致严重的经前期综合征。雌激素从绝对占优势到迅速消退，这种跷跷板似的大起大落可没什么好玩的，这会让女主人感觉自己简直是疯了，一点儿都不夸张。有个研究让人大开眼界，研究人员发现，被送到精神病院的女性中有 40% 承认，恰好是在生理周期开始前的两天被接收的。更年期到来时，雌激素的消退就已经全面开始了，这会影响女性的体重、认知功能和健康状况。

女性体内有三种雌激素：孕酮、雌二醇和雌三醇。在生育年龄，雌二醇是三者中最充裕的。雌二醇犹如青春之源泉，它能保护大脑、心脏和骨骼，抗皮肤衰老，还有助于防止增重。耶鲁大学的研究人员发现，雌激素抑制食欲所凭借的脑部路径与瘦素如出一辙，瘦素是调节食欲的激素之一。科学家们已得出结论，受损的绝经期间雌激素信号系统可能受到扰乱，从而导致女性在更年期增重和肥胖。在围绝经期和绝经期，雌二醇开始减退，其带来的保护作用也随之消失。

- **雌激素消退**。雌激素水平衰减会发生在经期、围绝经期或绝经期，在上述期间内，女性会遇到更多短时记忆的麻烦，并且更有可能出现阵发性的哭泣和抑郁症状。女人或许会发现自己心存疑惑：我把车停在哪儿了？我为什么要走进这个房间？雌激素水平低下又会导致女性对疼痛更敏感。《神经科学杂志》（*Journal of Neuroscience*）上有一项研究曾关注过雌激素对疼痛的影响。研究人员在月经周期的不同时间对女性被试进行了测试。第一次是在她们周期中雌二醇水平最低时，第二次是在对其实施激素治疗并提升雌二醇水平后。让参与实验的女性接受一定量的疼痛，同时要求她们对自己的疼痛感进行等级评定。雌二醇水平最低时，女性被试所报告的疼痛感要比这种激素处于最高水平时强得多。这表明，雌二醇水平较低时，比如绝经期或月经期，女性的疼痛感更为剧烈。

● **雌激素消退的常见症状**。症状包括思维不清、注意力无法集中、抑郁或心情不好。

● **雌激素过盛**。雌激素水平较高，加之孕酮水平较低，会引起月经过多、抽筋以及月经周期变短。有些女性还会因此出现月经淋漓不尽的状况。

● **雌激素过盛的常见症状**。症状包括体重增加、水潴留、专横、攻击行为和抑郁。

● **保持平衡**。做一个简单的血检以确定三种雌激素的水平。雌激素片剂、避孕药、药膏只是用作雌激素的替代物。多运动、限制咖啡因、糖和酒精的摄入量，养成有益脑健康的生活习惯，也有助于减轻症状。鱼油、月见草油和亚麻籽油可有效缓解症状。

> **S**tep by Step 行动步骤 - - - - - - - - - - - - - - - -
>
> 可以考虑服用鱼油、月见草油、亚麻籽油之类的补充剂，减轻雌激素消退导致的症状。

🍎 平衡孕酮，改善情绪、加深睡眠、增强认知功能

向让人"感觉良好"的激素问个好吧！孕酮就像天然的阿普唑仑，它能使人镇静，让人心境平和，还有助于睡眠。不过，阿普唑仑会使人脑变得不清醒，而孕酮却能使思维更敏锐。孕酮有时被称为孕激素，因为它能促使女性受孕。怀孕时，人体内的孕激素水平大涨，让你容光焕发、精力充沛，热情和爱意如滔滔江水连绵不绝。

如同雌激素，孕酮在月经周期的后半部分也会呈现山峦般起伏的趋势，伴随雌激素一起上升、下降。女性一过30岁，体内分泌孕酮的效率会降低。在三十八九和四十多岁时，那些美妙的孕酮起伏山峦就萎缩成一个个小隆起了。

没了美妙的上升曲线，女性开始出现孕酮消退症状。如果雌激素在山头上或处于峰值，而孕酮水平却很低，这会大大加剧雌激素过盛的症状。

- **孕酮水平低下。**如果孕酮不足，那你就失去了大脑的天然安眠药和抗焦虑激素。缺乏这种激素还会导致成瘾。45 岁的温迪曾来到亚蒙诊所，因为丈夫威胁说如果她不把酒戒掉就跟她离婚。她在大概 40 岁时开始严重酗酒，因为她受到焦虑和失眠的困扰。我给她做了测试，她体内孕酮的水平非常低。研究表明，孕酮水平在女性进入绝经期的 8 年前就开始下降。平衡孕酮水平有助于平息焦虑、改善睡眠、戒除成瘾。
- **孕酮水平低下的常见症状。**症状包括失眠、头痛、偏头痛、焦虑、思维模糊、记忆力差、情绪不稳定、难以集中注意力。高雌激素水平还会伴随专横、攻击性强以及水潴留等症状的加重。
- **孕酮过盛。**孕酮水平高的状况很少见，除非正在怀孕或激素替代治疗时使用剂量过高。这通常会让你觉得似乎正处于怀孕的开始几周。
- **孕酮水平过高的常见症状。**症状包括晨吐、极度疲劳、背部疼痛。
- **平衡孕酮。**大多数医生会通过检查唾液、血液或尿液来测试孕酮水平。为获得最佳检测效果，测试通常在月经周期的第 21 天进行。用人工合成和类生物激素进行替代治疗也是可行的。

经前期综合征

经前期综合征的常见症状的确存在。我们曾在女性月经周期的不同时期对她们进行扫描，结果发现那些患有经前期综合征的女性在其月经期中最糟糕的时候，大脑会发生变化。女人会随着其激素的变化而产生情绪波动。

从激素的角度来看，月经的前几天是与雌激素和孕酮的水平跌到谷底的时间相吻合的。脑扫描显示，在月经周期的最后两周，前扣带回开始兴奋起来。人脑的这个部位有助于注意力的转移、灵活性的提升。这是由于缺乏 5- 羟色胺——一种天然抗抑郁剂、一种让你感觉良好的化学物质。我们看到，随着雌激素水平的下降，5- 羟色胺也尾随其后。此外，在月经期中最糟糕的时候，前额叶也往往会变得不活跃，这就是女性此时注意力难以集中、冲动难以控制的原因。

- **经前期综合征的常见症状**。来自激素变化的冲击会导致情感上的困扰，加剧抑郁感，还会影响睡眠。现在你知道，这可能会成为不良饮食习惯的开端，你会因此极不情愿地增重。它还会剥夺肌肤所需的夜间恢复。其他症状包括腹胀、乳房胀痛、烦躁、发怒、焦虑、消极思维、注意力难以集中和冲动。

- **保持平衡**。在月经周期的后半段替换少量的孕酮或许能消除症状。有些药物如百忧解和左洛复，能提高 5- 羟色胺水平，已被证明有助于缓解忧虑、抑郁和焦虑。以我的实践经验，5-羟基色氨酸能减轻经前期综合征的症状。

行动步骤
Step by Step
　　如果你患有经前期综合征，试试服用5-羟基色氨酸以改善情绪，这还会有助于睡眠。

围绝经期

围绝经期会持续 10 ~ 15 年，直至绝经期到来。在此期间，激素波动开始逐渐脱离有规律的周期，你无法知道哪一天激素水平会处于什么位置。大多数女性不会意识到围绝经期，直到雌激素水平下降到某个点，她们会出现潮热和盗汗，这是最常见的症状。但到出现潮热时，你可能早已经历了长达 10 年之久的围绝经期。而且你可能已经被雌激素主导优势造成的影响纠缠很久了。

- **围绝经期的常见症状**。症状包括潮热、盗汗、增重、抑郁、焦虑、易激惹和记忆力差。

- **保持平衡**。最好在 35 岁左右检查一下激素水平，这样你会知道基线水平。而后每隔两三年检查一次。人工合成或类生物的激素替代疗法或许会很有帮助，药膏、药片和阴道栓剂的形式皆可。治疗潮热的最好方法是综合使用雌二醇和雌三醇。自然疗法包括服用补充剂，如 B 族维生素、鱼油、月见草油和亚麻籽油。另外，养成有益大脑健康的生活习惯，多运动、睡眠充足、多喝水、多吃天然健康食品、多冥想。

绝经期

绝经期是女性最后一次来月经，之后她就被称为处于后绝经期了。绝经期也会由手术引起，比如子宫切除术中卵巢被摘除。如果处于后绝经期，你或许仍会遇到那些在围绝经期常见的副作用。这时，雌激素和孕酮通常都会下降到很低的水平，这会使你更易遭到疾病的侵袭，比如心脏病、中风、阿尔茨海默病。

● **绝经期常见症状**。绝经期经常会伴随脑部活性的整体下降，可能会导致抑郁、焦虑、失眠、增重、注意力和记忆力问题。潮热和盗汗的症状可能会继续。

> **S** 行动步骤 ----------------------------
> tep by Step
>
> 从35岁开始，每隔几年去检查一下激素水平。

● **保持平衡**。通常情况下，在女性最后一个月经周期结束 12 个月后，才会确诊绝经期。常用的治疗方法是人工合成或类生物激素替代治疗。服用 B 族维生素、鱼油、月见草油和亚麻籽油进行天然治疗，可减轻症状。要养成有益脑健康的生活习惯，以维系正常认知功能并保持身体的年轻状态，这一点变得比以往更加重要。多锻炼、保证足量的睡眠、合理的营养摄入和冥想都大有裨益。

激素替代疗法

人们对激素替代疗法（HRT）的争议很大。 2002 年，世界卫生组织倡议的一项研究发现，激素替代药物培美安（Prempro）会增加罹患乳腺癌、心脏病、中风和血栓的风险。这项研究发现造成了直接而广泛的影响，致使无数女性把激素替代治疗的药物统统扔到了垃圾箱里。

此研究存在一个问题，就是它只关注了一种药物——培美安，它是由人工合成雌激素（马尿液中提取）、少量孕酮和一种叫作黄体激素的合成雌激素混合而成。这些激素与人体内分泌的激素不同。此外，在这种合成药物中的雌激素比人体自然分泌的雌激素功效更为强大。

如今，在激素替代疗法的问题上，我们又走了回头路，现在有一种趋势，就是用与人体分泌的激素相同的人工激素对女性进行治疗。这些药物被称为类生物激素，有助于提高人体活力，保护认知功能。它们还能保护你免于罹患严重的疾病，包括心血管疾病、中风和阿尔茨海默病。加州大学洛杉矶分校的一项新研究中，研究人员利用脑部扫描来研究激素替代疗法对女性脑部健康的影响。这项研究持续了两年之久，那些没有采取激素替代疗法的女性后扣带回活性有所减弱，而这个区域是阿尔茨海默病患者最先死亡的脑区之一。而那些采取了激素替代疗法的女性，这个脑区的活性并无减弱。

有关疼痛的研究发现，处于绝经期的女性如果不采取激素替代疗法，会承受疼痛的折磨。在医疗实践中我遇见过很多后绝经期的妇女抱怨有慢性背部疼痛、颈部问题，甚至还有纤维肌痛。如果你正在考虑接受激素替代疗法，请务必记住：这是个高度个性化的疗法，一种疗法不可能适合所有人。正如你的大脑是完全独一无二的，你的激素也同样如此。

平衡瘦素和饥饿激素，控制食欲、减轻体重

瘦素和饥饿激素可能握有减肥成功的钥匙。瘦素和饥饿激素都受睡眠调节，协同控制着人的饥饿感和饱足感。饥饿激素水平升高时就发送给大脑以饥饿的信号，然后瘦素水平的提高会告诉大脑你吃饱了。睡眠充足会保持这两种激素的平衡。但当睡眠不足时，它们会失去平衡，从而增加食欲，增强人对碳水化合物、饼干和糖果的渴望。请参见第 9 章的"睡眠解决方案"，在那里你会看到有关这两种激素如何影响体重的最新研究成果。

瘦素水平低意味着体内没有足量的瘦素，你就永远不会感觉到自己已经吃饱了。超重的人瘦素水平很高，因为他们的大脑已经对此有了耐受性。体内脂肪越少越好。

- **饥饿激素水平高。**研究表明，这种激素水平高会使人体产生饥饿的幻觉，让你一头扎进甜甜圈堆里和糖果盘中，而对水果盘置之不理。饥饿激素水平长期居高不下，你增重的可能性就会很大。

- **瘦素水平低和饥饿激素水平高的常见症状。** 症状包括超重、过度肥胖、饮食过量且对简单碳水化合物渴望强烈。

行动步骤
Step by Step

平衡瘦素和饥饿激素的最好办法之一是每晚至少睡7个小时。

- **保持平衡。** 目前平衡这两种激素的手段主要是行为疗法。保证良好的睡眠，少食多餐，这样不但不会饿，还能维持健康的血糖水平。减少压力饮食并注意给自己减压。由于瘦素和饥饿激素是在睡眠中受到调节的，所以增进睡眠的补充剂，如 L- 色氨酸、5- 羟基色氨酸、缬草根、卡瓦根、镁和褪黑素都有助于保持两者的平衡。

平衡胰岛素，挑战肥胖、改善健康

胰岛素由胰腺分泌，主要是对血糖升高做出反应。胰岛素的功能是从血液中提取营养物质后储存于人体细胞中。由于胰岛素是一种存储激素，因而它也能够阻止调用和利用脂肪作为能量来源。食用过多诸如糖果、糕点或白面包之类的简单碳水化合物，会导致血糖水平骤升，从而引发人体分泌大量胰岛素以将血液中的葡萄糖移除。一旦胰岛素把葡萄糖从血液中移走，血糖水平会短时间内下降，致使人体对更多的糖充满渴望。这是一个恶性循环，会导致过度肥胖、胰岛素耐受性，并最终导致患上 II 型糖尿病。

- **胰岛素失衡。** 这种激素失衡会导致体重增加、延缓疗愈、阿尔茨海默病、中风、心脏病以及许多其他问题。
- **胰岛素失衡的常见症状。** 症状包括全身过度肥胖、腹部肥胖、糖尿病、高血压和代谢综合征。
- **保持平衡。** 从针对葡萄糖最为常见的血检中即可知道你的身体在那一天代谢葡萄糖的情况。更全面的检查会测量你的汞 A1C 水平，这个指标能显示出你在两三个月内是如何代谢葡萄糖的。减重、运动并服用诸如胰岛素和格华止（一种抗糖尿病药）之类的药物有助于平衡血糖水平。人们还发现 α- 硫辛酸、肉桂和人参也有助于平衡血糖。减少食用甜食和简单碳水化合物，有助于维持胰岛素水平的平衡。

平衡生长激素，延缓衰老

垂体腺犹如豌豆大小，位于大脑底部，分泌人体的生长激素。正如其名，一个人从童年直至成年，生长激素始终在为生长供应燃料。它还能帮助身体组织和器官自我修复，优化功能。尽管如此，在我们步入中年时，脑垂体会减缓生长激素的分泌，这又被称为 IGF-1（类胰岛素 1 号增长因子）。生长激素的减少会损害人体的自我修复能力，从而引发细胞死亡和衰老。

1990 年的一期《新英格兰医学杂志》（*New England Journal Of Medicine*）上发表过一项突破性研究，引起了人们对于把生长激素用于潜在抗衰老治疗的兴趣。在这项研究中，工作人员对 12 位 60 岁以上的男性进行

S 行动步骤 ------------------------
tep by Step

> 如果你过度肥胖或出现了与年龄有关的问题，可以先尝试去改变下生活方式和饮食习惯，然后再考虑检查一下IGF-1水平。

了为期 6 个月的追踪。在此期间，一组被试接受生长激素治疗，而另一组没有。接受生长激素治疗的男性身体脂肪减少了 14.4%，去脂肪体重增长了 8.8%。这项研究虽然小，却有里程碑式的意义，它引发了大量新研究，以确定生长激素低到何种水平时会推进衰老，以及提升生长激素水平能否延缓衰老。

- **生长激素水平低下**。相关研究成果表明，IGF-1 水平低下可能导致以下结果：
  - 延缓认知处理速度（相当于 10~20 年的衰老），从而导致记忆力、智商的下降和注意力持续时间的缩短，还会引起焦虑和抑郁之类的情绪问题；
  - 降低通向大脑的血流量；
  - 过度肥胖；
  - 减小肌肉体积，降低骨骼密度；
  - 诱发心血管疾病、高血压和糖尿病。

- **生长激素活性不足的常见征兆和症状**。症状包括骨质疏松、肌肉退化、记忆问题、过度肥胖、焦虑、抑郁、心血管疾病、高血压和糖尿病，这些都是 IGF-1 水平低的潜在征兆。

- **保持平衡**。我们通常会通过血检来评价生长激素的水平。生长激素替代疗

法可以通过注射实现，但花费可达数千美元，这使得许多人望而却步。这种疗法极具争议性，并且有些人对生长激素替代疗法和癌症之间可能存在的联系表示担忧。然而，根据布雷弗曼博士的综述，并没有研究表明生长激素替代疗法会增加罹患癌症的风险。

需要注意的是，生长激素注射并不是增加体内生长激素的唯一途径。可以用自然的方法来刺激生长激素的分泌，包括获得充足的睡眠、做剧烈的体育运动、每餐都摄取蛋白质，同时还要减少糖和高血糖碳水化合物的摄入量。

研究表明，提升 IGF-1 水平有助于扭转这些状况。人们还发现生长激素可以预防某些形式的癌症和 β 淀粉样蛋白的产生，β 淀粉样蛋白是在人脑中发现的一种异常蛋白质，被认为是罹患阿尔茨海默病的主要标志之一。

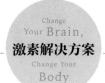

激素解决方案

激素劫匪	激素平衡器
甲状腺素水平低下	甲状腺素替换，如服用碘、硒之类的补充剂
肾上腺疲劳	充足的睡眠（至少 7 小时），杜绝咖啡因和酒精，服用维生素 B、5- 羟基色氨酸、磷脂、脱氢异雄酮或 7- 酮基 - 脱氢异雄酮
睾酮水平低下	睾酮替代物、脱氢异雄酮
女性睾酮过盛（PCOS）	格华止或其他药物
雌二醇水平低下	雌激素替代物、鱼油、月见草油、亚麻籽油
孕酮水平低下	孕酮替代物
经前期综合征	5- 羟基色氨酸，提升 5- 羟色胺的药物、运动、加强营养、冥想、充足的睡眠
围绝经期	激素替代物、B 族维生素、鱼油、月见草油、亚麻籽油、运动、冥想、加强营养、充足的睡眠
绝经期	激素替代物、B 族维生素、鱼油、月见草油、亚麻籽油、运动、冥想、加强营养、充足的睡眠
瘦素水平低 / 饥饿激素高	充足的睡眠、少食多餐、5- 羟基色氨酸、L- 色氨酸、缬草根、卡瓦根、冥想
胰岛素失衡	减重、运动、α- 硫辛酸、肉桂、人参、减少简单碳水化合物的摄入量、药物治疗

善用脑子，强健心脏
可以改善心脏状况的大脑 - 心脏解决方案

> 66 有益于心脏者有益于大脑，有益于大脑者亦有益于心脏。 99

脑 - 心系统

我的胸部曾有过三次撕裂般的疼痛，那种胸痛就像一位橄榄球队前锋坐在我肋骨上。第一次发生在 26 岁，在我的外祖父心脏病发作后不久。我的外祖父曾是个糖果匠，在洛杉矶经营糖果店多年。糖果以及由于摄入过量糖分引起的炎症，很有可能是诱发他心脏疾病的原因。我的名字和他的一样，他是我从小到大最要好的朋友。

外祖父心脏病发作后，生平第一次变得如此抑郁沮丧。周围喜爱他的人对这个变化感到很吃惊。他晚上入睡困难，极易哭泣，体重也大减。之后在 1980 年开始服用抗抑郁药，但对他并没有多少帮助，不久他就去世了。在他的葬礼上，我感到剧烈的胸痛。外祖父的溘然长逝使我不知所措，有生以来我第一次啜泣了。后来我才知道，那些在心脏病发作后又发生抑郁的人，比未发生过抑郁的人在未来两年半内死亡的概率大 3 倍。如果那时候我就知道这一点，我会更积极地催促他们治疗外祖父的抑郁症。

第二次胸部疼痛发生在 45 岁，凌晨三点钟的时候。我醒来时双手抱着胸部、惊慌失措、无法呼吸。那天晚上睡觉前，我正在读奥尼希（Dean Ornish）的《爱与生存》（*Love and Survival*）。书中他写到一项研究，研究人员对一万人问了同一个问题："你妻子向你表示过爱吗？"那些回答"没有"的男人，生病的次数明显要多，并且事实上也更易早逝。当时，我已结婚 20 年之久，婚姻生活充斥着压力和长期的不快。对于这个问题，我的回答无疑是"没有"。胸部疼痛是潜意识的回应，告诉我，爱的匮乏会要了我的命。

第三次胸痛时我 51 岁，那时我失去了一位挚友，进入了另一段悲伤的时期。我再也无法跟朋友交心，心会隐隐作痛。我无法入睡，思维奔逸，胸口那种撕裂般的疼痛再次出现了。还记得，我的祖父去世时，奶奶会经常捂住胸口伤心地哭泣。悲伤会有生理上的反应，往往通过胸痛显现出来。自己经历过胸痛之后，我曾研究过悲伤对人体的影响。

科学研究报告显示，悲痛会触发激素活动风暴。肾上腺素和皮质醇之类的压力化学物质会注入血液中。它们会引起心脏不规则跳动，导致胸部有种快速而无规则的跳动感，它们会引起向心脏供血的血管痉挛，这也会引起疼痛。如果心脏已患有动脉粥样硬化（很庆幸我没有患上这种病症），那么它会通过收缩血管为心脏病发作创设条件，使动脉粥样硬化斑破裂，从而形成血栓或触发极其危险的心率异常。

上一次胸痛时，我感觉糟透了，于是决定给处于悲伤中的自己做一次脑扫描。近几年我已经做过 10 例类似的扫描，所以我对自己的大脑模式早已心中有数。这次研究中，我发现自己情绪化的大脑过于活跃，前扣带回尤其如此，因为我执着于对失去挚友的念想中。我的岛叶皮质（insular cortex）也是如此，大脑这个区域经常将压力信号发送到身体其他部位，尤其是心脏。我得让大脑冷静下来，以抚慰我的心脏。大脑的压力显然会作用于每个人体器官，对心脏的作用尤甚。心和脑完全是相互交织在一起的。

脑与心的联系在我们的语言中从来都不乏优美的描述。

> "我的心碎了。"
>
> "你让我的心跳加快。"
>
> "他是个偷心人。"
>
> "他是个负心汉。"
>
> "我太紧张了，心都跳出来了。"
>
> "他非常用心。"
>
> "我没有心脏病，但我能让别人得。"

本章将着眼于脑心之间的联系，以及如何通过优化脑心联系来提升心脏的整体健康水平。提升脑部健康有利于改善心脏健康状况，改善心脏健康状况同样也会提升脑部健康。让我们先考察一下人体中的脑 - 心系统：自主神经系统和心率变异性，而后我们会看到许多影响脑心联系的有利因素和不利因素。

自主神经系统

连接大脑和心脏的神经是自主神经系统（ANS）的一部分，它也连接大脑和其他器官，如胃、肠、肾脏和皮肤。除非受过训练，这个系统是以非自主的反射方式发挥作用的。人体内那些无须意识控制的活动通常由它来引导。可以把自主神经系统想象成一个允许事情自动或无须意识参与的系统。例如，如果你吃了菠菜、蓝莓和核桃沙拉，不需要为你消化下达指令，自主神经系统就开始工作了，而你不必说，"好，胃和肠，你们开始工作吧，从这些健脑食品中汲取营养"。在你看恐怖电影时，你也无须告诉心脏要伴随着兴奋而加快跳动，只是由于自主神经系统在起作用罢了。

自主神经系统有两个分支组成——交感神经和副交感神经，它们共同调节人体的反应。可以把这两个分支视为相对立的两股势

行动步骤
Step by Step

尝试催眠、冥想、深度放松疗法、意象治疗和生物反馈训练，平静自主神经系统，改善心脏健康。

力。交感神经会向心脏发出信号，以加快心率、增强肌肉细胞的收缩力；而副交感神经则会发出信号，使心率放慢、身心放松。在面临压力或身处"战斗或逃跑"的紧急情况下，交感神经会被激活。而副交感神经会放缓心率，让我们"休息"和"消化"。

交感神经受到过度刺激会造成严重的心血管问题，包括心绞痛、高血压、心律失常，甚至心肌梗死。通过训练，我们可以学着去平静过度活跃的交感神经系统，改善心脏健康。《克里夫兰临床医学杂志》（*Cleveland Clinic Medical Journal*）在 2008 年刊载的一则报告中，有人曾对 100 名接受过冠状动脉搭桥术的患者进行过研究。其中 50 人在手术后立刻进入催眠状态，另外 50 人像往常一样未接受催眠。催眠组的并发症（包括心律失常）显著少于控制组。催眠是一种训练方式，可能是通过平衡自主神经系统而对心脏健康产生了积极有益的影响。冥想、深度放松疗法、意象治疗以及生物反馈技术也是很有助益的工具。

心率变异性

优化脑心联系还需要理解的另一个重要现象是心率变异性（HRV）。心率变异性是心脏律动时两次跳动间的变化。多数人认为，健康的心脏节律会非常规则。其实不然。一般来说，即使身体健康的状况下，心率也并非很有规律，而是有轻微的浮动。研究发现，较高的心率变异性与心脏健康相关，而较低的心率变异性则与疾病相关。

心率变异性问题在妈妈分娩时表现得最为明显。产科医生通常会用头皮监测仪观测婴儿的心率变异性。健康宝宝的心率变化显著。如果宝宝的心率变得过于平稳，一般会认为这个宝宝有些问题。较低的心率变异性是痛苦的征兆。人出生以后同样如此，较低的心率变异性意味着我们的心和脑在承受压力，遭遇了麻烦。人们发现心率变异性可以预测心肌梗死后存活的可能性。有超过 6 项

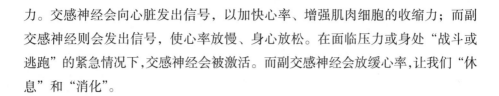

Step by Step **行动步骤**

敌意、愤怒、抑郁、孤独、沮丧、睡眠减少、肥胖、糖尿病、空气污染和长期压力都会降低心率变异性。而科学证据表明，情绪积极、感恩、欣赏、宽容、遛遛小狗、听听舒缓的音乐、闻一闻薰衣草、减肥、运动、多吃水果和蔬菜，这些都会提高心率变异性和整体健康水平。大脑的决定能改善心脏的状况！

精心设计的研究表明，心率变异性降低预示着曾有过一次心肌梗死的病人会猝死。心率变异性降低似乎已成为致命心律失常的记号。还有几项研究也表明，即便对于未曾患有心脏病的人群，较低的心率变异性或许也可以预测其死亡的风险。

有几项研究表明，消极情绪（如焦虑和敌意）与心率变异性降低有关。有个研究小组曾报告，在 581 名男性中，心率变异性降低与焦虑存在相关关系，而在另一组观察到"高度焦虑"的个体，心率变异性较低。至少有三个精心设计的研究表明高水平的焦虑和心脏病存在联系。

心率变异性的一个关键因素是宽容心。如果放不下遭受的伤害和怒气，那么心率变异性会降低，心脏出问题的概率就会增大。学着去放空自己，原谅那些伤害过你的人，不失为一种扩展你心率空间的方式。

威尔是我最好的朋友，他是在战区长大的年轻人。威尔的母亲从来都没摆脱过伤痛，因为他父亲的脾气相当暴烈，醉酒后更是变本加厉，对家庭的每个人都造成了极深的负面影响。威尔经常感到恐慌和头痛，而且常常旷课。父亲把母亲打得伤痕累累，威尔真是恨透了他，每当看到警察站在家门口，威尔又会感到无比恐惧。几十年来，威尔与恋人的关系也饱受挫折，因为他很难相信任何人。

多年以后，威尔的爸爸做了心脏手术。术后，他爸爸患了精神病，会看到小绿人对自己说话。于是威尔找我帮忙。作为评估状况的一个环节，我对威尔爸爸的大脑进行了扫描（见图 7-1）。他的扫描结果显示，其大脑左颞叶大面积受损，这种状况往往与暴力相一致。我问威尔的爸爸，他是否有过脑损伤，他说："天啊，丹尼，有过。20 岁时，我驾驶着一辆旧牛奶车。那辆车的侧后视镜没了，所以我不得不把头伸出窗外去看身后的路况。有一天，在我伸出头时，撞到了一根木质电线杆上，撞得我不省人事。那次受伤之后，我的记忆力和脾气上的问题就多了起来。"

看到扫描结果和对脑损伤的讲解，威尔和他的家人都开始对威尔爸爸另眼相看。经过治疗，威尔的爸爸好多了。多年来，威尔的爸爸被称作坏人，但在你通过脑成像这枚透镜去看他的行为时，一种全新的理解、帮助和宽容之感涌向你。在能够原谅爸爸之后，威尔的心和生命也敞开了大门，而不是一根筋地想着他是多么恨爸爸。

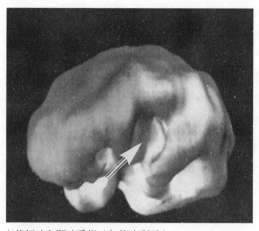

左前额叶和颞叶受损（如箭头所示）

图 7-1　威尔爸爸的大脑

脑 - 心联系的劫匪

　　血流量减少。我经常说，有益于心者亦有利于脑，凡对心脏有害的东西亦有害于大脑，血流量对于人体器官和人的生存都至关重要。凡是降低通向心脏、脑部或者身体血流量的因素也会导致健康官能减弱。吸烟、过量摄入咖啡因、应激过度、服用某些药物或滥用毒品、缺乏运动都会对脑 - 心健康造成潜在的损害。

　　压力过大。持续分泌应激激素会杀死脑部记忆中心的细胞，还会降低心率变异性，损害心脏健康。研究发现，一周内较高的焦虑和压力自评等级与较低水平的心率变异性相关。进行压力管理对于脑部和心脏的健康都至关重要。压力激素或许也能收缩变窄的血管。杜克大学做过一个极具启示性的研究，研究人员要求 58 名患有冠状动脉疾病的男性和女性两天内随身带着便携式监视器。

要求他们将自己的所做所感记录下来。感到紧张、受挫和其他消极情绪时心脏监视器的记录往往显示心脏动脉血流量减少。此类血流量的减少会导致心肌梗死。

抑郁。许多研究都报告说，抑郁加重会增大心肌梗死和猝死的风险。及时有效地治疗抑郁症对于心脏健康至关重要。与抑郁症相关的消极思维模式也会降低心率变异性。

悲伤。如前所述，悲伤会向心脏发送压力信号，导致血管痉挛和心率失常。寻求有效的方法化解悲伤或许能挽救你的生命。委内瑞拉的一项研究检视了 102 例猝死案例，

行动步骤
Step by Step

戒除有损脑部的坏习惯，多运动、服用鱼油非常有助于提升通向心脏和脑部的血流量。

死者年龄在 37 ~ 79 岁，其中有 13 例猝死发生在父母的逝世周年纪念日。其中有 10 名猝死者为男性，他们通常会将感受内化于心，13 名猝死者中有 4 例与其父母的死亡年龄相同。学习通过谈心、哭泣、处理自己的感受以及纠正不良的思维习惯等方法来应对哀伤，这样做能挽救你的生命。

焦虑障碍。惊恐发作、恐惧症、害怕、强迫观念和强迫性冲动都会增加心脏的压力，加大心脏出问题的概率。二尖瓣脱垂综合征会导致心脏二尖瓣工作效率低下，这种症状一直被认为与焦虑有关。

未经治疗的注意力缺陷障碍。以下这些症状通常与注意力缺陷障碍相关：总是迟到、完不成任务、总是把事情拖到最后；易分心、注意力不集中、混乱；人际关系有问题；爱找茬，等等。凡是学业、工作或人际关系上出了问题，与总是紧张不安、心烦意乱的人生活在一起，会给你的大脑和心脏带来压力。研究发现，注意力缺陷障碍患者所使用的非精神科医疗服务要比一般人多 3 倍。

持续兴奋。在这个娱乐至死的世界里，过度玩电子游戏、看恐怖电影、发短信、发电子邮件、电脑前久坐，都是家常便饭，但这些都在损害着我们大脑和心脏的健康。人体需要时间去休息和反思。最好能减少这些高刺激性的活动。

人际关系问题。如果与生活中一些重要的人关系不和，很容易使人抑郁、

焦虑，并让心脏出现问题。有可靠的科学证据表明，努力改善人际关系有助于治疗抑郁、舒缓心脏。拿我自己来说，与第一任妻子结婚后，我曾8次向治疗师求助，胸部疼痛告诉我，是时候要彼此分开了。找到恰当的伴侣后，我的心比以往健康了许多。

痴呆。许多形式的心脏病，如高血压、心肌梗死、心律失常，这些都会增加罹患阿尔茨海默病和其他形式痴呆的风险。照料好心脏，就是在关怀大脑过程中迈出了非常积极的一步。

> **S**tep by Step **行动步骤**
>
> 有效治疗注意力缺陷障碍无疑对大脑有益，同时也有助于心脏的健康。

炎症。由任何原因引起的慢性炎症都会减少通向心脏和大脑的血流量。许多科学家现在都认为，这是导致心血管疾病和阿尔茨海默病的主要原因之一。同型半胱氨酸和C-反应蛋白检测是在实验室中对炎症进行测量的方法。采取措施减轻炎症，比如合理饮食、服用鱼油，这对于人体每个系统的健康都是至关重要的。

血糖异常。糖尿病和血糖异常很致命，因为它们最终会导致毛细血管变脆破裂，造成中风、阿尔茨海默病和心脏病。保证运动和有益于脑-心健康的饮食对脑心联系来说至关重要。

几十年来，医生早已知道，食用太多像白面包、玉米片之类的高碳水化合物食品不利于心脏健康。特拉维夫大学的迈克尔·沙切特博士与他的同事用可视的形式，精确再现出在食用了对健康心脏有害的食物后人体

> **S**tep by Step **行动步骤**
>
> 为防止血液中血糖水平急剧上升，要坚持食用燕麦片、水果、蔬菜、豆类和坚果，这些食物的血糖指数较低，对脑也大有裨益。

内部发生的事情。他发现，血糖指数较高的食物会使肱动脉膨胀长达几个小时。人体内任何地方动脉的弹性状况都可作为心脏健康的衡量指标。但随着时间的推移，状况会逐渐恶化，动脉壁的突然扩张会对健康造成负面影响，其中包括弹性降低，这会导致心脏病或猝死。少吃冰激凌和裹糖麦片。

沙切特博士说："医生都知道，高血糖食物会迅速提高血糖水平。无节制地食用这些食物的人，其因心脏病发作而猝死的概率较大。我们的研究将这些点连接了起来，展示了饮食和动脉中的实时状况之间的联系。"

过度肥胖。正如我们在第 2 章中看到的，多余的脂肪与炎症、更多的贮存毒素、高血压和阿尔茨海默病相关。人们还发现，过度肥胖者的心率变异性也较低。花点心思减少身体上的脂肪，对脑和心脏都有好处。

饮酒过量。有文献称，少量到中等剂量的饮酒对心脏有益，有些研究甚至表示这对人脑也有好处。少量葡萄酒会改善心率变异性，而啤酒或烈性酒却不然。当然，喝一点酒没事，酒喝多了就会出问题。每日饮酒与较小的脑体积相关，这意味着你会有较差的决策力以及压力和心脏疼痛问题。哈佛大学公共卫生学院做过一项很有趣的研究，其研究主题是可预防的死因，饮酒每年会造成 9 万人死亡，死因可能是交通事故或其他伤害、暴力、慢性肝病、癌症、酒精使用障碍、中风、心律不齐以及高血压疾病。另一方面，据报道，由于酒精会对心脏健康产生积极影响，每年又可以避免 2.6 万例死亡。总的来说，少量饮酒似乎更好一些。

激素失衡。男性睾酮水平低、女性雌激素水平低都与较低的心率变异性和心脏病密切相关。参看一下第 6 章的"激素解决方案"，以确保你的激素水平恰好能保持在平衡状态。

脑 - 心联系的助推器

爱和积极的情感。长期的愤怒和消极情绪会对脑和心脏带来有害的影响，而积极情绪却能提高心率变异性，提升脑和心脏的整体健康水平。多多关注生活中和你身边那些你所钟爱的事物，你的心会更健康、更快乐。这么多年来，我遇见过很多病人，他们告诉我，自己是悲观主义者，所以永远也不会感到失望。在我了解了脑和心脏之间的联系后，我对这种说法的反应是，他们或许真的可能永远不会感到失望，但他们也可能更早离开人世。

笑。笑是积极情绪的另一种形式，它会影响脑部、心脏和血管的功能。马里兰大学的研究人员曾做过一个独特的研究，从中发现在观看如《我为玛丽狂》之类的滑稽电影时，20人中会有19人通向心脏的血流量增加。相反，如果看的是给人以压力感的电影，如《拯救大兵瑞恩》的开场片段，20人中有14人的血流量下降。具体来说，在体验过压力后，血流量会下降约35%；而在笑过之后，血流量则会提升22%，这相当于15～30分钟身体锻炼后的效果。

血管扩张能力，也就是平时所称的"血管舒张"，它是心脏健康的标志。血流量减少会限制人体对身体或精神压力的反应能力，从而加大了心肌梗死和中风的风险。以往的研究已经发现，人体在受压状况下会释放诸如肾上腺素和皮质醇之类的压力激素，它们可能会抑制免疫系统和收缩血管，使人体受到危害。另一方面，笑能使身体释放一种叫作内啡肽的化学物质，它可以抵消压力激素的影响，并会引发血管扩张。与以上作用方式相似，笑也可以增强免疫系统、减轻炎症，而人们认为炎症会增加出现各种健康问题的风险。

冥想和瑜伽。人在吸气时心跳会加快，呼气时心跳则会放慢。大多数冥想和瑜伽都会教我们慢慢呼气，这样可以减缓心率，使整个身体平静下来。这对于平息焦虑、提高心率变异性来说，真是个绝妙的方法。有规律地定期冥想有助于提高脑和心脏的健康水平。有非常可靠的科学证据表明，冥想和瑜伽都有助于降低血压。

我曾经有个病人。他告诉我，他很担心自己的记忆出了问题，这让他非常焦虑。他现在是一位专业的演说家，演讲时曾有那么几次，脑海里突然一片空白。他注意到自己的焦虑感在日益升级。我跟他说，在谈话前，应该做10次深呼吸，把注意力集中在呼气上，每次呼吸都要放得很缓慢。而且，一旦在谈话时头脑一片空白，只需停顿一小会儿，慢慢呼气。焦虑会导致心脏加快跳动，使思维一片空白。后来他告诉我，这个简单的方法对他非常有帮助。

暖手。有一项引人注目的生物反馈技术，可以提高心率变异性、加深放松的程度，那就是学习如何运用脑去温暖双手。在脑海想

Step by Step **行动步骤**

控制住呼吸往往是控制心脏和思维的第一步。

象出温暖的意象，比如把手放在温暖的壁炉旁、手里端着一杯热气腾腾的绿茶、触摸着伴侣那温润的皮肤或坐在盛满热水的浴盆中，把注意力连同这种意象转移到双手上。用这种方法，很多人都能提高双手的温度，并诱导整个脑和身体进入放松状态。

无论何时，只要遇到了压力，双手就会变冷，因为手部和脚部的血液都被抽调到了肩膀和臀部的大块肌肉中，以做好战斗或逃跑的准备。可以学着用温暖双手的办法来抵消应激反应、增强副交感神经的活性、加深放松程度。有很多研究报告都提到，手部温暖的人血压也较低。韩国的一项研究中，暖手被用来治疗高血压的病人。在接受此方法治疗的人群中，研究人员观察到患者血压显著下降，收缩压下降了 20.6 毫米汞柱（mmHg），舒张压下降了 14.4 毫米汞柱。

66 温暖的双手等于一颗温暖的心。**99**

拿出点时间感受一下自己的双手。感受一下你手中的能量和温度。前文也有提到，如果你刻意去学着如何用脑温暖自己的双手，即引导思维去想象温暖的画面，比如把双手放在炉火前……那你的身体会进入放松状态。

有科学证据表明，运用这种技术有助于降低血压、缓解焦虑。还有新近的证据表明，如果你的伴侣握住了温暖的东西，比如你温暖的双手，他会因此更加信任你、感到与你更亲近、更乐意为你付出。而冰冷的双手产生的效果则恰恰相反。

劳伦斯·威廉姆斯博士（Lawrence Williams）是科罗拉多大学的助理教授，他和耶鲁大学的心理学教授约翰·巴奇博士（John A. Bargh）针对大学生进行了两项研究，以此来评估手的温度如何影响情绪。

第一项研究的参与者是 41 名大学生，平均年龄 18.5 岁。测试地点设在一幢大楼里，测试人员在大堂里会见每一位参与者。电梯上升的过程中，测试人员在夹纸板上记录时不经意请参与者帮忙端一下咖啡。参与者并不知道咖啡就是测试的一部分。一半参与者端的是温咖啡，另一半则端冰咖啡。

一进入考场，参加者即被要求去看一段对某个陌生人的描述，描述用的是聪明、熟练、灵巧、务实、谨慎这样的词语。然后以问卷的方式要求参与者评估那个陌生人的个性。与端冰咖啡的参加者相比，那些端温咖啡的参加者更倾向于把这个假想的人评估为热心肠的人。

"在我们问一个人是热情还是冷淡时，他们的体温都为 37 摄氏度，"论文的共同作者巴夫说，"这些词汇内隐地触及了温暖和寒冷的原始经验。"

第二个测试中，要求 53 位参与者握住一只热的或冷的治疗垫。参与者会认为他们是来评价该产品的。之后提供给他们两种奖励，一种是给自己的，另一种则是送给朋友的。那些握过热治疗垫的人更倾向于将奖励送给朋友。

"看来，身体温度不仅会影响我们如何看待别人，也会影响我们自己的行为，"巴夫说，"身体感到温暖会让我们认为其他人是热心肠，也会导致自己变得更加热心、更慷慨、更加充满信任。比如说在董事会会议上，有意愿去伸手与他人握手等，这些体验都非常重要，尽管我们不见得总能觉察到这些体验。"

这些研究很有趣，因为我们知道，当我们的双手冰冷时，我们更有可能变得焦虑、恐惧，而这些特质都会减弱与他人的亲密感和亲近感。

催眠。正如本章前文所述，催眠是个非常强大的工具，它可以用来加强心脏健康和脑部深度放松，在快节奏的现代社会更是如此。

调节情绪的能力。控制住自己的想法和感受是改善心境和情绪的关键技能。有份来自巴西的研究报告指出，这种技能对于调节心率变异性和心脏健康必不可少。如果放任自己的想法天马行空，你可能会引发恐慌，同时伴随心跳加快、胸部疼痛和血压急剧上升。要学习如何管理它们，请参见第 12 章的"蚂蚁"解决方案中所讲述的方法，这对你的大脑和心脏都很有助益。

体育锻炼。体育锻炼对通向脑部的血流有积极的作用，并且还有助于强健心脏。

鱼油。人们已经发现，服用鱼油对心脏和大脑都有好处。许多研究报告指出，服用鱼油、提升 Ω-3 脂肪酸有助于提高心率变异性。有可靠的科学证据表明，Ω-3 脂肪酸可减少血液中的高胆固醇和甘油三酯，减少因心肌梗死猝死的风险，还能降低血压。

适当的激素水平。 平衡激素水平对于保持大脑和心脏的健康非常有必要。

脑 - 心解决方案的关键是，要明白照顾好大脑有助于关爱心脏，而悉心照料好心脏对养护大脑来说同样重要。

Change
Your Brain,

大脑-心脏解决方案

Change Your
Body

心脏劫掠者	心脏助推器
敌意、怒气	积极的情感、爱、感恩、欣赏
悲伤	调节心境与情绪的能力
人际关系问题、孤独	联结与亲密关系
挫折	宽容
长期应激、对兴奋的需求	冥想/瑜伽
抑郁	温暖双手
焦虑	催眠
注意力缺陷障碍	拥抱小狗
睡眠剥夺	健康的睡眠
过度肥胖	减肥
糖尿病	舒缓的音乐
空气污染	闻闻薰衣草
各种原因导致的血流量下降	运动
饮食不合理	多吃水果和蔬菜
痴呆	鱼油
炎症	笑
饮酒过量	控制饮酒
激素水平失衡	保持激素水平平衡

瞄准目标，集中精力

成为专注、超能职场人的注意力与精力解决方案

> 一个缺乏精力的人是什么？什么都不是，彻头彻尾
> 什么都不是。
>
> ——马克·吐温

德韦恩 45 岁了，是我最亲密的朋友之一，曾到我们的诊所做过扫描。他精力衰退，心理年龄也比较老，而他不喜欢这样。他的注意力无法集中，已经开始混淆人名，越来越健忘，一整天下来精神会疲惫不堪，在午后和傍晚尤其如此。他干两份工作，其中的一份是在晚上做心理治疗师。妻子对他感到越来越沮丧，因为他没时间陪妻子，也没多余的感情给予她关怀。我给德韦恩做完脑扫描之后，结果发现他脑部的整体活性都在下降（见图 8-1）。

德韦恩有一堆不良用脑习惯。他睡觉很少超过 5 个小时，每天喝 8 ~ 10 杯咖啡，从不运动，而且几乎从来都是急匆匆地吃快餐填饱肚子。德韦恩曾介绍过很多病人到我这里来扫描，所以他看到自己脑部的状况后，知道有些事情必须得改变一下了。"但停了咖啡可万万不行，"他说，"那样的话晚上我就没法儿工作了。那会让我一塌糊涂。"

"那只是你扭曲的想法，作为喝咖啡的理由罢了。"我说。鉴于我们之间关系的特殊性，并且德韦恩作为一个心理医生也能够理解我的工作，所以我可以

跟他有一说一。"正因为你不想承受戒断之苦,所以你把它人为合理化了,这样就更容易继续毒害自己。这样做可不太聪明哦。"

"不是这样,说真的,离了咖啡因,我的生活会一团糟。"他回答道。

"真的吗?"我问他,"你能完全肯定这是真的吗?"

德韦恩想了一会儿,然后说:"我想我是真的不知道,但有些事情必须得改变。"

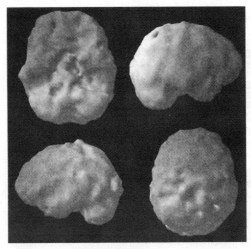

坑坑洼洼、遭到毒害的表现

图 8-1　德韦恩受咖啡因影响的大脑扫描图

德韦恩意识到,自己的想法只能让他失败,他同意削减咖啡因用量,调整作息时间,坚持有利脑健康的饮食。一个月后,我接到了德韦恩兴冲冲打来的电话。他告诉我他已经完全戒断了咖啡因,而且睡眠和饮食状况都有了很大改善。"我觉得年轻了 10 岁,"他说,"你是对的,谢谢你。"我非常喜欢德韦恩的事例,因为它彰显出这样一个事实,那些自欺欺人的小谎言会摧毁我们的大脑和身体的健康。你可以通过关注脑健康,提升精力,改善注意力。

我的另一位朋友泰德,一天夜里打来电话,向我抱怨他总感觉到悲伤,不知所措,注意力不集中,疲惫。我认识泰德有 15 年了,这可不是我平日见到的他。他刚刚做过体检,医生并未发现有什么状况可以解释他为何感觉如此糟糕。

我问他，医生有没有安排检查睾酮水平，他说没有。我告诉他让医生测一下睾酮总量和游离量的水平。结果他的这两项指标都很低（见图 8-2）。睾酮替代疗法使我朋友的健康状况和整体精力水平发生了显著的积极变化。正如你在第 7 章中看到的，无论对于男性还是女性，睾酮水平过低都易导致精力不足、注意力不集中、抑郁、性欲低下和记忆问题。

　　精力和注意力都有赖于脑的健康状况。为保证能够持之以恒地朝着自己设定的目标努力，使身体状况达到最佳状态，优化大脑至关重要，这样能让你注意力集中、精力充沛。日常生活中的"不良用脑习惯"会挫伤我们集中注意力、提升精力的能力，从而阻碍我们达成改善身体状况的目标。从床上爬起来，离开沙发，去锻炼，使身体活跃起来，这些都需要精力。应对日常的压力也需要精力。我们还需要精力来煮营养餐而不是去选择快餐，因为我们时常会觉得自己太累了而不想去做饭。一旦我们到了健身房，我们需要激光般精确地聚焦，来计划接下来要干什么。在超市购物时，我们要集中注意力计划好早餐、午餐和晚餐分别要做什么。我们的目标是，每天保持清醒，清楚地知道要使身体达到理想状态自己要做些什么，并且有充足的精力将计划付诸行动。

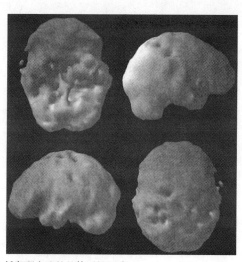

低睾酮大脑的整体活性下降

图 8-2　泰德的脑扫描图

本章中，我们将关注注意力和精力解决方案，协助你把生活营造得更健康、更加充满活力。

注意力和精力的劫匪

注意力和精力的劫匪分可分为许多类型，让我们来看看更多细节。

遗传性脑部疾患。其中包括一些疾病，如注意力缺陷障碍、某些形式的抑郁症、焦虑症和强迫症。这些疾病往往由家族遗传所致。当然，还有很多环境因素致使这些问题或轻或重，但这些疾病一定都有遗传上的缺陷。

注意力缺陷障碍是典型的注意力集中和精力问题。有关精力的问题要么是精力过盛，诸如多动或烦躁不安；要么是精力不足。这两种类型几乎总是始于童年，但注意力不集中这一类型在女孩中更为常见。这种类型往往被忽视，因为此类学生不像那些过于活跃的患者一样爱捣乱，往往表现为意识恍惚，并且有可能精力不足。此外，这两种类型的注意力缺陷障碍患者常见的共有症状包括容易分心、缺乏组织性、不准时、字迹潦草，对碰触、气味和光过于敏感。

饮食干预可能有助于注意力缺陷障碍的治疗。如前所述，有一项来自荷兰的研究报告说，让孩子采取限制性饮食，只吃精益蛋白、水果、蔬菜、大米和梨汁，与服用利他林取得了相同的疗效。研究人员认为，运动也很有帮助。有些补充剂，如鱼油、锌、乙酰左旋肉碱、维生素 B_6、镁也被认为对于注意力缺陷障碍患者有助益（详情请参见附录"营养补充剂"），而有些人服用利他林、阿得拉、莫达非尼片（Provigil）之类的药物，疗效会更好一些。

我们的大脑成像工作告诉我们，像注意力缺陷障碍、焦虑、抑郁之类的疾病，并不是单一或简单的障碍，它们都可分为多种类型。只有弄清楚自己属于哪种类型，才能获得正确的帮助。

S 行动步骤
tep by Step

为了缓解注意力缺陷障碍的症状，要试着去锻炼，限制饮食，服用鱼油、锌、乙酰左旋肉碱和S-腺苷甲硫氨酸之类的补充剂。

朱莉今年 54 岁，由于总是感到精力不足且集中注意力有困难，于是来找我寻求帮助。她也是没什么组织性、容易分心、经常迟到，疲于奔命，并且经常与丈夫发生冲突。她的常规化验项目，包括激素水平都很正常，而她的主要症状在小学时就出现了。老师总是告诉她父母，只要她再用功些，就会做得更好。我早已在大脑扫描图上观察到，注意力缺陷障碍患者越是努力，他们的大脑看起来越是糟糕。一般来说，我们会给病人做两次脑扫描，一次是在休息状态，另一次是在他们正在集中注意力完成任务时。休息时，注意力缺陷障碍患者的脑往往看起来还不错，但一旦他们试图集中注意力，往往会看到活性的下降，特别是在脑的前部，也就是前额叶处，表现得尤为明显，这个脑区通常负责注意力的维持。我们发表过一项新近的研究，其中报告说这种活性突然下降的情况，有助于预测其对刺激药物会有积极反应，准确率可达 80% 以上。

朱莉的扫描显示（见图 8-3），与休息状态下相比，注意力集中时前额叶活性会降低，这意味着她越是努力去尝试，效果就越差。治疗方案中包括服用鱼油、健康饮食、运动、乙酰左旋肉碱和 S- 腺苷甲硫氨酸，之后她比以前大有好转，特别是精力和注意力集中方面有了很大改善。

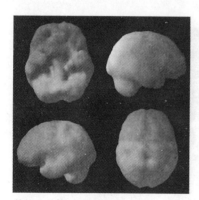
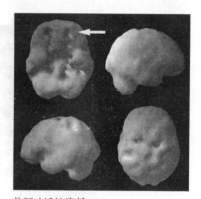

前额叶整体上很健康　　　　　　　　　前额叶活性降低

图 8-3　朱莉在休息状态和集中注意力状态的大脑对比图

未经治愈的抑郁症和焦虑症也常与精力不足、注意力难以集中有关。持久性的悲伤心境，再加上睡眠问题、食欲问题（无论吃得过多或过少）以及萦绕不去的消极想法，包括绝望感、无助感或无价值感，紧张、害怕和恐惧，这些都是焦虑和抑郁的常见症状，需加以探讨。未经治疗的抑郁症其实会使一个人罹患阿尔茨海默病的风险提高一倍。我们会在第 14 章的"脑健康解决方案"中更深入地探讨这个问题。

感染。如慢性疲劳综合征（CFS）或莱姆病之类的感染，会吞噬人的精力和注意力。在我第一次开始私人执业时，慢性疲劳综合征通常被认为是一种"老年"疾病。由于没有一个用来诊断慢性疲劳综合征的可靠测试，因此许多医生认为这些患者得的是精神性的疾病，于是就转送到我这边。似乎医生一旦遇到不知道该怎么处理的病人，他就给这种神秘疾病贴上"精神性"的标签，而后就把病人送到精神科医生或心理学家那里。在我扫描过第一批大约 10 位慢性疲劳综合征患者的大脑后，结果显示出其脑部损坏的程度之大，着实让我吃了一惊。

琼是被她的家庭医生介绍过来的，医生认为，她的疲劳和注意力难以集中的问题统统是心理上的问题。医生给她做测试的项目有限，结果她的各项指标都处于正常水平。琼的脑扫描图显示出她的大脑有严重的整体活性下降问题（见图 8-4）。

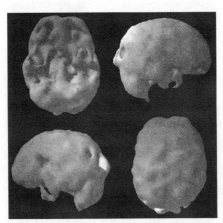

大脑整体活性下降

图 8-4　慢性疲劳综合征患者的大脑扫描图

这种损坏程度不是由消极思维或过往的情感创伤（虽然这些对脑也没什么

益处）引起的。慢性疲劳综合征可能存在多种原因。如果你感觉很糟糕，或者有人说这是你脑子出了问题，那这种说法或许是正确的。脑部受到了影响可能是得了疾病或遭到了感染，这与琼的案例是一样的。近年来，我们也看到，大脑经常会遭受莱姆病的影响。其他如脑膜炎或艾滋病病毒之类的感染，也会给脑部带来严重的负面影响。

激素问题。正如你从泰德的故事中看到的，较低的激素水平会严重影响精力水平、注意力和脑功能。我所看到过的最糟糕的扫描图中，有些就属于甲状腺素水平过低。低雌激素水平也被认为与脑部活性下降有关，特别是会导致人更易罹患阿尔茨海默病的脑区更是如此。

各种原因引起的低血糖或血糖不稳定状态。像低血糖症、饮食不当或糖尿病等都可能对精力和注意力造成显著的负面影响。这就是为什么我告诉员工不要把糖果放在桌

行动步骤 -----------------
Step by Step

　　一天中要少食多餐，至少要吃一些蛋白食品，以避免血糖水平的大起大落。

上，以供他人经过时自取的一个原因。这些人都是在错误的地方寻找爱。多数人都知道，吃过糖后血糖可能会出现一个峰值，之后血糖又会平息下来。最近我在电视节目上看到，白宫很多职员的办公桌上都放着 M & M 巧克力。对此我吃了一惊，白宫竟然不为员工提供好一些的饮食指南。你难道不希望国家公务由那些精力充沛、注意力集中的人员去办理吗？我很赞赏奥巴马种植菜园的做法，但他的吸烟习惯和充足的糖果供应可不是什么健康用脑的好例子。

贫血。但凡能降低红细胞数的病症（譬如贫血），都会使人感到疲倦且无法集中注意力。过量饮酒会导致红细胞的扩张和效率低下。还是戒酒吧。

我有位好友，经常抱怨精神涣散、身体疲惫、心情抑郁。她的大脑扫描结果看上去像是有酒精或毒品成瘾，但凭借我们多年的交往，知道她肯定不会这样做。在研究疲劳成因的过程中，我们发现她曾患过维生素 B_{12} 缺乏所致的恶性贫血（见图 8-5）。经过治疗后，她的大脑看上去比以前好多了，虽上了年纪，但还是能感觉到自己精力充沛、注意力集中。

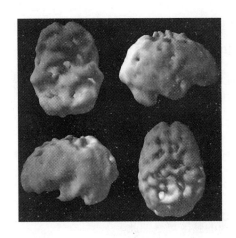

图 8-5　维生素 B$_{12}$ 缺乏所致贫血患者的大脑扫描图

脑损伤。身体伤害、中风、缺氧或其他创伤都会引起严重的脑损伤，从而影响精力和注意力集中程度。

我的妹妹玛丽是个非常成功的保险代理人，在过去 28 年中一直是百万美元圆桌会议的成员，这是个云集高产能保险代理人的机构。几年前，她丈夫奥斯卡因罹患胃癌而永远离开了她，这给玛丽和 4 个孩子带来了极大的压力。玛丽成了单身母亲，长期应激症状也随之而来。15 个月后，她遭遇了一场车祸。之后，她发现自己的注意力无法集中，执行力、精力、动力都出现了问题。大脑扫描结果显示，她的脑部左侧受到了损伤。奥斯卡的死和那次交通意外，耗尽了她大脑的所有储备。

通过实施大脑健康方案，包括服用鱼油、乙酰左旋肉碱和银杏叶等补充剂用以提高大脑的整体功能，加上高强度运动，以及与之相随的认知训练，她有了很大的改变。后续两次大脑扫描都显示出了玛丽的大脑功能有显著改善。

环境毒素。毒素会招来麻烦，比如接触霉菌。1998 年，我的一位名叫卡罗琳的同事搬进了一所曾被洪水淹没过的房子中。她和家人搬进去不久，就遭遇了健康问题。比如，卡罗琳患上了支气管炎，曾多次发作，另外皮肤还动不动就生红疹。接下来的几年里，她的症状逐渐恶化。卡罗琳是有多年工作经验的心理治疗师，她发现自己再也无法专注倾听病人的诉说，而且不能清晰地思考，为他们提供恰当的治疗计划。她经常感到焦虑，有时竟分辨不清左右，这给她的驾驶带来了很大困难。

那时候，卡罗琳的小儿子正在读中学，不停地跟她讲，在家他不能很好地集中精力学习。于是他跑到一个朋友家里，在那儿他全神贯注就丝毫没有问题。在自己的家，他早上总觉得没力气起床，上学总是迟到，而他一到朋友家过夜，就感觉精力充沛，早上一到时间就立刻从床上爬起来，按时到校变得轻而易举。

直到 2001 年，卡罗琳开始觉察有些事情不太对劲儿，但却不知道原因。一天，她在电视上看到一个关于有毒霉菌的专题节目，于是暗暗怀疑这或许就是问题所在。她预约了一位医生，做了下霉菌过敏测试，还租用了一台检测器对房子进行了检查。这些测试的结果很明确——霉菌就是罪魁祸首。那年她和家人搬出了这所房子，再也没回去过。她的孩子们基本上恢复良好，但卡罗琳仍然没有返回工作岗位，残存的那些过敏症状还影响着她的生活。她说，大脑功能良好时就有好日子过，而难以集中注意力去思考时就有罪受了。

> **S**tep by Step 行动步骤 ------------------
>
> 如果你的家遭遇过洪水或被水淹过，要进行霉菌检查。

药物治疗。包括化疗、β - 阻断剂、抗焦虑药、抗抑郁药和止痛药在内的许多药物疗法会消耗精力，使注意力难以集中。大多数癌症治疗方法，如化疗和放射治疗，不但能杀死癌细胞，也会杀死正常细胞。接受过化疗、放疗或两者都做过的人，其脑部扫描图往往会显示出中毒的外表，这意味着他们的脑也受到了影响。许多化疗或放疗后的病人会抱怨精力不足，注意力不集中、记忆出问题和认知能力下降。了解这一点并照料好大脑，对于将脑和身体保持在最佳状态绝对有必要。许多癌症化疗药物会直接进入大脑，它们的目标不仅是正在分化的癌细胞，还有那些分裂中的正常脑细胞。癌细胞被清剿的同时，总有一些"无辜的旁观者"被卷入这场"火拼"中。

在接受过颇具攻击性的白血病治疗后，安杰洛到亚蒙诊所又做了一次大脑扫描。5 年前我们曾见过，因为他的婚姻出了问题。这一次他抱怨记忆出了问题、注意力无法集中、精力不足。脑扫描结果显示，他的大脑有明显的毒性反应，整体活性显著下降，这些症状在前一次扫描中还尚未存在。通过实施我们的大脑恢复方案，他感觉好多了，并且精力和注意力也有了很大改善。

长期应激。正如你在我妹妹玛丽的例子中看到的，长期应激会导致注意力和精力问题。

未经治疗的过往情感创伤。如果你仍然被过去的创伤所困扰，那么它也会成为精力和注意力的劫匪，对它进行治疗很有必要。

不良用脑习惯。过量的咖啡因、酒精或糖，吸毒、缺乏运动、睡眠不足，不良饮食习惯和消极的思维模式都会使人的注意力变得更差。大量饮酒，即每天喝 4 杯以上葡萄酒或等量的烈性酒会增加罹患阿尔茨海默病

> **S**tep by Step **行动步骤**
>
> 如果你想改善精力和注意力，使其更加充沛、稳定，去治疗那些损耗精力的疾病和戒除不良习惯是第一要务。

的风险。新近的研究表明，即使适量的饮酒对人脑也会有负面影响。有项研究发现，每周喝三次酒的人相比不饮酒的人，脑体积要小些。

采用脑部扫描技术的最新研究证实，大麻有害大脑。在《精神病学研究杂志》（*Journal of Psychiatric*）上刊载的一项研究中，研究人员发现，大量吸食大麻会影响年轻人和青少年大脑的正常发育，干扰一个被称为"髓鞘化"的过程。在髓鞘化过程中，脑细胞都包上一层保护鞘，从而提高大脑的处理速度。从脑后部开始，逐步向前推进，前额叶自然成了最后一个获得这种保护层的区域，髓鞘化的进程会持续到 25 岁左右。这就解释了为什么在这个研究中被试的前额叶和颞叶会表现出异常，这些脑区与人的决策、注意力、执行功能、记忆和语言功能息息相关。如果脑没有正常发育，就会使人难以保持注意力集中，并做出有利于自身健康的最佳决定。

注意力和精力的助推器

别人称我母亲为"劲量兔子"。虽然已是 78 岁高龄，但她还能外出打高尔夫球、去商店购物、去户外烹饪野餐，给那些年龄小她一半的人逗乐子。她能

从一大早直到深夜始终保持心态积极、兴致勃勃。她有 7 个孩子，21 个孙子和 8 个曾孙。即使我在最后一分钟打电话告诉她我要带 5 个人去家里吃饭，她也会立刻告诉我应该从商店带回哪些东西。母亲就是这样，她的精力之充沛、心态之积极都让人诧异不已，并且她随时随地都准备着去玩耍、享乐。她的生活方式完美地承载了她的精力。她会定期练习打高尔夫，从不喝咖啡、抽烟，几乎不喝酒，饮食也很健康。

获得精力和注意力的第一步，是要消灭和治疗以上提到的那些损耗精力和注意力的因素。同时，养成并维持有利于脑健康的生活方式，就如本书所写的那样，一定要做到睡眠充足，食用健脑食品以便维持一天中的血糖水平，每周运动四五次，实施减压计划（因为焦虑和压力会损耗我们的精力和注意力），还要检测和优化激素水平。

S tep by Step 行动步骤

针对那些遭受精力和注意力问题困扰的病人，我为他们排了个典型体检指标清单，用以排查问题的成因，如下所示。

1. 全血计数——以排除贫血、红细胞低效，以及白细胞过少或过多的情况；
2. 禁食化学代谢清单——以检查肾脏和肝脏以及血糖水平的健康状况；
3. 维生素 B_{12} 缺乏症是贫血和嗜睡的常见原因；
4. 叶酸——人脑必不可少的营养成分；
5. 25-羟基维生素 D——此种物质水平过低，则常会伴随出现抑郁、记忆和免疫系统问题；
6. C-反应蛋白——炎症的一项衡量指标；
7. 同型半胱氨酸——炎症的一项衡量指标；
8. 类脂化合物；
9. 空腹胰岛素；
10. 糖化血红蛋白，以检测糖尿病风险；
11. 餐后两小时血糖检测——主要针对那些血糖低或低血糖症的疑似患者；
12. 甲状腺指标，包括 TSH、游离 T3、游离 T4、甲状腺抗体腺和甲状腺抗体激素；
13. 脱氢异雄酮；
14. 男性和女性的睾酮游离血清量和血清总量；
15. 雌激素和孕酮，针对 45 岁以上的女性；
16. 食物过敏测试；
17. 脂肪酸概况，以查明 Ω-3 脂肪酸水平。

冥想是精力最有效的助推器之一，尽管这听起来有些奇怪。我们实验室和世界其他地方的研究人员已经证明，冥想能增强脑部前额叶的活性，其达到的活跃程度甚至能提升脑细胞数目。前额叶性能越好，你会感到注意力越加集中，精力也更充沛。每天花 10 分钟冥想一下，可有效提升你的精力。可参见第 10 章所述的简单冥想技巧。

有些食物是精力的助推器，尤其是那些低热量、高纤维（源自水果、蔬菜、豆类和全谷类）和高蛋白的食物。高汤是我们家的主食。它的成分包含南瓜、四季豆、芹菜、香菜、新鲜草药和水。

绿茶是另一个精力的潜在助推器。它的咖啡因含量大约是咖啡的一半，再加上茶氨酸，这些成分有助于人集中注意力。有科学证据表明，绿茶有助于个体保持体重，增强运动能力，帮助肌肉在健身后更快地恢复，还能延长注意力持续的时间。

此外，经科学证实，还有些补充剂有助于改善心境，使注意力集中、精力充沛。远离那些含咖啡因的能量饮料，因为它们会增加应激激素皮质醇，还会使人发胖。咖啡因补充剂还与成瘾、耐药量（要达到同样的效果，需要的量越来越多）和戒断反应有关，而适量的绿茶就不存在这个问题，因为其中的茶氨酸有助于平衡咖啡因的影响。

我最喜欢的用以增强精力和注意力的补充剂有 B3（烟酸）、B6（吡哆醇）、绿茶提取物、红景天、人参、南非醉茄、左旋酪氨酸和 DL - 苯丙氨酸、银杏提取物、S- 腺苷甲硫氨酸、少量咖啡因。

S 行动步骤 Step by Step
如果想让精力更加充沛，就去冥想吧。每天只消几分钟，就可改善精力状况。

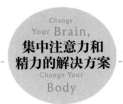

集中注意力和
精力的解决方案

精力劫匪	精力助推器
任何脑部问题	全面的脑健康计划
脑损伤	好好保护脑
睡眠不足	睡眠充足（至少 7 小时）
低血糖	少食多餐含蛋白质的食物，以维持健康的血糖水平
饮食不合理	有利脑健康的饮食
滥用酒精 / 毒品	远离酒精和毒品
抑郁症	治疗抑郁症
焦虑	冥想，以放松身心、提升前额叶功能
长期应激	实施减压计划
缺乏运动	多运动
激素问题（也就是甲状腺素、睾酮、雌激素、皮质醇）	优化各种激素的水平
医疗问题，如维生素 B_{12} 缺乏	解决任何潜在的医疗问题
服用赞安诺（Xanax）或盐酸羟考酮控释片剂之类的药物	食用鱼油以减轻炎症，增加血流量
糖尿病	节食和运动
环境毒素	加大通风、消灭毒素
任何系统炎症	抗炎症方案，包括鱼油、健康饮食、叶酸和一些低剂量布洛芬或婴儿用阿司匹林
化疗	服用补充剂，如维生素 B_3 和 B_6、左旋酪氨酸、DL- 苯丙氨酸、含左旋茶氨酸的绿茶提取物、人参、红景天、南非醉茄、S- 腺苷甲硫氨酸、少量咖啡因
过量咖啡因	在你需要咖啡因提神时，最好去喝茶。已经证明，茶有助于防止增重、提高运动能力、训练后肌肉更易恢复、延长注意力持续时间、放松身心

Change
Your **Brain**,
Change Your
Bdy

第三部分

为大脑减压，增进爱与活力

在本部分中你可以学到

- 一睡就瘦的**睡眠解决方案**
- 拒绝衰老与病快快的**压力解决方案**
- 让你拥有好记性、不再丢三落四的**记忆解决方案**
- 你更苗条、更年轻、更快乐的**"蚂蚁"解决方案**
- 延年益寿又减肥的**最佳激情解决方案**
- 让你远离一切混乱的**脑健康解决方案**

Change
Your Brain,
Change Your
Body

大脑休息好，身段更苗条、皮肤更紧致
一睡就瘦的睡眠解决方案

让身体和大脑在第二天警觉、高效，在心理上和
生理上保持健康，睡眠的功劳可不小。

—— 詹姆斯·马斯博士，《睡出活力》

你肯定知道，若是一夜难眠，人看上去会有多糟，感觉会有多坏。你会觉得脑袋像是黏在了枕头上，几乎无法鼓足劲儿从床上爬起来。待你拖着鞋子走到卫生间，打开灯，你就开始与镜子里那个眼袋浮肿、眼圈发黑的自己面面相觑。然后你出门准备像往常一样慢跑30分钟，但是才过了10分钟就跑不动了，感觉有气无力的。然后，你来到公司，对着你的同事和客户大声呵斥，因为总感觉自己的心情实在是糟透了。这一个个场景可不是那么美妙，对吗？

良好的睡眠对于大脑和身体保持最佳健康状态必不可少。睡眠能使体细胞恢复活力，让脑细胞有机会自我修复，激活神经连接，否则它们就会由于不活动而失效。如果你想让自己的皮肤光彩照人、精力充沛、心态阳光、身体健康、保持合适的体重，良好的睡眠同样很有必要。然而很遗憾，有多达7 000万的美国人存在睡眠问题。如果你也身在其中，那么你的大脑和身体或许要遭遇麻烦了。

你的睡眠是否充足

许多美国人的睡眠时间并不能满足需要（见表 9-1）。2009 年对美国人的睡眠调查结果显示，美国人在工作日的平均睡眠时间只有 6 小时 40 分钟。人们往往在周末挤出时间比平日多睡上 28 分钟。更令人不安的是，睡眠少于 6 小时者所占比例已从 1998 年的 12% 上升至 2009 年的 20%，而每晚睡足 8 小时的美国人所占比例已从 1998 年的 35% 下降至 2009 年的 28%。这些数字表明，晚上享有充足的睡眠对于许多美国人来说已经日益成为一个难以企及的梦想。遭受慢性睡眠问题影响的人多达数百万。短期睡眠问题则更为常见，并且会在人一生中的任何时刻对他造成影响。

表 9-1　　　　　　　　　　每个年龄段的平均睡眠要求

年龄段	睡眠时数
1～3 岁	12～14 小时
3～5 岁	11～13 小时
5～12 岁	10～11 小时
13～19 岁	9 小时
成人	7～8 小时
老年人	7～8 小时

资料来源：美国国家睡眠基金会，美国国家神经疾患与中风研究所。

想想自己的睡眠习惯。还记得你上次轻松入睡、酣睡一整晚，醒来后精神焕发、反应敏捷是什么时候吗？还记得你上次一大早跳下床，巴不得马上开启新的一天是什么时候吗？还记得你上次坐下来看电影，从头到尾不打瞌睡是什么时候吗？如果你没得到充足的睡眠，那你的脑和身体就险象丛生了。

睡眠问题分为许多种。你入睡有困难吗？你是否入睡很容易，但晚上会多次醒来？你是否发现早上很难从床上爬起来？你或者你

 行动步骤
Step by Step

不要试图说服自己每晚只需睡 5 个小时就可以了。留意一下你的年龄段所对应的基本睡眠时间。

的另一半打鼾吗？所有这些问题都可能导致脑功能的减退和身体的亚健康。每晚睡眠不足 6 小时与大脑整体活性降低有关，这会影响你的体重、皮肤、心境、健康和运动成绩。

为什么睡眠不足会使你发胖

你可能曾经认为，对糖果和饼干欲望强烈仅是心智脆弱、缺乏毅力的表现。那你就错了。有越来越多的证据表明，睡眠不足与体重增加和肥胖有关。

根据芝加哥大学的一项研究，比起睡眠充足者，睡眠被剥夺的人会吃进更多简单碳水化合物。研究人员对 12 名 20 多岁的健康男性进行研究后发现，如果晚上只睡 4 个小时，那么他们则更倾向于选择糖果、饼干和蛋糕，而不是选择水果、蔬菜或者奶产品。

这项研究被收录在《内科医学年鉴》（*Annuals of Internal Medicine*）中，研究人员还关注了两种激素——瘦素与饥饿激素，它们都受睡眠调节并且与食欲有关。如前所述，瘦素和饥饿激素协同控制着饥饿感和饱足感。饥饿激素水平上升，给大脑的信号是：你饿了；而瘦素水平提高则是告诉大脑：你吃饱了。研究者分别在开始研究之前、经过两个只睡 4 小时的夜晚后、经过两个睡足 10 小时的夜晚后，分别测量了瘦素和饥饿激素的水平。比起晚上睡眠时间更长一些的男性，4 小时睡眠过后，他们饥饿激素的比例会上升 71%。这让他们更加感到饥饿，从而驱使他们消耗更多的简单碳水化合物。前面的章节中曾对此做过解释，食用简单碳水化合物会使血糖水平在暴涨之后又暴跌，这样既消耗了能量，又会让人感到疲倦。

在《美国临床营养学杂志》上曾发表过的一项研究中，研究者随机挑选 5 个人，让他们连续两周每晚睡 5.5 个小时，然后再连续两周每晚睡 8.5 个小时。研究者对参与者在睡眠实验室中所吃的零食量进行了测量。与睡 8.5 个小时的情况相比，只睡 5.5 个小时的情况下，他们平均会多消耗 221 卡路里的高碳水化合物零食。

这种模式在现实世界中也会发生，而不仅仅在研究人员的睡眠实验室中才如此。根据 2009 年的美国睡眠民意测验显示，睡眠有障碍的人会更倾向于（可能性几乎是睡眠正常者的两倍）食用含糖食品和薯片之类的简单碳水化合物，好帮助他们挺过这一天。他们还更倾向于不吃早餐或其他正餐，这会使血糖水平的变化轨迹像坐过山车一样忽上忽下，这对脑功能有害，日后往往会导致不良的食品选择习惯。

睡眠不足会使你吃下更多含糖垃圾食品，却对水果、蔬菜和全麦食品兴趣索然。它还会让你总体上吃下更多的卡路里，从而增加增肥和患上肥胖症的风险。凯斯西储大学的研究人员曾对 68 183 名女性的睡眠习惯和体重波动进行了 16 年追踪。他们把参与调查的女性分作 3 类：每晚睡眠 7 小时者、每晚睡眠 6 小时者、每晚睡眠 5 小时甚至更短者。他们发现睡眠时间 5 小时甚至更短者增重最明显，并且最有可能过度肥胖。比起闭眼休息 7 小时的女性，那些只睡 6 小时的女性更有可能增加额外体重。

很多研究都将关注点指向睡眠缺乏与增重或肥胖间的相互关系。例如，研究人员在英国华威克大学检视了约 2.8 万名儿童和超过 1.5 万名成年人的资料，发现睡眠不足会使成人和儿童过度肥胖的风险翻一倍。斯坦福大学的研究人员主持的另一项研究发现，睡眠不足的人体重指数要更高一些。

斯坦福大学的研究还发现，睡眠较少的人体内瘦素水平较低、饥饿激素水平较高。研究人员曾进行过一次千人调查，了解其睡眠习惯、考试前一晚的睡眠状况，以及他们体内瘦素和饥饿激素的水平。他们发现，睡眠长期保持 5 小时甚至更短的人，其体内的饥饿激素（可刺激食欲）水平要比每晚睡 8 小时的人平均高出 14.9%，而瘦素（告诉大脑你吃饱了）水平却要低 15.5%。这些研究表明，如果睡眠不足，你会感到更加饥饿，不管吃多少总觉得不饱，于是越吃越多，最终导致身体发胖！

这样说来，假如剥夺睡眠会让你发胖，那么睡眠充足是否会有助于减肥呢？《魅力》（Glamour）杂志的编辑决定检测一下这个说法，本研究虽然缺乏科学性，却很吸引人。他们招募了 5 名女性读者，交给她

S 行动步骤 ------------------------
tep by Step

如果你想减掉多余的体重，把更多时间花在睡觉上吧！

们一项简单的任务：连续 10 周每晚至少睡足 7.5 个小时。另外，研究者还叮嘱她们在这 10 周之内饮食和锻炼的习惯不要做太大改变。结果出人意料。这几名女性参与者体重都有所减轻，最少减重 2.7 公斤，最多竟达 6.8 公斤，着实令人惊讶。

多睡觉，让皮肤光彩焕发

我们常常讲，要睡足"美容觉"，这个词描述得真是再恰当不过了！充足的睡眠其实远比满柜子的抗皱霜、保湿霜和痤疮治疗膏、抗衰老血清要管用得多。适量的睡眠会让你的皮肤看起来更年轻、更光滑、更清爽。但如果你想仅凭一丁点儿睡眠就草草了事的话，那无异于开启了皮肤过早老化的进程，两眼四周挂上黑眼圈，甚至还散布着痤疮……以下内容将告诉你睡眠是如何有益皮肤的。

> **S**tep by Step **行动步骤** -----------------
> 晚上要给予皮肤充足的时间，让其自我修复。

- **使皮肤恢复活力**。细胞再生，就是衰老的、已死亡的皮肤细胞被新生细胞取代的过程。这个过程时刻都在人体内进行，但在夜晚，这个过程的进展速度要更快，因而此时生成的新皮肤细胞比任何时间都要多。随着我们逐渐衰老，细胞替换的速度会放缓，如果你不想让皮肤随年龄的增长而变得薄而松弛，睡眠的作用就变得更加不可小觑了。
- **修复皮肤损伤**。平日里，我们的皮肤可谓时时蒙受"风吹雨打"，阳光中有害的紫外线、二手烟，以及其他环境污染物，都会导致皮肤的早衰和损伤。人在睡觉时，皮肤会自行对这些日常损伤进行修复。
- **预防痤疮**。睡觉时，大脑会调节体内激素，其中的雄激素会刺激皮肤中的腺体，促进皮脂分泌。激素平衡会调节皮脂分泌，保持肌肤清爽润滑；激素失衡则会诱发皮脂分泌过多，从而导致痤疮。

睡眠不足，会使你的意志减弱，无法集中注意力

每晚睡眠少于 7 小时的人，前额叶和颞叶的活性较低，这些脑区与记忆和学习有关。睡眠会抑制人们集中注意力、学习知识、解决问题和记住重要信息的能力。而如果你想掌握一套新的舞蹈，学习一项新运动，学着做几道健脑美味营养餐或者记着服药，这些都是必需的重要技能。鉴于此，也难怪睡眠被剥夺的人很难维持一个健康的身体了。

> **S** 行动步骤 ------------------------
> tep by Step
>
> 要提升意志力，可设计一个有规律的睡眠时间表，每周7天按时作息，持之以恒。

想在赛场上有最佳表现，去睡觉吧

睡眠不足会妨碍运动水平的发挥，这一点毋庸置疑。任何曾经历过没睡好觉就去参加运动或锻炼身体的人都知道，这种情况下很难在赛场或健身房中有最佳表现。

研究表明，睡眠不足会损害一个人的运动机能（motor function），这会让你的协调性变差，打高尔夫球时更有可能打不到球而打到球板或球柄上。反应速度会变慢，这样打到球的速度也就不够快。认知功能的降低也与睡眠缺乏有关，这意味着你可能无法在赛场上做出最佳判断，或者记不住一周前在舞蹈班新学习的舞步。另外，你还会感到更易疲劳，因为睡眠不足会对糖代谢造成负面影响。

另一方面，睡一晚好觉还有助于提升你在比赛中的表现。这个结论是基于斯坦福大学的一项研究，研究对象是斯坦福大学的 6 名男性篮球运动员，研究人员对他们的睡眠习惯和赛场表现之间的关系进行了观察。研究人员测量了被试的冲刺时间以及罚球和三分球的命中率。前两周，大学生球员保持有规律的睡眠习惯；接下来的两周，让他们尽可能地多睡。延长睡眠时间后，运动员们投球速度更快、更准确。平均冲刺时间缩短了一秒，罚球命中率提高了大约10%，三分球命中率提高了 10% 有余。额外的睡眠进一步提高了赛场表现：参与测试的运动员报告说精力更充沛了。

睡眠对于任何水平程度上的运动员都有益处：从 NBA 的最高身价球员到周末去打高尔夫的业余爱好者，再到公司的垒球选手。哈佛医学院的研究表明，在受过初步训练之后，无论是学习如何展开 NBA 球队的进攻，还是练习如何打好一个切杆或如何挥动球拍，在入睡后你的大脑都会继续这样的学习。这就表明，睡眠可以让你成为更棒的运动员。

> **行动步骤** Step by Step
>
> 为帮助你更快入睡，不要快到睡觉时间时再锻炼或运动。

睡眠不足会让你的心境更糟

2007 年优质睡眠协会（Better Sleep Council）做过一项调查，有 44% 的职员承认，睡眠遭到剥夺时，他们的心境更有可能变得不愉快或不友善。一般情况下，因睡眠不足而感到疲惫的人容易感觉烦躁，没有精力再去做其他事情。不眠之夜后，即便你拿出所有的精力，或许也只能窝在沙发上看看电视或翻翻杂志而已。研究表明，睡眠不良会导致动机减退，让你更有可能推辞掉家中的喜事、工作宴会以及其他娱乐活动。社会关系有助于大脑保持年轻状态，所以如果是由于疲劳而错过这些联谊活动，你的心情就会因此而受到抑制，大脑也会因此而早衰。对于老年人来说，这个问题尤其麻烦，因为社交活动和社会关系的缺乏会加快他们大脑的衰老过程。

另外，睡眠不足还会导致你参加运动或跟另一半亲热的意愿降低，从而剥夺了大脑和身体享受美妙化学物质的机会，而它们可是好心情的助推剂。如果你想改善自己的情绪，首先要从改变睡眠习惯开始。

> **行动步骤** Step by Step
>
> 让睡眠成为你生活中的头等大事，而不是可有可无之事。

睡眠剥夺会危害健康

克扣睡眠对健康造成的影响，远比你能想到的多得多。它甚至会阻碍青少年的生长发育。大脑分泌生长激素基本上是在我们的睡眠中进行的。如果青少年的睡眠不足，就无法制造足够的激素来促进生长。长期睡眠不足还与许多不良生活方式和脑部疾患、障碍有关，这些都会给身体和精神健康带来风险。

如果睡眠不足，你有可能吞食更多的咖啡因、抽更多的烟、喝更多的酒，而运动量却会减少。研究表明，睡眠不足的青少年比睡眠充足者更易饮酒、抽大麻和吸食其他毒品。

- **Ⅱ型糖尿病**。剥夺睡眠会增加你罹患这种疾病的危险。在一个由志愿者参加的睡眠研究中，那些只睡 5.5 个小时的志愿者，仅在两周之后就出现了胰岛素抵抗和耐糖量异常的状况，而它们是糖尿病的两个前兆。

- **抑郁症**。许多科学研究已经证实了睡眠不足与情绪问题和抑郁症有联系。一项在《睡眠》杂志上发表的研究报告指出，睡眠问题是抑郁症的早期征兆，而治疗睡眠问题可以保护个体免于继续发展为抑郁障碍。与之类似，罗马大学的研究者对 7~11 岁的抑郁症患儿进行过调查，发现其中有 82% 的孩子声称有睡眠问题。另一项研究显示，青少年的失眠症是导致日后罹患抑郁症的一个重要的危险因素。对于老年人来说，睡眠不足可延长抑郁症的发作期。

- **焦虑**。研究表明，长期的睡眠问题会使你更容易患上焦虑障碍。

- **注意力缺陷障碍**。睡眠困扰在患有注意力缺陷障碍的儿童和成人中很常见。很多人入睡非常困难，并且有助于恢复体力的快速眼动睡眠时间更短，总睡眠时间比没有这种障碍的人要少几个小时。不眠之夜会恶化注意力缺陷障碍的症状。

- **阿尔茨海默病**。研究发现，患有呼吸暂停综合征的人可能更易患阿尔茨海默病，呼吸暂停综合征会加重阿尔茨海默病患者的认知功能障碍。已经证实，治疗呼吸暂停综合征可以改善患者的认知功能。

- **帕金森氏病**。睡眠时身体剧烈扭动，这种症状被称为快速眼动睡眠（REM）行为障碍。根据《神经学》杂志上的一项研究，有此症状的人罹患帕金森氏病的风险较高。

- **中风**。呼吸暂停综合征会显著增加中风的风险。

- **精神疾病**。睡眠不足的人有可能演变为精神疾病患者。还在莫哈韦沙漠欧文堡的精神卫生社区担任主席时，我就已经注意到了这一点。美国国家训练中心就设在欧文堡，负责训练士兵的沙漠作战技巧。以前，作战中的部队往往一耗就是几天几夜不合眼。像这样排成一队连续三天不睡觉，导致许多士兵出现幻听，变成了偏执狂。

　　前段时间，我叔叔的记忆力开始出现问题，他记不住把车停在了哪里，人名也想不起来了。全家人对此都表示很担忧，于是他去看了医生，诊断结果是阿尔茨海默病。他彻底绝望了。他脑部脑扫描图显示（见图9-1），其脑后部的活性严重降低，这种表现与严重的记忆问题相一致，而且还与我们在前面讲到的呼吸暂

Step by Step **行动步骤** -------------------------

　　呼吸暂停综合征一定要及时治疗。

停综合征相一致。检查后，他被诊断患有严重的呼吸暂停综合征。经过治疗，他的认知能力有了显著提高。这个故事告诉我们，对睡眠问题进行诊治是何等重要。但大多数正在遭受睡眠不足痛苦的人，却往往会忽视了要去寻求帮助。他们并不认为这是一种疾患，而是选择了听之任之。这或许是个生死攸关的错误。

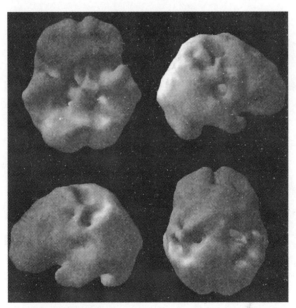

顶叶和颞叶活性降低

图 9-1　呼吸暂停综合征患者大脑的扫描图

🍎 睡眠不足的危险后果

睡眠不足会减慢反应速度、阻碍判断、影响视力、损害信息加工，还会增强攻击倾向。这些都增加了美国公路上的风险。根据美国高速公路安全管理局（NHTSA）的资料，瞌睡和疲劳每年会导致 10 万多起交通事故的发生，致使 4 万人受伤，1 550 人死亡。

每天都有数百万名司机打着瞌睡上路。在 2009 年的美国睡眠民意调查中，有过半的受访者承认，在过去一年中他们曾疲劳驾驶，有 28% 的人承认握着方向盘打瞌睡，甚至睡着了。上夜班的工人、呼吸暂停综合征却未经治疗的患者，尤其是男性，年龄在 16～29 岁之间的年轻人，更有可能在开车的时候打盹。在许多飞机、火车和驾船事故（有些事故是致命的）中，疲劳也是一个重要的影响因素。

是什么导致了睡眠不足 Change Your Brain, Change Your Body

在我们所在的这个忙忙碌碌的 24-7① 社会中，我可以同样轻而易举地反问道："有什么不会导致睡眠不足呢？"造成数以百万计的人没法好好睡上一晚的原因真是不胜枚举！以下只是引起睡眠问题的种种原因的冰山一角。

1. **药物治疗**：许多药物，包括哮喘药、抗组胺药、止咳药、抗惊厥药等，都会扰乱睡眠。

2. **咖啡因**：咖啡、茶、巧克力或草药制剂中过量的咖啡因会干扰睡眠，在白天晚些时候或是夜深后饮用更是如此。

3. **酒精、尼古丁和大麻**：虽然这些混合物起初会勾起某些人的睡意，但在它们的作用过去之后却会起到反作用，这就是为什么你在入睡几个小时之后会醒来的原因。

4. **不宁腿综合征**：腿部夜间抽动或蹬个不停，这会让你的伴侣抓狂（腿的主人也是如此）。

5. **女性相关问题**：怀孕、经前期综合征、绝经期及围绝经期，这些会导致激素水平的波动，从而干扰睡眠。

---

① 指每天 24 小时，每周 7 天的全天候忙碌。——译者注

6．甲状腺疾患。

7．充血性心力衰竭。

8．慢性疼痛。

9．未经治疗或正在接受治疗的精神疾病：强迫症、抑郁症或焦虑症等。

10.阿尔茨海默病：患者"日落发病"，或深夜起床游荡。

11.慢性肠胃病："返流"性胃炎。

12.男性相关问题：良性前列腺增生症会导致夜间尿频，进而干扰睡眠。

13.打鼾：打鼾会吵醒与你同睡的人。

14.呼吸暂停综合征：患有此病的人，晚上睡觉时呼吸会暂停若干次，不但会影响睡眠，
还会令你注意力不集中。

15.轮班上岗：护士、消防员、保安、客服代表等许多职业需要在夜间劳作，白天睡觉。
轮班的员工更容易成为不规则睡眠模式的受害者，这会导致过度嗜睡、工作效率下降、
易怒和情绪问题。

16.应激事件：心爱的人去世、离婚、工作任务的最后期限，或者即将到来的考试，都会
引起短暂性失眠。

17.时差综合征：跨时区的国际旅行会对人的睡眠周期造成极大破坏。

谁会面临睡眠不足的风险

　　没有人能对与睡眠相关的问题产生免疫，每个人都可能在生活中的某个时刻受到这些问题的影响。2007 年，在美国精神病学会年会上提出的一项研究中，对约 7.9 万名成年人的睡眠习惯进行了分析，结果显示，大约有 1/3 的妈妈睡眠不足。作为一名儿童精神科医生，我在工作中曾接触过很多问题小孩，我注意到他们的妈妈通常处于耗竭状态。为了使孩子能有出息，她们一直在拼命工作，却往往忽视了自己的需要。我认为，妈妈们需要更好地照顾自己，而这得从获得良好的睡眠开始。

　　爸爸们的睡眠也自有苦衷。前文已经提及，约有 27% 的已婚爸爸和超过

30% 的未婚爸爸报告睡眠不足。

睡眠剥夺在青少年中可谓猖獗。研究发现，孩子一旦到了十几岁，睡眠周期就会发生变化，使他们更倾向于晚睡晚起。有些学校要求学生清早 7 点就到校，对于这些青少年来说，这么早就起床还得让头脑警觉起来，实在有些困难。1997 年的一项研究发现，如果一所中学的到校时间从上午 7:15 改为 8:40，学生普遍反映睡眠比以前充足了，白天也不再感觉像以前那样疲倦，成绩也有所提高，这减少了学生们出现抑郁感的可能性。2009 年一项研究发现，较晚的到校时间能增加青少年一周睡眠时数，还会使当地青少年司机的交通事故发生量降低 16.5%。

大学生们也饱受睡眠困扰。根据《美国大学健康学报》（*Journal of American College Health*）发表的一项研究，有 33% 的大学生反映，要花超过半个小时的时间才能入睡，43% 的学生一晚上醒来超过一次以上。大学生往往对日程安排有更多的自主权，所以我们应该多鼓励他们在下午时间多给自己排一些课，而上午可以排少一些。

睡眠困扰在年龄标尺的另一端也很普遍。老年人像其他成年人一样，每晚同样需要 7～8 小时的睡眠时间。尽管如此，作为衰老过程中的正常现象，爷爷奶奶的睡眠可能相对来说并不那么安稳。随着年龄的增长，睡眠模式也会渐渐发生变化，你通常会发现自己越来越难以入睡并维持熟睡状态，这会加速脑的衰老进程。

S 行动步骤
tep by Step

仔细想想，在你的日常生活中，有哪些因素导致你晚上辗转难眠。

S 行动步骤
tep by Step

如果你正遭受睡眠困扰，就坚持记录睡眠日志吧！跟踪一下你的睡觉时间，你需要多长时间才能入睡？晚上会醒来几次？早上何时起床？醒来时感觉如何？第二天的精力状况如何？以及白天小憩的情况。将下页的睡眠日记复印几份，坚持每日填写。

Change
Your **Brain**,
Change Your
Body

你的睡眠日记

日期 _____

请在早上睡醒后回答以下问题。

昨晚，睡觉前都做了哪些事：_____

请列出诸如温水浴、冥想、阅读之类的事件。

昨晚去睡觉时间是在：_____pm/am

昨晚入睡花了：_____分钟

昨晚醒了：_____次

起夜的时候，持续清醒了：_____分钟

昨晚下床：_____次

打扰你的睡眠的事情是：_____

列出任何影响你睡眠的身体、心理、情绪或环境因素。

你总共睡了：_____分钟

早上起床时间是：_____pm/am

醒来后，你感到：___神清气爽___眩晕无力___精疲力竭

请在晚上睡觉前回答下列问题。

白天，你睡着或打盹了：_____次

打盹的时候，你睡了：_____分钟

白天，你感到：___神清气爽___眩晕无力___精疲力竭

咖啡饮用情况：量_____一天_____次

你服用了以下有助睡眠的药物：_____

用自然疗法提高睡眠质量

医生会给病人开一些有助于睡眠的处方药物，这些药物会影响人们的情绪和记忆，而且这种影响已经到了需要警戒的程度。尽管很多医生会给病人开药，但我更倾向于鼓励病人消灭任何可能干扰睡眠的因素，如咖啡因、酒精或在睡前阅读恐怖悬疑小说，我还会尝试使用天然补充剂和自然疗法。下面是我推荐的一些有效的自然疗法和天然补充剂。

- **催眠**。催眠术很强大。我遇到过一个老兵，是位第二次世界大战英雄。他晚年罹患帕金森氏病，很难入睡。他找我要几片安眠药。我问他能否不给药而试一下催眠，他答应了。在我使他进入出神状态后，他的震颤停止了。帕金森氏病震颤通常会在患者睡着后停下来，但这次震颤在他真正睡着之前就停止了。

  催眠还能帮助创伤后应激障碍患者优化睡眠。创伤后应激障碍患者往往存在睡眠困扰。在一项研究中，第一组有 15 个病人，每天开安眠药给他们吃；第二组有 17 个病人，每周接受两次催眠治疗。两周后，催眠组的睡眠质量提高得更多。满一个月后，改善效果依然很明显，这说明催眠的疗效是长久的。

  > **行动步骤**
  > **S**tep by Step
  >
  > 在你要去开安眠药之前，先试一下催眠。它的有效性已被证实，而且还没有什么副作用。

  实习期间，我遇到许多患者的病情非常严重，有的人甚至因病而死。高度责任心带来的内疚感让我很难应对，甚至彻夜难眠。从那时起，我试着自我催眠，如今我越来越熟练了，可以在一分钟内把自己催眠到睡梦中。

- **光照疗法**。光照疗法是针对季节性情感障碍的患者，以改善其睡眠因光照不足而导致的不佳状况。在光照治疗过程中，治疗师会让患者坐在一束波长与阳光相同的强光前，持续 30 分钟，睡眠模式即可重新设置。根据经验，我发现光照疗法的效果在早晨最好。

- **让睡眠更安稳的天然补充剂**。如果这些自然疗法都无法缓解睡眠剥夺症状，那么我会开给病人一些天然补充剂，如 L- 色氨酸、5- 羟基色氨酸、缬草根、卡瓦根、镁和褪黑素。对于因压力、时差、睡眠环境变化或轮班工作而导致的短暂性失眠，这些天然干预措施也很有益。

有助睡眠的小窍门　Change Your Brain, Change Your Body

这里有 12 种方法，可以使你更加轻而易举地进入梦乡，并一夜安眠。请记住，每个人都是独一无二的个体，对一个人有用的方法，换一个人可能就失效了。所以要不断尝试新技术，直到找到对你有用的方法为止。

1. 保持有规律的睡眠时间。每晚都在固定时间睡觉，每早都在固定时间起床，周末同样如此。不管昨晚睡了多久，第二天早上依然要按固定的时间起床。

2. 每晚都去营造有助睡眠的晚间放松时刻。洗个温水浴、做一会儿冥想或按摩，都有助于你放松。

3. 有些人喜欢在阅读中入睡。如果你有这样的习惯，请确保这不是一个动感十足的惊悚故事或恐怖故事——这些东西可没什么帮助。

4. 不要小睡！如果白天一感到昏昏欲睡就去小睡一会儿，那你夜晚早已被扰乱的睡眠周期会变得更加糟糕。

5. 声音疗法能诱导出平和的心境，使你的心慢慢静下来，直至进入梦乡。听一些舒缓的自然声音、柔和的音乐、风铃声或风扇转动声。

6. 一杯温牛奶拌上一茶匙香草（需真材实料，而非人工仿制）和几滴甜菊提取液。这会增加大脑中的 5- 羟色胺，从而有助睡眠。

7. 要在卧室外面摆弄电脑、玩视频游戏或打手机，睡前一两个小时务必关掉，这样会让你有时间"松弛"下来。

8. 睡前 2~3 个小时请勿进食。

9. 有规律地运动对于入睡和保持睡眠稳定都很有好处，但睡前 4 小时内请不要运动。晚上做剧烈运动会让你精神振奋，清醒异常。

10. 不要在晚上喝任何咖啡因饮料。此外，还要回避巧克力、尼古丁和酒精，在深夜尤其如此。

11. 如果你在半夜醒来，请不要查看时间。查看时间会使你感到焦虑，从而使问题更加严重。

12. 请将床和卧室辟为睡眠和性生活专用。亲密的行为能够让人释放许多天然激素，释放肌肉紧张，还能提升幸福感。如果你无法入睡，或者醒来之后再也睡不着，那么请起身到另一个房间里去吧！

Change
Your Brain,
睡眠解决方案
Change Your
Body

睡眠劫匪	睡眠助手
任何脑部问题	脑部健康
脑损伤	好好保护脑
低血糖	少食多餐，以维持健康的血糖水平
咖啡因	无咖啡因
配餐营养失调	配餐营养丰富
酗酒、吸毒	远离酒和毒品
注意力缺陷障碍	有效治疗注意力缺陷障碍
多种形式的抑郁	悲伤或焦虑时写日记，进行治疗
焦虑	通过冥想或自我催眠放松自己
消极思维	杀死"蚂蚁"（自动的消极想法）
阿尔茨海默病	睡眠促进剂，尤其是褪黑素
呼吸暂停综合征	治疗呼吸暂停综合征
激素波动	平衡激素
甲状腺疾病	治疗甲状腺疾病
慢性疼痛	多运动
长期应激	减压计划
看电视、打电玩、用电脑时间过长	睡前4小时关掉电脑和其他电子设备
	舒缓的音乐
	光照疗法
	补充剂，如褪黑素、L-色氨酸，5-羟基色氨酸、缬草根、卡瓦根、镁

为大脑减压，切断"病源"
拒绝衰老与病快快的压力解决方案

> 应激是一种心理疾病，只不过社会可以接受而已。
>
> ——理查德·卡尔森博士

　　玛丽亚到我们办公室来寻求帮助的时候40多岁，郁郁寡欢，因为她的小肚子上堆积了许多脂肪，多年来，她一直在努力减肥，她还一直承受着压力。母亲几年前得了中风，玛丽亚一直承担着照顾母亲的重任。而更让人头疼的是，儿子已经开始进入叛逆期。玛丽亚花费了那么多时间去照顾家庭，而长久以来却忽视了自己的健康和幸福。我告诉她一句我跟我的许多病人讲的话："在你去帮助别人之前，首先要给自己带好氧气面罩。"我这样说的意思是，要先把自己照顾好，才能有足够的健康水平去照顾你爱的人。玛丽亚学习了压力管理技巧，并且对自己的需要重新重视起来，她不但减掉了腹部脂肪，对母亲和儿子的照料也比以前更悉心了。

　　应激在日常生活中很常见。拥挤的交通、工作的重负、跟你另一半的争吵，有无数的事情会使我们的压力增大。事情过去后，压力消失了，我们才会长舒一口气。但是，慢性应激却不会给人留出喘息的机会。慢性应激来源于家庭不和、经济困难、健康问题、工作冲突或学校的麻烦，长期的压力是无情的。而且它影响的人群范围极广。美国心理协会近期的一项民意调查显示，有高达80%的美国人称，经济下滑给他们造成了很大的压力。这会给你的大脑和身体招来麻烦。

脑 - 体反应

请不要误解我的话。有一点压力是件好事。一旦有压力，大脑会告诉身体开始分泌大量肾上腺素和皮质醇，这两种激素都是由位于肾脏上方的肾上腺释放的。几秒钟后，你的心脏开始快速地剧烈跳动，呼吸加快，静脉血液加速流动，头脑感觉处在高度戒备状态。这时候，你的紧张程度完全可以使你逃脱一场劫难、面对座无虚席的观众发表演讲，或是参加一场考试。

这些应激激素都是使人体做出"战斗或逃跑"反应的主要化学物质，它们在你面临迫在眉睫的威胁时特别有用，比如你在自家的前院遇到一条响尾蛇（有一次还真被我碰上了）。令人惊叹的是，人类的大脑真是太高级了，仅去想象一个压力事件，就会引发人体对感知到的威胁做出反应，好像事情真的发生了一样。大脑是个非常强大的器官！

应激激素的短暂波动很正常，也对人体有益。它们会驱使你干好工作、在考试前好好复习或者按时付账。然而现代社会中的压力问题并不是肾上腺素和皮质醇的短暂波动。对于很多人来说，问题在于应激反应从来就没有停止过，交通、账单、工作、学校、家庭冲突、睡眠不足、健康问题，以及排得满满的日程表，这些使我们长期处于压力状态。请注意，生活中给我们制造压力的不仅是那些坏事。即使是喜事，比如生孩子或是升职都可能会成为应激源。看看下面列出的这些事项，它们是众多引起压力的事件和情境中的一小部分。

造成压力的消极事件 Change Your Brain,
Change Your Body

1. 所爱的人死亡	2. 下岗／失业	3. 离异
4. 意外怀孕	5. 流产	6. 经济问题
7. 打官司	8. 健康问题	9. 亲属患病

10. 照顾病弱的家人　　11. 有精神障碍或与患有精神障碍的人住在一起

12. 工作问题　　13. 学业问题

造成压力的积极事件　Change Your Brain, Change Your Body

1. 结婚　　2. 生孩子　　3. 开始新的工作

4. 升职　　5. 搬入新家　　6. 转入新学校

7. 上大学　　8. 出了本畅销书

🍎 慢性应激如何损害大脑

慢性应激会限制血液流向大脑，从而削弱脑部的整体功能，使其过早衰老。《心理神经内分泌学》（*Psychoneuroendocrinology*）杂志曾发表过一系列研究，对长期分泌应激激素（尤其是皮质醇）的状况进行了观察，还比较了其对不同年龄段被试脑功能造成的影响。此项研究表明，皮质醇水平较高的老年人，其记忆测试表现要比皮质醇水平处于均值以下的老年人差一些。高皮质醇水平的老年人，其海马回的体积也要小 14%。海马回是应激反应系统的一部分，它负责在威胁消失后发出信号制止皮质醇的分泌。但是，如果海马回中的脑细胞耗尽了，它也就不会再发出这个信号，从而导致释放出更大剂量的皮质醇。

研究人员发现，短时间内皮质醇大量分泌会对青少年的思维和记忆能力造成影响，尽管这种影响是暂时的。面向儿童和青少年的研究表明，比起其他孩子，那些社会经济地位较低的孩子应激激素的平均水平要高一些。这一系列研究表明，慢性应激对于各年龄段人们的脑功能都会造成损伤。

过量的皮质醇还会影响其他脑区。加拿大的研究人员曾利用脑功能成像技术做过研究，结果显示，长期分泌应激激素不仅与海马回活性降低有关，还与杏仁核活性降低相关，杏仁核是脑部情感区和前额叶的一部分。因此，慢性应激对认知功能和情感平衡都会造成消极影响。

情况会变得越来越糟。皮质醇持续超负荷会削减脑储备，从而使人体更易遭受到压力的影响。当压力伤害你大脑的时候，也在蹂躏你的身体。

● 慢性应激为何使你显得比实际年龄更老

如果你有鱼尾纹和皱纹，并且下颌松弛、皮肤变薄，请不要责怪你的父母。最新研究表明，罪魁祸首或许是包括长期压力在内的环境因素，而非遗传因素。有一项非常有趣的同卵双生子研究发现，是环境因素导致有些人看上去比他的实际年龄老。在这项曾发表在《整形与重建外科学》（*Plastic and Reconstructive Surgery*）杂志网站上的研究中，整形外科专家小组审查了186对同卵双胞胎的数码照片，这些照片是在他们参加2006年和2007年在俄亥俄州举办的"双胞胎节"时拍的。这些医生试图在其面部特征的基础上确认出每个人的年龄。他们发现，经历过应激事件的人，往往看起来要比生活中压力较小的孪生兄弟姐妹老一些。例如，与已婚、单身甚至丧偶的双胞胎相比，其离过婚的孪生兄弟或姐妹看上去差不多要老两岁。这项研究的作者之一认为，背负压力是双胞胎中相貌较老者共有的特点之一。

还有一些科学研究表明，慢性应激可以模拟衰老的效果，让你的相貌和给人的感觉比实际年龄看起来老好几岁。根据2009年针对647名女性所做的一项研究，慢性应激对人体的生理影响与吸烟、过度肥胖或者比实际年龄老10岁的效果相似。该项研究关注了可感知的压力水平与端粒（染色体两端的保护帽）的相关性。端粒越长，提供的保护就越多；越短，提供的保护就越少。

端粒会随着人们年龄的增长而逐渐变短，最终会短到引发细胞死亡。在这项研究中，感知到的压力水平较高的女性比起压力水平较低的女性端粒要短一些，这表明前者出现了早衰。

S 行动步骤 ------------------------
tep by Step

在破费数千美元去除皱之前，请想一想你的皮肤问题是否应归因为压力，而非自然衰老过程。

只需要简单地照照镜子，你就可以看到由压力引起的衰老。随着人体的自然衰老，皮肤开始失去胶原蛋白和弹性蛋白这两种蛋白质，这是两种为年轻的外貌提供支持和弹性的蛋白质。压力会引起胶原蛋白和弹性蛋白的过早分解，从而导致皮肤松弛、出现皱纹。很不幸，皱纹还不是持续压力带来的唯一皮肤问题。由于慢性应激老是在玩弄激素，所以它还会导致粉刺的爆发，而不管你年龄几何。

🍎 慢性应激为何使你变得病快快

身体会对你的思维、感觉和行为方式做出反应。正是由于这种脑 - 体连接，但凡人们感到有压力，就是身体在试图告诉你它出问题了。举个例子来说，如果某件事给你造成了压力，比如你所爱的人去世了，你就可能因此而发展成高血压或胃溃疡。慢性应激会削弱人体的免疫系统，使你在情绪较差的时候更容易感冒，或者受到其他病毒的感染。心脏病、高血压，甚至癌症也都与压力有关。事实上，压力太大会致人于死地。

在 2004 年的一期《心理学公报》（*Psychological Bulletin*）上，一个心理学家小组陈述了若干结论，这是他们在仔细研究了近 300 篇涉及慢性应激和免疫系统之间关系的科学文献之后的成果。这些研究的时间从 1960 年到 2001 年不等，其中包含被试 18 941 名。据他们分析，压力会造成免疫系统的变化，他们提供了无可辩驳的证据。研究发现，短期应激能暂时增强免疫力，但长期压力（应激）则会削弱免疫系统，使人更易患常见疾病和严重疾病。特别是对于老人和那些已经患病的人来说，他们对慢性应激使人体免疫系统发生的变化更为敏感。

《免疫毒理学》（*Journal of Immunotoxicology*）杂志中有一项研究报告称，危害抗病能力的不仅是你今天感觉到的压力。这表明，早年承受的慢性应激，会使你整个一生更容易遭受免疫系统衰弱的影响。

另外，如果感到压力，你或许就无法做好本可以做好的健康护理。你可能不太愿意运动，不太愿意吃营养食物或遵医嘱服药。酗酒、吸烟或滥用毒品也可能是慢性应激的征兆。这些行为都是让身体获得理想状态的障碍。

🍇 压力为何使你的腰肢变粗

如果你刚刚接到老板的解雇通知书，跟十几岁的女儿大吵一架，或是约会迟到了，你会做何反应？你可能会用巧克力、冰激凌、炸薯条或薯片（甚至全部一起上）使自己的神经平静下来吗？个中原因有其科学解释。应激和应激激素皮质醇都会增强食欲，提升对碳水化合物和甜食的需求，而这些都是会让你发胖的东西。

我在《生理与行为杂志》（*Physiology & Behavior*）上看到过两项研究，研究者调查了应激对食物选择和进食量的影响。结果或许正如你所料。第一个实验发现，压力会使人们不去选择诸如葡萄之类的健康低脂食物，而去选择 M&M 豆这类高脂食物。在第二项实验中，研究者对男性和女性的进食量变化进行了研究。他们发现，正在节食的人如果承受的压力太大，会更倾向于多吃，女性尤其如此。

动物研究表明，长期处于应激状态是危险增重的诱因。佐治亚州立大学的一项研究表明，在 33 天内不断地面对压力的动物会饮食过量，体重也会随之增加，尤其腹部脂肪会显著增多，腹部脂肪也称为内脏脂肪。这种脂肪会使人的体型变成苹果状，而非梨状，它是对人体最为有害的一种脂肪，因为它会将一些重要器官包裹起来，从而引起很多严重疾病，比如心血管疾病以及糖尿病。

乔治敦大学医学中心开展的另一项研究发现，慢性应激会使小鼠的饮食处于高脂高糖状态，这会导致其腹部肥胖，为营造应激环境，研究者让小鼠接触冷水或遭受侵袭。三个月后，圆滚滚的肚子不再是小鼠身体发生的唯一变化。它们还出现了一些与代谢综合征相关的典型症状，包括高血压、发炎、高胆固醇、葡萄糖不耐受症和其他更多症状。这项研究告诉我们，慢性应激堆到你肚子上的脂肪，要比高脂高糖饮食带来的脂肪多得多，并且堆积的速度更快。

青少年的体重也易受到压力影响。《青少年健康杂志》上曾有一项研究，调查了 1 011 名青少年及其母亲的相关数据，结果发现生活中承受的压力越大，越有可能遇到体重问题。

生活中如果时时伴有压力，那么你会更容易由于其他一些原因而滋生体重问题。例如，慢性应激通常伴随着睡眠缺乏，这样会使皮质醇分泌量激增，让食欲控制激素跌破平衡，从而导致暴饮暴食，对甜食渴望强烈，

行动步骤
Step by Step

如果你减肥有困难，请考虑一下压力因素的影响吧！除营养饮食和锻炼外，学习一些压力管理技巧也很有必要。

脂肪就更易囤积。慢性应激会使人体感觉疲倦和疼痛，这让你更加不愿意去运动，于是体重秤上的数字开始渐渐变大。压力情境还会驱使许多人去寻求令人有舒适感的食物，以此来抚慰自己的情绪。所有这些，都会使赢得这场抗"膨胀"之战难上加难。

🍓 压力会使你不孕不育吗

压力过重会影响身体机能，包括繁殖能力。有科学证据表明，慢性应激会导致激素发生变化，从而干扰生殖机能。

压力会使你的身体和皮肤过早衰老，同样它也会加速生殖系统老化的进程。对于女性来说，随着年龄的增长，受孕会变得越来越难，无论是自然衰老还是压力引起的衰老，都是难以受孕的原因。女性不是因压力而导致不孕的唯一受害者。印度研究人员发现，情绪紧张会损伤精子细胞。除了会给自然受孕带来问题，压力水平升高还会阻碍生育治疗，如体外受精（IVF 试管婴儿）的成功。

2005 年一项发表在《人类生殖》上的研究，就压力生活事件对 IVF 治疗的影响进行了调查。在接受治疗前的 12 个月，研究人员要求 809 名女性完成一份有关压力和消极生活事件的调查问卷。那些治疗后成功怀孕的女性所报告的压力事件，要比未受孕的女性少。研究人员由此得出结论，压力会降低体外受精治疗成功的概率。

行动步骤
Step by Step

如果你难以受孕，那么请在寻求昂贵的生育治疗之前，先把自己的压力减下来。

在同一本杂志上，有段西班牙马德里国立远程大学的心理学家发表的评论，我很赞同。他深信，压力是很多不孕不育病例的原因，他建议，治疗不孕症的第一个疗程，应该是减压，而非那些昂贵的侵入式治疗，如体外受精。我觉得

这很有意义，减轻压力无任何副作用，也不会遇到某些生育疗法带来的道德或宗教上的困扰。

🍒 压力如何戏弄你的心理健康

慢性应激会消耗你的幸福感，并且与焦虑、抑郁和阿尔茨海默病有关，这些都会影响你的身体。压力会激活大脑边缘系统，这是你的情感中心。如果你遭遇了某种形式的情感创伤，比如出了车祸或者被强奸了，那你的情绪系统将会变得异常活跃，这会让你更加难过沮丧。经历创伤之后，有些人会患上创伤后应激障碍，这意味着压力将永不消失。压力的常见征兆和症状见表10-1。

2003年7月16日，33岁的史蒂芬正在加州圣莫尼卡的一家自行车店工作。这位自行车修理师傅想去当地的农贸市场逛逛，顺便吃个午饭。史蒂芬刚到市场，87岁的乔治·拉塞尔·韦勒驾驶的1992年产别克车失去了控制，一股脑儿地在这个露天市场横冲直撞。听到尖叫和骚动，史蒂芬抬头一看，韦勒的车正拦腰朝他撞过来。史蒂芬心想，这下肯定要被撞上了，但在最后关头，他却成功地躲开了迎面冲来的汽车。

史蒂芬是那天的幸存者，这场事故有10人死亡，50多人受伤。这位海湾战争中的老兵，利用他在军队学到的医术挽救了许多周围受伤的人。尽管他已使出浑身解数，还是有个女人死在了他怀里。受过创伤后，史蒂芬又一头扎进了工作。这场恶性交通事故发生后的几个月里，他都无法入睡，不停地颤抖。

为了帮助史蒂芬，我们运用了一种叫作眼动身心重建法（EMDR）的治疗技术。在用这项技术进行治疗的过程中，病人的眼睛跟随专业治疗师的手在水平位置上来回移动，同时注意到那些带来情绪困扰的记忆。在签订一个具体的协议之后，临床医师会帮助病人将消极想法和对创伤事件的反应最小化。仅仅经过一次治疗，史蒂芬的情况就开始有所改善，8个小时治疗后，他的颤抖逐渐消退了，感觉也有了很大好转。

表 10-1　　　　　　　　压力（应激）的常见征兆和症状

1. 经常头痛或偏头痛	27. 难以集中注意力或思维奔逸
2. 磨牙	28. 接受新信息困难
3. 口吃	29. 健忘、混乱或困惑
4. 嘴唇或手颤抖／震颤	30. 决策困难
5. 颈部疼痛、背部疼痛或肌肉痉挛	31. 感到不堪重负
6. 头晕目眩、昏厥	32. 频繁的阵发性哭泣或出现自杀念头
7. 听到铃声、蜂鸣声或咯啦声	33. 感觉孤独、无价值
8. 经常脸红或手心出汗	34. 不修边幅，不守时
9. 手脚发冷或手心出汗	35. 紧张兮兮的习惯，坐立不安或晃脚
10. 口干或吞咽有问题	36. 更加易激惹、易怒
11. 经常感冒、感染或生疱疹	37. 小题大做
12. 皮疹、瘙痒、荨麻疹、鸡皮疙瘩	38. 小事故发生频率增大
13. 不明原因、频繁的过敏	39. 强迫行为
14. 心口灼热	40. 工作效率和生产能力降低
15. 胃痛或恶心	41. 用谎言或借口掩盖不良工作表现
16. 便秘或腹泻	42. 语速快或喃喃低语
17. 呼吸困难或大喘气	43. 过度防御或多疑
18. 突然的惊恐发作	44. 交流或分享存在问题
19. 胸闷或心悸	45. 社交退缩或孤立
20. 尿频	46. 持续疲劳或虚弱
21. 性欲低下或性冷淡	47. 经常服用非处方药
22. 过度焦虑、担忧、内疚或紧张	48. 体重增加或未经节食而减重
23. 愤怒、沮丧或敌意增加	49. 吸烟量增加
24. 抑郁、情绪波动频繁或幅度较大	50. 过量饮酒或毒品滥用
25. 食欲增强或减退	51. 过量赌博或购物过于冲动
26. 失眠、噩梦或做梦扰乱睡眠	

资料来源：美国职业压力协会。

根据兰德公司 2008 年的研究报告，从伊拉克和阿富汗归来的士兵有 1/5 存在创伤后应激障碍或抑郁症状。随着越来越多的士兵归来，可以预见，他们其中会有许多人遭遇这种慢性应激障碍的困扰。

谁对压力更为敏感

很遗憾，每个人都易遭受慢性应激的影响。在人生的任何阶段它都有可能袭击你。如果你或你圈子中的某个人遭遇了慢性应激，那么每个人都逃脱不了干系。你可能听说过的涓滴经济理论，还有个涓滴压力理论。如果老板压力过大，那么每位在场的员工承受的压力都会增大。如果你的妻子或丈夫压力过大，那么包括你在内的每位家庭成员的压力也会增大。

在我的成长过程中，家中就曾发生过这么一幕。我父亲拥有一家杂货连锁店。我 14 岁时，他决定将商店卖给一家更大的杂货店集团。去为别人工作，是爸爸犯下的大错。他是个非常独立的人。他讨厌现在做的事情，承受了很大的压力。他很痛苦，周围也找不到什么乐子，压力经常滚滚而来。

舒缓压力的 16 种方法

在从业过程中，我曾接触过许多遭受严重压力的患者，多数情况下是因为没人教过他们压力管理技巧，他们的压力才膨胀至此。在我告诉他们有更好的办法来应对压力后，他们的状况有了很大改善。这里有 16 种帮你舒缓压力的方法，会让你的皮肤更好、免疫力更强、身段更苗条。你可以从中选择四五种最喜欢的方式。

● 拿出固定时间来冥想或祈祷

几十年来，很多研究都表明冥想和祈祷能够舒缓压力，提升脑功能。在亚蒙诊所，我们对一种叫作"Kirtan Kriya"的瑜伽式冥想进行了脑扫描研究，有 11 人参与了扫描。我们分别在他们没有冥想的一天和次日冥想的时候做了两次扫描。对于冥想，参与者朗读以下这 5 个被称为原始音的简单声音："sa""ta""na""ma"，而每个音后面的"aa"，也就是最后那个音被看成是第 5 个音。冥想的时候，双手的拇指分别触及各自的食指，同时发出"sa"音，接触中指时发出"ta"音，无名指发"na"音，小指发"ma"音。发音和指法重复进行，2 分钟大声喊，2 分钟低声念，4 分钟默读，2 分钟耳语，再 2 分钟大声喊（见图 10-1）。

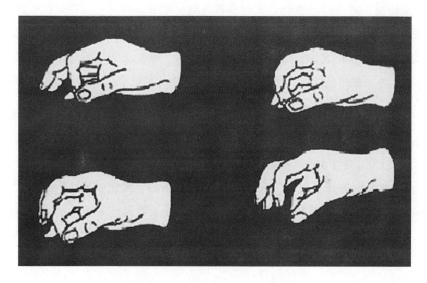

图 10-1 "Kirtan Kriya" 指尖动作

在冥想后所做的脑成像扫描表明，冥想者左侧顶叶的活性有大幅下降，这说明人的时空感在减弱。扫描图还显示出额叶皮层的活性明显增加，这说明冥想会帮助人调整，而不是让人混乱。我们还观察到其右颞叶的活性增强了，这是个与宗教感相关的脑区。

冥想的好处远不止缓解压力。有研究表明，它还能改善注意力和计划管理能力、减轻抑郁和焦虑、减少困倦，还能使大脑免受因正常衰老而导致的认知能力下降。加州大学洛杉矶分校的研究人员发现，经常冥想的人，海马回和额叶皮层的体积明显要大一些。另外，研究还表明，冥想有助于减轻体重、减缓肌肉紧张、使皮肤紧致。

如果你觉得冥想的概念有点过于"新潮"，而且会受很多限制，那么请注意，冥想随时随地都可以做，而不一定非得盘腿在地板上打坐、焚香，你能联想到的与冥想有关的任何事情都不是必需的。如果你在工作，只需关上办公室的门，坐在椅子上，闭上眼睛，放松一会儿。如果你在家里，可以在醒来后坐在床边，花几分钟使自己的精神平静下来。

祈祷与冥想一样，也会带来许多有益健康和减压的好处。许多医生都曾专门罗列了祈祷和其他冥想状态疗效显著的科学证据。这些疗效包括：减轻压力感、降低胆固醇水平、改善睡眠、减轻焦虑和抑郁、减少头痛、肌肉更加放松、延年益寿。每天祈祷或诵读《圣经》的人罹患高血压的概率要比其他人小 40%。

1998 年杜克大学的一项研究调查了 577 名因身体不适住院的男性和女性，结果表明，患者越是运用积极的精神应对策略（向朋友和宗教领袖寻求精神支持、信仰上帝、祈祷），其抑郁症状的程度就越低，生活质量就越高。1996 年对 269 名家庭医生的调查发现，有 99% 的人认为祈祷、冥想或其他精神和宗教活动有助于医疗效果的提升；有过半的受访者表示，在目前对患者的治疗过程中纳入了放松或冥想技术。

放松反应 Change Your Brain, Change Your Body

最简单的冥想和减压方法之一，是一项叫作"放松反应"的技术，它是由哈佛医学院的赫伯特·本森医学博士（Herbert Benson, M.D.）创立的。建议你每天拿出 10 ~ 20 分钟去尝试一下。以下是步骤说明。

1. 选一个舒服的位置静静坐下。
2. 闭上眼睛。
3. 深度放松全身肌肉。从脚下开始，逐渐向上放松至脸部。保持这些部位放松。
4. 用鼻子呼吸。逐渐意识到自己的呼吸。边呼气边默默地对自己说"一"（可选择其他

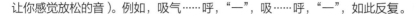

让你感觉放松的音）。例如，吸气……呼，"一"，吸……呼，"一"，如此反复。

5. **持续进行 10 ~ 20 分钟。** 你可以睁开眼睛看时间，但不要定闹铃。完成后静坐几分钟，一开始要闭着眼睛，稍后再睁开。这几分钟请勿站立。

报个瑜伽班

瑜伽是一种古老且备受推崇的压力释放方式。许多瑜伽班都会促进精神镇静、自我觉知以及对当下存在的关注，这些都能给我们带来放松感和幸福感。有确凿的科学证据表明，瑜伽有助于降血压，缓解高原反应，减轻焦虑、关节炎、哮喘、腕管综合征、抑郁症、癫痫、心脏病、肺部疾病和毒瘾，还有利于提高生活质量。瑜伽现在非常流行，你肯定能找到适合你的年龄和能力水平的班级。

学会推脱

人们通常会把自己的时间表排得满满的，几乎不留有任何喘息的余地。总是想着从这项活动赶到下一项，诸如开会、学校和家庭琐事，这会让你手足无措。现代社会中，忙忙碌碌似乎是一枚荣誉徽章。随便找个人问一下今天有什么计划，他八九不离十会告诉你，自己是如何忙得不可开交的。"我正忙着完成一个工作项目，举办一场宴会，正在为孩子制作学校的演出服，正在教会做义工，还要去参加读书会。"唷！只要想一下这些事情，都会让你压力大增。

告诉你一个好消息！你不必接受每一个邀请，不必每个项目都身体力行或参加每一次获知的志愿者活动。有两种最重要的生活技能就是，要学会推脱的艺术、具备说不的能力。很多时候，我们仅是为了取悦他人，就答应去做了，而不是先扪心自问一下，对方的请求是不是与自己的生活协调一致。很多人都习惯于还没把请求放到前额叶先行处理一下，就脱口而出"可以"。在别人对你有所请求时，这样回答要好一些："请允许我先考虑下。"这样你就有时间来处理一下这个请求，看它是否在你的时间表允许的范围之内，是否与你的动机和目标相符。如果你手头有太多的事情要做，那就把它推脱掉。

● 感恩

如果你想让脑更好地工作，那你就得对生活中的美好事物心存感激。心理学家诺埃尔·尼尔森（Noelle Nelson）曾与我一同针对感激和赞赏做过一项研究。她为此做过两次脑部扫描。第一次扫描是在她冥想 30 分钟后进行的，冥想的内容是她一生中值得感恩的所有事情。经过这次"感恩冥想"，她的大脑看上去非常健康。

几天后，她又进行了一次扫描，扫描前她对一生中心存恐惧的事回顾了一番。其中一项是：假如她的狗病了、自己无法工作，会怎样？她有一连串可怕的念头："如果我的狗生病了，我没法儿去工作，因为要留在家照顾它……如果我没去工作，就有可能失去工作……如果失去了工作，就没有足够的钱带我的狗去看兽医，它很可能会死掉……如果狗死了，我会非常沮丧，以致仍然无法去公司上班……然后，家也没了，我会变得无家可归。"

在她将这些想法在思绪中演绎过一遍后，我对她进行了脑部扫描。她那恐惧的大脑与健康感恩的大脑相比，简直是判若两人。扫描结果还表明，其脑部有两个区域的活性有大幅降低。她的小脑已完全"关机"（见图 10-2）。小脑涉及身体的协调性，如散步或运动。最新研究还表明，小脑还与加工处理速度有关，就像电脑里的时钟速度一样，会关系到思维协调的速度、整合新信息的速度。小脑活性低的人，往往笨手笨脚，不太可能找到解决问题的出路。他们的思维和处理信息的速度要慢一些，更容易纠结。

另外一个受到影响的脑区是颞叶，特别是左侧颞叶（见图 10-3）。颞叶与情绪、记忆和脾气控制有关。这个脑区出了问题可能会引发某些形式的抑郁症，还可能产生阴暗的思想、暴力和记忆问题。从诺伊尔的扫描图可以看出，在她心怀感激时，其颞叶很健康。而当她用消极的念头恐吓自己时，颞叶变得不再那么活跃。消极的思维模式会将脑引向消极的道路。试着去感恩，这有助于你拥有一个值得感激的脑。

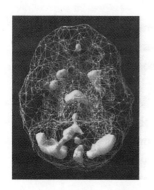
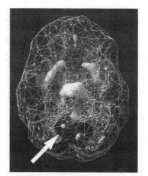

注意，伴随不良念头，小脑的
活性明显降低

图 10-2　心存感激的和怀恨在心的大脑 3D 图对比

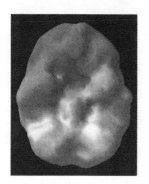
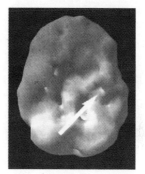

注意，伴随不良念头，左侧颞
叶的活性有所降低

图 10-3　心存感激的和怀恨在心的大脑扫描图对比

关注生活中的美好事物，无论在何种环境下，都会让你更加快乐，这是美国宾夕法尼亚大学的著名积极心理学中心主任马丁·塞利格曼（Martin Seligman）几十年研究得出的结论。塞利格曼推进了积极心理学的发展，这是个引人注目的领域，其理论基础是：幸福不是优良基因的产物，它是可以培养的。他在著作《真实的幸福》[①]中写到，每天都展现出你的感恩之心，是提升你的快乐感、幸福感和生活满意度的要诀之一。

你可以试一下下面这个简短的感恩练习。每天都写下 5 件令你感激的事情。

① 本书中文简体字版已由湛庐文化策划、万卷出版公司出版。——编者注

可以使用本书提供的表格，复印几份，或者索性在记事本上写下你所感激的事情。书写的行为有助于巩固它们在你脑中的印象。根据我的经验，如果抑郁症患者每天都进行这项练习，的确能够减少抗抑郁药物的需求量。另有研究人员也发现，经常表达感激之情的人会更健康、更乐观、更能达成目标、幸福感更强、更乐于助人。其实，经常做感恩练习的医生，能更准确地给病人做出诊断。

感恩 5 件事

1. _____

2. _____

3. _____

4. _____

5. _____

● 保证充足的睡眠

获得充足的睡眠可增强对抗压力的能力。睡眠于大脑的诸多益处，请参阅第 9 章。

● 多运动

体育运动能有效地缓解压力。锻炼是你能为脑做的顶级重要的事，为什么这么讲？更多内容请阅读第 4 章。

● 学会用意念温暖双手

详情请参见第 7 章的"大脑 - 心脏解决方案"。

● 练习腹式呼吸

简单的呼吸动作会将氧气输送到肺部，血液在那里接过氧气，带给体内每个细胞。呼吸还能除去体内的废弃物，如二氧化碳。如果身体系统内存留的二氧化碳过多，就可能会导致迷惘和恐慌的压力感。脑细胞对氧气尤为敏感，如果氧气被剥夺，它们4分钟内即开始死亡。即使氧气含量有细微变化，你的感觉也会因此而改变。

腹式呼吸是一种由你自己主导并控制的呼吸方式。它能使基底神经节镇静，这个脑区能控制焦虑，有助于大脑更高效地运行，有利于放松肌肉、温暖双手、调节心率。下面是教你如何做的练习方法。

腹式呼吸练习 Change Your Brain, Change Your Body

试一下这项简单的三步运动，以确保呼吸得足够深：

● 平躺下，在肚子上放一本小书；

● 吸气时，使这本书升起来；

● 呼气时，使这本书沉下去；

还有一个可以舒缓压力的呼吸技巧，如此反复10次，你可能就会开始感觉到无比放松了：

● 感到压力大时，深吸一口气，屏住4～5秒钟，然后慢慢呼出（大概用6～8秒钟完全呼出）；

● 再深吸一口气（尽你所能吸气），屏住4～5秒，再次慢慢呼出。

● 听舒缓的音乐

音乐具有治疗功效，它能为紧绷的身心吹来一缕平和的风。当然，这取决于你听的是哪种音乐。要听一些有镇静效果的音乐，比如古典音乐或背景音乐，已经证明，这种音乐可减轻压力和缓解焦虑。其他类型的音乐可能会诱导压力、破坏平静。我相信，大多数被送往寄宿学校或工读学校的青少年听重金属音乐要比其他同龄人多，这绝非巧合。歌词充满仇恨和绝望情绪的音乐，可能促使正在发育中的青少年萌生相同的精神状态。孩子听的音乐，会伤害他们，也会帮助他们。趁他们年轻，多多引导他们热爱古典音乐吧！

让你被薰衣草的香包裹起来

深层边缘系统是大脑的一部分，它直接负责处理嗅觉信息。它也是大脑的情感中心，这意味着气味会对你的心情有很大影响。在远古时代，人们就知道薰衣草的香味有息气凝神、舒缓压力之功效，因而薰衣草一直被沿用至今。这种广受青睐的香气一直是无数人研究的对象，这些研究都表明，它能降低皮质醇水平、促进放松、减轻压力。

S 行动步骤 ------------------------
tep by Step

原则上，我赞同活在当下是好主意。忧心过去、对着未来发愁，只会给你增加压力。然而，我通过脑成像发现，如果回想从前的美好时刻，就会增强脑功能。不必把你的过去完全清空，但要确保在脑中播放的版本，包含的都是积极正面的信息。

《人类早期发展》(*Early Human Development*)杂志上曾刊登过一项引人注目的研究，研究对象是给宝宝洗澡的两组妈妈。第一组使用薰衣草沐浴油，第二组不使用。与第二组妈妈相比，第一组妈妈在给宝宝洗澡的过程中，似乎更放松，微笑和抚爱宝宝的次数也更多。她们的宝宝较少哭叫，洗澡后熟睡的时间也更长。第一组妈妈和她们的宝宝体内的皮质醇水平要显著低于第二组（未使用薰衣草沐浴油）。

你会发现，这种天然的压力舒缓剂形式各异：油、蜡烛、喷剂、洗剂、香囊和干花叶。许多其他香味，如天竺葵、玫瑰、肉豆蔻、檀香和洋甘菊，都被认为有镇静、减轻压力的功效。

多彩排或练习造成压力的情境

没有人能对压力完全免疫。每个人都会因为某些事情而不时产生压力。对于许多人来说，在公众场合讲话、应聘面试，或者去参加全是陌生人的活动，都会使你手心出汗、心跳加快。这种情况下，只需稍加练习，即可获益匪浅。越是你经常做的事情，其压力的诱导力就越小。

活在当下

活在当下的观念很简单，但却最难执行。很多人会纠缠于过去，对几年前甚至几十年前所发生的事情积怨至今，对一次跟同事吵架仍怀恨在心，或是对高中时感觉不爽的事情仍耿耿于怀。想象自己正躺在温暖、阳光明媚的海滩上度假，脑子里却因上周另一半对你的一句数落而咬牙切齿。同样常见的是，有些人习惯担忧未来，总是惦记着会有什么坏事发生。在埃克哈特·托利的力作《当下的力量》一书中，他鼓励读者摆脱过去的痛苦，别再对未来恐惧，要活在当下。他认为，只有现在是我们所真正拥有的，过去无法改变，而当下正在做的事情却在塑造着我们的未来。

自我催眠

像冥想和祈祷一样，自我催眠也是一种平衡脑功能、减轻压力的有力工具。感觉压力过大时，我便会使用在第 9 章"睡眠解决方案"中提到的自我催眠运动。尽管如此，这时的自我催眠却并非以入睡告终，而是在那种"特殊状态"中停留大概 10 或 15 分钟，而后再完全回到意识中来。通常这会令我深度放松、精神焕发。这是我最喜欢的压力克星之一。

切勿让有害物质损害大脑

喝咖啡、吃甜食、饮酒和吸烟是最常见的压力应对方式，但很遗憾，这些应对方式也是最糟糕的。杜克大学的研究者詹姆斯·莱恩（James Lane）博士已经针对咖啡因对压力的影响研究了 9 年多。根据他的发现，咖啡因会破坏掌控压力的自然进程。咖啡因在消化时会阻碍腺苷的释放，这种化学物质可调节身体机能。通常，在我们承受压力时，腺苷分泌水平会上升，以减少身体对压力的反应。

然而，咖啡因的存在会使腺苷的分泌受到抑制，从而加强了身体对压力的反应。莱恩的研究工作表明，人在面对压力事件或任务时，摄入咖啡因会提升压力激素的水平。大体说来，这意味着如果在考试或一场大型会议之前喝一大杯拿铁咖啡，只会放大各种压力感，而这些感觉如果放到平日，也不过如此。

人们常常会倒一杯葡萄酒或烈酒来缓解压力的侵袭。不过，有研究表明，对于许多人来说，喝酒其实会诱导压力，提升压力激素水平。酒精还会降低脑部的总血流量和活性，从而削弱你应对压力的能力。

这个道理同样适用于吸烟。吸烟者在感到压力时，会习惯性地点上一根寻求解脱。但体内发生的却是另一回事。尼古丁会导致血压上升、心率加快，而这些都是压力增大的征兆。像饮酒一样，吸烟也会导致血管收缩，从而减少脑部的供氧量，最终减弱大脑机能。

许多研究都表明，如果遭遇了无情的压力，许多人会在一大杯圣代冰激凌、一大把巧克力豆或一包奥利奥饼干中寻求慰藉。很遗憾，高脂肪食物也会触发人体对压力的反应。

> **S**tep by Step **行动步骤**
>
> 感到有压力时，不要求助于酒、香烟和糖果。它们会削弱脑部机能，最终增大压力。

卡尔加里大学的研究人员曾对两组学生的应激反应进行过研究。第一组学生吃高脂早餐，而第二组学生食用的则是低脂餐。两个小时后，实验参与者会经历一系列压力任务。完成每项任务的过程中，与第二组学生相比，饱餐高脂食物的那一组学生，其应激反应要强烈得多。

多笑一笑

越来越多的科学文献表明，笑能抵消压力，并且对免疫系统有益。这可不是开玩笑！有项针对癌症患者的研究发现，笑能减轻压力，增强细胞活性，提升抵抗癌症的能力。

美国加州大学欧文分校的教授李·伯克（Lee Berk）说："如果我们把目前所知有关笑的医疗功效整理一下，包装成一种药物的话，或许都可以向国家食品与药品管理局申请批准了。"笑会减缓应激激素的流动，应激激素很危险，它会抑制免疫系统、使血压升高、增加血小板，而血小板增加会导致血栓和冠状动脉阻塞，这可是人体的定时炸弹。笑还能促进消化，舒缓胃痛（这是慢性应激的一种常见症状）。另外，尽情地哄堂大笑还会增加内啡肽的释放，给你带来美妙轻松的感觉。真的，笑可能是缓解压力最有效的一剂良药。

孩子平均每天笑几百次。成人平均每天只笑十几次。要给你的日常生活注入更大剂量的幽默。看搞笑片（这或许是电视有益的一面），去搞笑俱乐部，去看幽默儿童剧，看笑话书，多多与你的朋友和同事讲笑话。

学会调侃自己也很重要，这一点怎么强调都不为过。当你不慎将牛奶罐跌落，溅了厨房一地奶时；当你叫错了一位生意伙伴的名字时；当你给学生上课过程中突然卡壳时，第一个笑的人应该是你自己。如果你不再拿自己太当回事儿，压力也会随之消退。

针对慢性应激寻求帮助

如果你长期压力过大，那么看看心理医生，跟他谈谈自己的问题，学习一些更有效的压力管理技巧，这或许是个好办法。很多人对于看心理医生颇有微词，但我却把他们当作生活顾问。如果一家大型企业遇到了麻烦，那么很可能要去直接面对并处理其中的问题，还要请最好的顾问来协助解决。在个人生活中我们应采取同样的做法。应对压力问题时，我经常会推荐来访者去咨询一下生物反馈治疗师、催眠师和从事"眼动身心重建法"心理治疗的专家，这都有助于他们应对焦虑和过去的创伤，改善其行为表现。

舒缓压力的补充剂

有些食物补充剂有助于舒缓压力，如 B 族维生素、左旋茶氨酸、γ- 氨基丁酸、贯叶连翘、5- 羟基色氨酸、镁和缬草根。可以在健康保健专家的指导下服用。因为有些东西虽然是天然的，但并不意味着它完全无害。

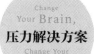

压力解决方案

压力诱导剂	压力舒缓剂
任何脑部问题	有益脑健康的生活方式
睡眠不足	睡眠充足，至少7小时
酗酒、滥用毒品	远离酒和毒品
咖啡因	限制咖啡因摄入量
抑郁症	治疗抑郁症
焦虑	冥想放松
缺乏锻炼	体育活动，包括瑜伽
吸烟	戒烟
	腹式呼吸
	舒缓的音乐
	像薰衣草香一样令人镇静的香气
	自我催眠
	笑
	减压方案
	B族维生素、左旋茶氨酸、γ-氨基丁酸、贯叶连翘、5-羟基色氨酸、镁、缬草根

扔掉本本，用大脑记住你每天要做的事
让你拥有好记性、不再丢三落四的记忆解决方案

> 人不必成为一间鬼屋，人不必成为一座宅子；人脑
> 中有超越物质世界的通道。
>
> ——艾米莉·狄更生，《鬼》

约翰 65 岁了，患有 II 型糖尿病。医嘱很明确：多运动、有利健康的配餐、按时吃药。但他向来都是忘得一干二净。他会经常出去吃甜甜圈和加糖的奶油拿铁咖啡。并且他还经常忘记吃药，除非老伴递到他手中。看到约翰这样，老伴满心沮丧，于是就数落责怪他，约翰也会答应着下次一定记着。糖尿病吞噬着他原本健康的脑部血流量，特别是前额叶（冲动控制和短期记忆）和颞叶内部（信息在此转入长期记忆）。虽然约翰知道该怎么办，但常常会忘记，然后又恢复到惯常的行为。为此，他付出了沉重的代价。随着年龄增长，他变得双目失明，双腿被截肢。他的皮肤看上去比实际年龄老得多，且明显超重。

健康的身体需要好记性。要保持健康，得记住每天需要做什么。这与意志力不同，它是在冲动和欲望占据你的前额叶时才起作用的。记忆的作用是将计划保持在头脑中，以便你持之以恒地去追求并实现自己的目标。记忆要求专注，以获取那些进入大脑的信息，信息一旦进入了，还得将它们放到大脑的长时记忆库里。有些人的记忆力由于年龄的增长而衰退，而有些人的记性向来就不太

好。无论是哪种情况，只要大脑和身体的健康状况有了全面改善，你的记忆力就一定会有所提高。

鉴于阿尔茨海默病的发病率预计会在未来 25 年中增长 3 倍，如何优化记忆中枢对于我们所有人来说就都显得至关重要。我曾见过记忆障碍这种疾病破坏过许多家庭，弄得所有人都压力重重、面容苍老。本章中我会帮助你了解记忆的不同类型，有关记忆的具体问题和应对方法，以及如何全面提升记忆力。

记忆的种类

记忆是一个人对其脑中储存经验的记录，可能是一次有趣的谈话、一条信息、"令人难忘的一幕"或者一个值得关注的事件。根据经验发生与提取此经验时间间隔的长短，记忆可分为三类。不同类型的记忆在提取时，会激活不同的脑区。

- **工作记忆**。居于额叶，保持时间不会超过一分钟。这种记忆形式通常指一个人的注意力持续时间，记忆消退之前只会持续一分钟。举个例子，在努力记住别人刚刚向你示范的舞步时，使用的便是工作记忆。
- **短时记忆**。居于颞叶中的海马回，保持时间从几分钟到几周不等。如果你在努力回想上周舞蹈班学习的舞步，这些脑区就被激活了。并不是每时每刻的经验都会激活短时记忆。只有那些新颖、有趣或者自己有意要记住的经验，才会有效激活这个脑区的神经细胞去记录它们。
- **长时记忆**。可保持一生。科学家目前尚不能确定哪些脑区与长时记忆直接相关，但它们很有可能分散在各个脑区中。如果你在努力回想自己孩提时代第一位舞蹈老师的名字，这时调用的便是长时记忆了。

记忆新兵训练营

要想让记忆力处于最佳状态，就得保持大脑和身体的健康、经常使用记忆脑区，发现记忆问题要尽早治疗。

有研究表明，学习新知、以不同的方式去做以前做过的事，均有助于大脑保持健康和年轻。无聊的事情不仅是无聊，从长远来看，还会对大脑健康造成潜在的危害。在新近几项科学研究中，那些在生活中不经常参与学习活动的人，其阿尔茨海默病的发病率会更高。

大脑就像肌肉。用得越多，持续使用的时间就越长。学习新知会促使大脑生成新连接，让思维更加敏锐、高效。脱离学习实际上就是诱使大脑自己解体。但与肌肉不同的是，大脑极易感到厌倦，需要不断接受新的、不同的挑战才会保持健康。一旦大脑真正学到了东西，比如认得家乡的道路了，完成任务所消耗的能量就会越来越少。为保持活跃状态，大脑需要不断接受新挑战。新的冒险、新的地方、新的技能都有助于大脑健康。这里有三种神奇的方法，能使你的大脑永葆青春。

- **将自己浸入异国他乡。** 安排一次意大利厨艺之旅，这绝对是让大脑青春永驻的妙方，除非你早已玩过几次了。到新的地域旅行，特别是那些充满迷人的历史和风景的国度，会让大脑的学习和工作区域保持最高效的状态。此外，去感受不同的文化往往要接触新的语言，这会极大提升大脑的语言和记忆中枢。如果还有其他技能，诸如烹饪——只要别喝太多酒，那么你还会从中获得更大的益处。同样，盘算一下到附近的城市旅游、看一场外国电影、去一家国际餐厅就餐或者听一听新音乐，这些也会让大脑接触新的经验。学习会加强海马回细胞，而海马回是脑部情感和记忆的中枢。

- **新的道路。** 有种更为简单廉价、更家常的运动，就是每天在离家上班或下班回家时试着换一条不同的路线。每次都走同样的老路，无异于将大脑设置成了自动导航，这对它不会有什么好处。找找有没有新的道路，变换一下乘公交或驾车的路线。比如，不要径直上公路，而是时不时地走小路，看看其他社区。新的导航路线会增强脑部顶叶的机能，这个区域与方向感有关。在风景优美的路上驾车回家有助于舒缓压力，这对整个脑部都有积极的作用。

- **动起来。** 不断探索新的锻炼方式，是保持脑部年轻的最有效方法之一。我最喜爱的健脑运动之一便是跳舞。运动本身能增加脑部血流量，这有助于大脑保持年轻。如果伴着音乐外加一项协调运动，比如学习新舞步，这样能增强小脑和颞叶的机能。这两个区域可是脑部的主要信息加工和学习中枢。这使脑部机能有了额外的提升。但不要闲着没事就去喝酒，以免破坏了之前产生的积极效果。

别忽视记忆问题

人们一般会认为，记忆问题是老年人才会有的问题。但我在担任儿科医生和精神科医生时，却看到各个年龄段的人都会出现记忆问题。对于儿童，它们通常伴随学习障碍的出现；对于青少年和成年人，它们较易在大麻吸食者身上出现；成年人出现记忆问题时，经常会有抑郁和毒品滥用问题并存；衰老或阿尔茨海默病会导致认知能力下降，这些人也容易出现记忆问题。评估记忆问题时，需着重考虑以下因素：

- 医疗原因，如甲状腺功能低下或维生素 B_{12} 不足；
- 干扰记忆的药物，如阿普唑仑之类的抗焦虑药物和奥施康定之类的止痛药物；
- 脑部疾病，如抑郁症或注意力缺陷障碍；
- 阿尔茨海默病早期；
- 压力过重——研究发现，应激激素会杀死海马回细胞；
- 睡眠不足或有呼吸暂停综合征；
- 麻醉后发应——有些人会对全身麻醉产生不良反应，之后还会抱怨记忆出了问题；
- 环境毒素，如打磨家具、给家具上漆，或在封闭的车库里给你的爱车喷漆；
- 吸毒和酗酒。

了解并治疗记忆丧失

记忆丧失的最主要原因是与阿尔茨海默病相关的一类疾病，其中包括阿尔茨海默病、血管性痴呆、帕金森氏病和额叶痴呆症，但并不仅限于这些疾病。除此之外，还有许多原因会导致记忆丧失。为简单起见，下面以表格的形式列出了记忆丧失的主要成因、恰当的疗法及治疗后可能的结果（见表 11-1 和表 11-2 ）。

表 11-1 阿尔茨海默病及相关障碍

疾病	治疗	治疗结果
阿尔茨海默病，一般认为是由于脑细胞中有 β- 淀粉样蛋白斑形成以及牛磺酸蛋白质过量引起的，也可能由炎症引起	药物治疗或补充剂，以提升神经递质乙酰胆碱的水平，加大脑部血流量，或者调节神经递质谷氨酸。运动和心智体操也有帮助	病情得到控制，有时会有所改善
额叶痴呆，一般认为是由牛磺酸蛋白质过量引起的	没有确定的疗法	通常不会有帮助
帕金森氏病，一般认为是由于分泌过量神经递质多巴胺的脑区细胞死亡引起的	药物治疗或补充剂，以提升大脑中神经递质多巴胺的水平。已发现某些脑外科手术有助于缓解帕金森氏病震颤	病情得到稳定，往往会有所改善
血管疾病，由轻重不一的中风或某种形式脑部供血不足引起	治疗疾病，消除风险因素，如糖尿病、高血压和心脏病	病情得到控制，往往会有所改善

表 11-2 记忆力减退和痴呆的其他原因

疾病	治疗	治疗结果
注意力缺陷障碍	运动、高蛋白低碳水化合物的饮食、起兴奋剂作用的补充剂或药物治疗	病情改善
酒精依赖	戒酒	如果尽早戒断，病情会得到改善

续前表

疾病	治疗	治疗结果
焦虑	催眠、生物反馈、诸如冥想之类的放松疗法、纠正消极思维模式、抗焦虑补充剂或药物治疗	病情改善
脑部感染	静脉注射抗生素治疗	如尽早治疗，病情会得到改善
癌症	诊断和治疗	病情一般都会得到改善
癌症化疗产生的副作用	认知康复、高压氧治疗、补充剂和药物治疗	病情一般都会得到改善
抑郁症	纠正消极思维模式、运动、鱼油，以及抗焦虑补充剂或药物治疗	如尽早治疗，病情会得到改善
糖尿病	饮食、运动、补充剂和药物治疗	如尽早治疗、病情得到改善
吸毒	戒除毒品	如尽早治疗，病情会得到改善
疲劳	诊查原因并治疗	病情一般都会得到改善
头部损伤	认知康复、高压氧治疗、补充剂和药物治疗	病情一般都会得到改善
脑积水	分流术	病情一般都会得到改善
药物不良反应	调整用药	如尽早处理，病情会得到改善
代谢问题	诊查病因，加以治疗	如尽早治疗，病情会得到改善
甲状腺疾病	甲状腺素	如尽早治疗，病情会得到改善
维生素 B_{12} 缺乏	维生素 B_{12} 替代治疗	如尽早治疗，病情会得到改善

针对记忆问题需考虑的医学测试

在检视过 5.4 万例脑部扫描结果后，我确信无疑的结论是，"阁楼"的光线会随年龄的增长而变昏暗，除非我们积极地使其工作，才能保持大脑健康。纵观各个年龄阶段（从 3 岁到 100 岁）的脑扫描图数据库，有一点现象很明显，正常大脑可利用的资源会随年龄的增长变得越来越少。脑部血流量减少，会导致其携带的氧气和葡萄糖减少，而这些都是滋养神经细胞的物质；同时，血流带走的废物也随之减少，能防止自由基形成、降低激素水平，进而保持大脑年轻的抗氧化剂也减少了。这是大脑命运的典型写照。然而，你的脑屈从于年龄的速度并不一定非得与别人相同。有些事虽然简单，但只要你从今天开始坚持去做，就能起到预防疾病的功效，让大脑尽可能长期地保持健康状态。

为了保持健康，大脑和身体必须不断修复自身。如果汽车需要进行调整或换零件，可以把它拖到修车厂去，而人脑却不是这样。对于源自生活中的正常磨损，大脑和身体都有修复损伤的机制。对于人大脑的硬件，包括神经元细胞体、树突、轴突、突触以及其他部分，你必须给予仔细照料。大脑日常必须维持 100 亿个神经元数量，才能运作正常。任何一个皮层回路中，如果神经元损失数量超过了 1/3（阿尔茨海默病就是这样），此回路便再也不能自行修复，于是相应的症状也就出现了。脑部老化疾病通常会引起以下问题。

1. 减少脑细胞数量，如阿尔茨海默病。
2. 降低细胞之间连接的数量，这在罹患抑郁症或缺乏身心锻炼时会发生。
3. 损害脑电活动的生成，这在一次饮用三杯或更多酒精饮料时会发生。
4. 扰乱细胞生成能量的机能，这在罹患帕金森氏病、糖尿病时，或进行化疗、放疗医治癌症时会发生。
5. 损坏轴突，减缓脑中信号传递的速度，如高血压、心脏病、中风和头部损伤。

如果一个人正遭受记忆问题的折磨，以下测试或许有助于对问题进行评估：

记忆问题评估项目 C h a n g e Y o u r B r a i n ,
C h a n g e Y o u r B o d y

1. 尿液分析

2. 全血细胞计数

3. 肝功能检测

4. 叶酸测试

5. 同型半胱氨酸水平

6. 维生素 B_{12} 水平

7. 25- 羟基维生素 D 水平

8. 血糖水平

9. 甲状腺功能检测

10. 梅毒筛查

11. 艾滋病病毒

12. 血红细胞沉淀

13. 载脂蛋白 E 型基因

14. 空腹血脂检测

15. 男性睾酮水平

16. 绝经后女性的雌激素水平

17. 如果有睡眠问题，排查一下呼吸暂停综合征

18. 脑成像

了解并减少脑部老化疾病带来的风险

以下清单列出了脑部衰老疾病的风险因素。括号中的数字指示了该种风险因素的重要程度。例如，2.0 表示出现问题的风险是正常状况的 2 倍；4.0 则意味着风险发生率翻了 4 倍。检查一下那些符合自己状况的因素吧！

Change
Your **Brain,**
Change Your
Body

脑部衰老风险因素自测

_____（3.5）一位家人患阿尔茨海默病或其他类型的痴呆

_____（7.5）一位以上的家人患有阿尔茨海默病或其他类型的痴呆

_____（2.0）曾经有一次头部受伤，造成知觉丧失长达几分钟甚至更久

_____（2.0）有过几次头部受伤，但没失去知觉

_____（4.4）过去或现在有酒精依赖或毒品依赖

_____（2.0）过去或现在经医生诊断患有严重抑郁

_____（10）中风

_____（2.5）心脏（冠状动脉）病或心脏病发作（心肌梗死）

_____（2.1）高胆固醇（高血脂）

_____（2.3）高血压

_____（3.4）糖尿病

_____（3.0）有癌症或癌症治疗史

_____（1.5）过去或现在曾有癫痫发作

_____（2.0）运动量有限（每周少于两次或每次少于30分钟）

_____（2.0）学历中学以下

_____（2.0）所做的工作不需定期学习新东西

_____（2.3）烟龄达10年或更长

_____（2.5）有一个载脂蛋白E4基因（已查明）

_____（5.0）有两个载脂蛋白E4基因（已查明）

_____（38）85岁以上

_____总分（将所有勾选项目括号里的分数相加）

解释：

如果得分为0、1或2，那么你随年龄增长罹患脑部疾病的风险较小。

如果得分为3、4、5或6，那么你随年龄增长罹患此类疾病的风险处于中等水平，需要正式采取预防措施。

如果分数大于6，那么预防策略应成为你日常生活的一部分。

● 遗传风险因素

如果家族史中曾出现过记忆问题，那么也应考虑并实施预防措施。对于一级亲属（母亲、父亲、兄弟或姐妹）患有阿尔茨海默病、中风或帕金森氏病的人来说，这一点尤为重要。有几组基因与阿尔茨海默病和其他记忆问题的成因有关，特别是19号染色体上载脂蛋白E（apoE）基因的E4版本。每个人都有两个载脂蛋白E基因，如果其中之一，乃至两个都是E4版本，那么这个人记忆问题发生的概率就会相当高。当然，载脂蛋白E基因本身并没有危险，人体需要它们，但E4版本却会增加与年龄相关的记忆问题出现的风险。载脂蛋白E基因有三个版本：E2、E3 和 E4，最后一种是罪魁祸首。如同所有的基因一样，我们从父母双方分别继承一个副本，无论是谁，其组合无外乎以下几种：

E2/E2、E2/E3、E2/E4、E3/E3、E3/E4 或 E4/E4

如果一个人有两个载脂蛋白 E4 基因，这意味着他从父母双方分别继承了一个。大概有 15% 的人，两个载脂蛋白 E 基因中至少有一个是 E4 基因。没有载脂蛋白 E4 基因的人罹患阿尔茨海默病的概率仅为 5%～10%，而携带一个载脂蛋白 E4 基因的人患病概率却会达到 25%。鉴于此基因会增大出问题的风险，弄清自己载脂蛋白 E 的基因类型是个明智的选择。

● 酗酒和滥用毒品

酒是一把双刃剑。它会增大中风和心脏病发作的风险，而且阿尔茨海默病也有可能在风险增大之列。美国所有中风发作的病例中有 5% 与酗酒有关。每天饮酒 4 次以上会增大中风和心脏病发作的风险，而每隔几天喝一次却能减少此类风险。这有可能是通过增加高密度脂蛋白胆固醇，而清除了其他会导致血管硬化的胆固醇类型。

显然，吸毒会损害大脑。有上百个脑成像研究证实，吸毒，包括使用可卡因、甲基苯丙胺、大麻、海洛因、鸦片等，会削弱脑功能、损伤神经元。我对各种类型的精神疾

> **S**tep by Step 行动步骤
> 了解自身与年龄相关的记忆问题发生的风险，是做好预防的第一步。

病患者进行了大范围的脑成像研究，从扫描结果可以看出，吸毒会损害脑功能，这是我从中得到的首要结论。我曾就吸毒对脑功能的影响制作过几张海报，在全国 5 万多所学校、监狱和戒毒中心张贴宣传。最近，人们发现可卡因会抑制部分细胞能量的生成，这个发现也被认为与帕金森氏病有关。

降低酗酒和吸毒引起的衰老风险的方法很简单：停止使用这些会伤害脑功能的东西。如果饮酒已经成为一个问题，我建议完全停止，需要的话还要寻求治疗。如果它不是什么问题，则要限量饮用，限制在每周一两杯（普通容量）。

● 肿瘤和癌症的治疗

不但癌症会侵入大脑导致阿尔茨海默病，有些对癌症的治疗药物也会潜入大脑导致痴呆。然而，在这个问题上几乎没什么研究。有项研究面向 100 名罹患乳腺癌的女性，对化疗的影响进行了考查。荷兰癌症研究所（Netherland's Cancer Institute）的范·达姆博士（F. S. van Dam）发现，与那些处于乳腺癌早期且没有进行化疗的女性相比，接受化疗外加三苯氧胺治疗的女性发生认知功能障碍的可能性要增大 4 ~ 8 倍。1995 年，研究人员对一群身患癌症（主要是脑肿瘤和白血病）却长期存活的孩子进行了调查，放疗和化疗造成的两种最常见的长期影响是认知和激素障碍。令人惊讶的是，他们发现认知功能损害是渐进的过程，而非静止不变的。任何可以减少癌症风险的措施，包括锻炼、多吃水果蔬菜、减轻压力、戒烟等，都有助于大脑保持健康。

● 心血管疾病

所有形式的心血管疾病都会加快大脑衰老。心血管系统会将血液和营养物质输送至大脑。对心脏有益的东西，也会对大脑有好处。对心血管系统有害的东西，也对大脑无益。心血管疾病的形式包括动脉粥样硬化、冠状动脉疾病、充血性心脏病、心律问题、高胆固醇和高血压。

预防心血管问题最有效的方法，就是要预防引起这些问题的疾病的发生。运动和饮食是你能做到的重要措施。还可以调查一下你的家族史。如果家族史中有心脏病、中风、糖尿病或高胆固醇的先例，那么你应该去咨询医生，并要求他在你适当的年龄（针对疾病的风险水平）着重对这些疾病进行检查，一般来说是在 40 岁之后。而 50 岁以后每年一次体检的做法很明智。经常进行心血管锻炼，每次进行 30 分钟以上，会极大地改善脂质代谢，减少血管壁上的脂质沉积。饮食的重点在于，不要食用过多饱和脂肪，因为其中的不良胆固醇含量很高，并且还会促使血管中的脂肪沉积，从而导致动脉粥样硬化。高饱和脂肪食物包括黄油、奶酪、饼干、面包圈、糕点、冰激凌和肥肉等。

🍎 脑血管疾病

中风患者发生严重脑部问题的风险比普通人高 6～10 倍。即使比铅笔头上橡皮擦还小的一处中风，都会将罹患阿尔茨海默病的概率增大 4～12 倍。

中风是一种简单却极具破坏性的疾病，但导致中风的因素，包括高血压、吸烟、心脏病、糖尿病等，却会潜伏很长时间。你可以采取以下这些简单的措施，来降低中风的风险。

- **控制住血压**。经常测量血压，如果太高，一定要遵照有关如何降压的医嘱。治疗高血压对于降低中风和罹患心脏病的风险都有作用。
- **戒烟**。吸烟与中风和罹患心脏病的风险增大有关。戒烟 2～5 年的人中风的风险比仍在吸烟的人要低很多。
- **经常运动**。运动会强健心脏，促进血液循环。它还有助于控制体重。体重超标会增大高血压、动脉硬化、心脏病和 Ⅱ 型糖尿病的发病概率。像散步、骑自行车、游泳和网球这些体育活动都能降低中风和患上心脏病的风险。做剧烈运动之前要事先与医生商量。请参见第 4 章。
- **健康饮食、均衡饮食，控制糖尿病**。糖尿病如果不加治疗，会损害整个身体的血管，导致动脉粥样硬化。请参见第 3 章。

中风的预警征兆包括：突然麻木，面部、手臂或腿部突然无力，尤其当这种情况只出现在身体一侧时；思维突然混乱、说话困难或理解困难；单眼或双眼突然出现视觉障碍；突然行走不便、眩晕、失去平衡或协调性；突然无故严重头痛。如果你怀疑自己或他人中风发作，请立即拨打 120，即使症状看上去已经消失，也应及时拨打求救电话。有时预警征兆可能只持续了几分钟后就消失了，但这并不意味着问题解决了。这或许是一次短暂的中风，被称为短暂性脑缺血发作（TIA），虽然它持续时间不长，但这是更大身体隐患的征兆。千万不要忽视它，一定要马上看医生。

🍎 抑郁症

抑郁症与罹患阿尔茨海默病的风险增大有关。如果先前有过抑郁症治疗史，那么罹患阿尔茨海默病的风险可增大三倍。加州大学旧金山分校的研究表明，抑郁症与认知能力下降有关系，他们对 5 781 名老年妇女进行了评估。研究分基线研究和 4 年后的对照研究两个阶段，分别对她们进行抑郁、记忆和注意集中力的测验。基线研究显示，211 名妇女（占比 3.6%）有 6 种以上的抑郁症状。这些妇女中只有 16 名（占比 7.6%）正在接受治疗，这意味着研究中有 92.4% 的女性患者未对抑郁症加以治疗。抑郁症状的增多，与基线研究和后续所有测试的表现较差有关。有 3 ~ 5 种抑郁症状的妇女，认知功能减退的发生率会增大 1.6 倍，而存在 6 种以上抑郁症状的妇女，出现问题的概率会增大 2.3 倍。总而言之，老年妇女的抑郁症状与其认知功能低下和后续认知衰退有关。

有一点很关键，总的来说，大多数精神疾病实质上是脑疾。比如说精神分裂症，已证明它会影响额叶和颞叶；还有抑郁症，表现为额叶活性降低。这些疾病会因长期压力而加剧；研究表明，不断增加的应激激素会杀死海马回中的细胞。

早期治疗很有必要，这会让你免遭精神疾病的蹂躏。我们从脑扫描工作中发现，经过适当的治疗，脑部会变得更加平衡，运作效率更高。治疗可借助药物、心理疗法、补充剂，或者将三者相结合。药物和补充剂是通过改变脑中某些神经递质而起作用的——比如抗抑郁药能提升 5- 羟色胺、去甲肾上腺素或多巴胺的水平。近来有研究表明，心理治疗也会影响神经递质系统，并且从脑扫描图中可以看到，它能够加强脑部活性。

🍎 糖尿病

糖尿病几乎对每个器官（包括脑）都会有损害，它会使血管变硬变脆。这会增大中风、心脏病和高血压发生的概率，而这些疾病又增加了大脑由于衰老而出现的问题。糖尿病是由于血糖（葡萄糖）未能保持在适当水平而引起的，有时，糖尿病的治疗过程会使血糖降低过度，这同样会损害记忆和其他认知功能。

有糖尿病家族史的人, 40 岁之后应每年做一次汞 A1C 检测和空腹血糖检测。此外, 如果出现排尿增加、口渴或食欲增加等症状, 应及时进行空腹血糖检测, 看看是否患有糖尿病。对糖尿病的最有效防治措施之一就是多运动, 运动能提高胰岛素调节血糖的能力。每天运动要比三天才运动一次好得多, 关于这点有无数的理由支持, 而且现有资料表明, 至少三天运动一次有助于保护人体免受糖尿病和许多其他疾病的困扰。饮食中精制糖含量过高, 会增大患糖尿病的风险。

🍎 缺乏教育

有很多试图找到罹患痴呆症风险因素的研究已经注意到, 教育与痴呆成反比关系, 即受教育程度越高, 患痴呆的概率就越小。这个因素一向很有争议, 因为教育背景和教育成就会将许多通常会影响健康和机遇的因素引入。尽管存在争议, 但仍有大量证据支持下面这个观点: 教育以及增加思维活动量会为大脑提供功能性储备, 从而保护大脑免受痴呆的侵袭。用进废退这一原理在很大程度上影响着你的大脑。人脑接受的挑战和刺激越多 (而非过度, 过度会导致压力, 产生有害影响), 大脑抗衰老的能力就越强。

学习障碍和其他症状, 比如往往会导致学业不良的注意力缺陷障碍与痴呆是否存在关联? 据我所知, 还没有人对此进行过研究。但我深深感觉到, 这两者之间必有联系。任何对于大脑功能造成负面影响的症状, 都迟早会将大脑推向其他问题的风口浪尖。我认

S tep by Step **行动步骤**

读书、做填字游戏、旅游、上课, 并试着以不同于自己惯常经验的方式获取知识, 这些活动都能让你保持头脑活跃, 从而有助于减小遇到衰老问题的风险。

为, 对于儿童和青少年的学业问题, 一定要加大治疗力度, 以使他们继续留在学校, 也能让他们更有希望养成爱学习的好习惯, 进而成长为一个终身学习的人, 为了保护自己的大脑, 他们需要成为这样的人。

🍎 同型半胱氨酸水平较高

同型半胱氨酸是一种氨基酸, 受血红细胞中叶酸的调节。如果同型半胱氨

酸水平升高，就会增大冠心病、中风和痴呆的患病风险。同型半胱氨酸水平降至 10 以下时，这些风险会大幅降低；同型半胱氨酸水平升高，会使低密度脂蛋白胆固醇增加，从

如果你的同型半胱氨酸水平过高，可以考虑服用维生素B$_6$、维生素B$_{12}$和叶酸补充剂。

而导致了冠状动脉变窄。有一项研究，其对象是需通过冠状动脉成形术将冠状动脉打开的病人，结果表明同型半胱氨酸水平高于 11 者，可用叶酸（1 毫克）、维生素 B$_{12}$（400 毫克）和维生素 B$_6$（10 毫克）进行治疗，如此可将同型半胱氨酸水平降至 7 左右。同型半胱氨酸减少有助于防止血管成形术后冠状动脉变窄，还能降低这些血管再次闭合的概率，以免再做一次血管成形术。同型半胱氨酸水平过高，还会导致血凝块更易形成，从而增大了血栓、中风或心脏病发作的危险。

同型半胱氨酸通常会转变为其他氨基酸为人体所用。如果你的同型半胱氨酸水平过高，或许是因为没有摄取足够的 B 族维生素，来协助这个转变过程。同型半胱氨酸水平较高者多数没有从饮食中摄取足够的叶酸、维生素 B$_6$ 或维生素 B$_{12}$。补充这些维生素有助于使同型半胱氨酸水平恢复正常。其他导致同型半胱氨酸水平高的原因包括：甲状腺素水平低、肾病、牛皮癣、某些药物，或者体内用于加工同型半胱氨酸的酶遗传性缺失。

激素

更年期引起的雌激素缺乏

有 60% 的研究显示，服用雌激素的女性罹患阿尔茨海默病的风险相对较低。适量的雌激素有利于保护大脑、血管和骨骼，对这一点科学家有充分的证据。在需要时使用最小剂量的人类雌激素，可维持绝经后的女性的雌激素水平，以免它降得过低。这样做合情合理，也很安全。如果一个人的家族史中有痴呆的先例，那么非常有必要在绝经后进行一次血液雌激素检测，以确定是否存在雌激素不足的状况。然后再与你的医生共同评估一下，是否有必要服用低剂量的雌二醇或其他天然雌激素。

对于有阿尔茨海默病和乳腺癌或子宫癌家族病史的女性，情况会更加复杂，

因为有些研究发现，使用雌激素会增大罹患这两种癌症的风险。对于未曾显示出心脏病或中风症状的女性，低剂量雌激素是否能显著增大罹患这两种疾病的风险呢？这个问题更是众说纷纭。相比较而言，绝经后服用低剂量雌二醇的益处（降低患阿尔茨海默病和骨质疏松症的风险）很可能大于其带来的风险（增大患子宫内膜癌、乳腺癌、中风和心脏病的可能性）。但是，治疗的决定还要取决于你的个人历史健康状况，以及诱发这些疾病的危险因素状况。

尽管所有的研究并未就此达成共识，但人们都认可使用雌激素能显著降低绝经后罹患阿尔茨海默病的风险。雌激素缺乏的女性使用雌激素还可促进言语流畅，并有可能改善言语短时记忆。

男性睾酮缺乏

年过半百之后，睾酮水平通常会开始下降。到了 80 岁，睾酮水平会降到年轻时的 20%～50%。睾酮水平低可能会增大患阿尔茨海默病的风险。有项病例对照研究，研究对象为 83 名阿尔茨海默病患者和 103 名年龄相仿的正常志愿者，结果显示，阿尔茨海默病患者的睾酮水平明显要低很多。然而，除非通过一项经严格设计的实验组研究来证明，否则睾酮缺乏是否是阿尔茨海默病的危险因素，仍有待确认。

曾接受过前列腺癌治疗或 50 岁以上的男性，有可能因睾酮缺乏而发生认知功能障碍，睾酮缺乏可通过验血进行检查。其症状包括：非由眼部器质性病变导致的视力困难，难以记住位置、面孔或其他感兴趣的东西，乳房增大或体毛分布发生变化。如发现这些症状，则应提高警惕，去医院检查一下是否患了睾酮缺乏症。

帕金森氏病

帕金森氏病是由多巴胺生成细胞缺失引起的。帕金森氏病和阿尔茨海默病之间存在显著联系。对于帕金森氏病，目前还没有已知的治愈方法，但如果发现得早，有些药物有助于缓解症状。也有人建议，用辅酶 Q10（一种强大的抗氧化剂）配以大剂量维生素 C 和维生素 E，或许有助于延缓药物治疗需求到来的时间。维生素 B_6 会增加多巴胺的生成，在疾病早期或许会有所帮助。天然褪黑素能调节睡眠。有研究发现，它能减轻震颤，并能防止自由基对多巴胺神经元造成损伤。鱼油和亚麻籽中含有 Ω-3 脂肪酸，具有滋养神经元的功效，能刺激多巴胺的生成。

癫痫及其药物治疗

每年约有 12.5 万美国人罹患癫痫。数以千计的人忍受着偶发性癫痫的痛苦，将来可能会再次发生，也可能从此再也不犯。经常性的癫痫发作被定义为癫痫症。近几年，癫痫症的治疗已有了长足进展。癫痫发作通常可以得到控制，得到长期性缓解的概率也在不断提升。然而，癫痫以及某些抗癫痫药物会对脑功能产生负面影响，并且与痴呆症有关。癫痫发作期间，脑部活性会显著提升，而后，两次发作之间的间歇期活性又会显著下降。抗癫痫药物能够抑制脑部活性。如果用这种方法做得过于激进，即用旧式抗癫痫药物，如苯妥英钠和苯巴比妥，则会使脑部整体活性下降，还会伤害癫痫病灶细胞周围的那些健康细胞。

显然，癫痫需要强力治疗。如果你正在服用抗癫痫药物，并注意到自己出现了记忆问题，那么这很有可能是颞叶过度镇静的症状。癫痫症患者最常见的癫痫发作原因是未遵照医嘱服药。对于那些药物无法控制癫痫发作的患者，可以选择进行手术，取出受损组织。对于较为敏感的人，有时可能会确认出导致癫痫发作的那个特定行为或事件，它们永远是癫痫发作的导火索。癫痫发作的"触发器"包括闪烁的灯光、深而急促的呼吸、某种液体的饮用量过多，甚至是阅读或听到某段音乐（这种情况极为鲜见）。睡眠不足（如熬夜学习）、饮酒过度或停用某种毒品也都有可能引起癫痫发作。糖摄入过量也与癫痫发作有牵连，人们发现，生酮饮食（也就是无糖饮食）会对抑制癫痫发作有所助益。

呼吸暂停综合征

阻塞性呼吸暂停综合征的症状常伴随着打鼾、夜间多次出现呼吸短期内完全停止、慢性疲劳，它会导致认知功能障碍。来过我们诊所的呼吸暂停综合征患者数以百计，他们无一例外地都受到脑部问题的困扰，特别是与记忆有关的脑区尤为严重。在一项针对阻塞性呼吸暂停综合征的脑扫描研究中，研究人员发现，左顶叶的活性显著降低，这会对人的理解能力造成损害，以致于患者很难听懂谈话或读懂书籍。对于呼吸暂停综合征，可用持续正压通气（CPAP）法进行治疗，它借助一台机器将空气高压推入鼻腔通道，能彻底扭转这些患者已受损的脑部活性状况。呼吸暂停综合征一定要在评估后尽早加以治疗。

🍎 吸烟

在美国，吸烟是可扼制的头号死因，每年有将近 50 万人因此丧命。美国的所有中风病例中，由吸烟导致的就占了 12%，而且它还是痴呆症的主要危险因素。吸烟也是肺癌、胃癌、膀胱癌以及高血压和心脏病的风险来源。尼古丁对体内所有器官的小血管有收缩作用，包括脑血管，这会使人体的所有部位过早衰老。

戒烟的裨益显而易见。我知道，说总比做容易得多。多年来，我已帮助许多人成功戒烟，并且从中发现，没有哪种方案对所有人都管用。催眠对有些人有效；尼古丁含片

Step by Step **行动步骤** ------------------------

现在就戒烟吧！催眠、尼古丁口香糖或含片以及抗抑郁药安非他酮都会助你一臂之力。

或口香糖对另一些人起作用；有种药物叫安非他酮（wellbutrin），是一种提升多巴胺水平的抗抑郁药物，对有些人也有帮助；还有些人对集体治疗的反应颇佳。根据我的经验，实际需要的往往是将多种疗法相结合。

保持记忆健康对于获得理想的身体至关重要。反之，为了拥有健康的记忆，也需要保持身体健康。正如你所看到的，策略很简单：别再污染你的身体、合理膳食、锻炼头脑和身体、尽早治疗疾病。

增强记忆力的补充剂

合理使用补充剂，同样会对你的记忆非常有帮助。像银杏叶提取物、磷脂酰丝氨酸（PS）、鼠尾草、长春西汀、姜黄素和石杉碱甲，已被证明有助于增强记忆力。人们还发现，诸如盐酸美金刚、安理申、艾斯能和力益临这些药物也有助于提高记忆力。

记忆解决方案

Change Your Brain, Change Your Body

记忆力劫匪	记忆助推器
任何脑部问题	全面的脑健康方案
脑损伤	格外留意保护脑部
睡眠不足	睡眠充足（每天至少7小时）
低血糖	少食多餐，且每餐至少要含有蛋白质，以维持健康的血糖水平
不良饮食习惯	合理膳食
酗酒／吸毒	远离酒或毒品
抑郁症	治疗抑郁症
焦虑	冥想放松，提升前额叶活性
缺乏运动	多运动
缺乏思维锻炼	终身学习
过度看电视、玩电脑	限制看电视和玩电脑的时间
激素问题（甲状腺素、睾酮、雌激素、皮质醇）	优化激素水平
医疗问题，例如维生素 B_{12} 缺乏	对任何潜在的身体问题都要加以治疗
阿普唑仑或奥施康定之类的药物	服用鱼油，以减轻炎症，增加血流量
糖尿病	节食、运动
阿尔茨海默病	针对阿尔茨海默病的防治计划
中风	戒烟
麻醉后意识丧失	全面的脑健康方案
环境毒素	多通风，除去毒素
任何系统性炎症	抗炎症方案，包括鱼油、健康饮食、叶酸或低剂量的布洛芬或婴儿用阿司匹林
化疗	防癌饮食，多吃水果和蔬菜
	补充剂，包括银杏、石杉碱甲、聚苯乙烯、鼠尾草、姜黄素和长春西汀

12

要想体态轻盈，脑中就得装着好想法
让你更苗条、更年轻、更快乐的"蚂蚁"解决方案

66 别相信任何掠过你大脑的消极想法。**99**

"我永远都不会瘦下来。"

"我控制不了肥胖，因为我们全家都是胖子。"

"我胖都是老婆的错，因为她总在我盘里盛太多的食物。"

"节食根本没用，所有减掉的体重都会回到我身上来。"

"我很失败，因为减肥都减不下来。"

"我压力太大了，所以必须得吃东西。"

"我一直爱吃甜食，不让我吃巧克力是不可能的。"

"坚持节食真是太难了。"

"我的睡眠从来就没好过。"

"我不需要计算卡路里，我早已对它了如指掌了。"

"我不需要睡很多觉，只要多喝点咖啡就能保持清醒。"

"我的记性遭透了，但这很正常，因为我都 45 岁了。"

"我肯定会得阿尔茨海默病，因为我爸就得过。"

"防皱纹，我无计可施。"

"人一旦上了 50 岁，肯定要有眼袋。"

"我不想去看医生，因为我知道医生总会查出什么毛病来。"

"我的孩子老是感冒，所以我也跟着感冒很正常。"

"我就知道，有一天肯定会得癌症。"

"我无法控制高血压，除了吃药，别无他法。"

这些想法是不是听上去都很熟悉？如果是这样，那你就是一直在跟自己撒谎了。这些想法尽是谎言，它们阻碍了你去获得理想状态的身体和大脑。好消息是，你不必相信任何一个掠过你脑海的愚蠢谎言。更妙的是，你可以反驳这些谎言。当你还是十几岁的孩子时，你是不是很擅长跟你的爸妈顶嘴？我就是个高手！你得善于跟自己顶嘴。

我们中的大多数人从来都不会对自己的想法再三斟酌。有些想法会很自然地跑到我们的头脑里。受了这么多年教育，从来没有人教过我们如何去思考，要想什么，不要想什么。对于很多人来说，思绪中的言论是完全自由的，所有念头都随机奔逸，没有节奏，也毫无理由。而另外一些人却会执着于某个反复出现的消极念头，总也摆脱不掉。这对我们的大脑有好处吗？绝对没有！这对我们的身体有益吗？绝对没有！那些负面想法已经占据并控制了我们的大脑，我们要采取反控制措施。是时候对你的思维进行集训了！脑功能得以改善、身段更苗条、情绪不再脆弱、免疫力更强大、皮肤容光焕发，这些将是对你的奖赏。

思维如何影响你的大脑和身体

知道吗？你的任何想法都很强大，强大到能引起大脑和身体的生理反应。这千真万确。那些坏的、疯狂的、悲伤的、绝望的、无助的想法释放出化学物质，让你感觉很糟。双手变冷、手心冒汗、心率加快并且平化（低心率变异性与消极思维和心脏病有关，这对健康极为不利）、呼吸浅而急促，肌肉也紧张起来。这些可怕、痛苦的消极想法会使大脑和身体的工作效率

S 行动步骤 ----------------------------
 tep by Step

你的想法在发挥作用。要想感觉好，脑中的想法就得好。

大打折扣。另一方面，快乐、积极、乐观、有爱心的想法释放出的化学物质会使你感觉美妙。双手变得温暖、出汗减少、心率减慢并且变异性增大（这是好现象）、呼吸加深，肌肉也放松了。这些效果会立即发生，使大脑和身体更好地运作。

那么，怎样知道大脑对我们的想法做出了反应？这要归功于脑成像研究。之前我曾提到过一项研究，在这项研究中我们比较了消极想法和感激之心对脑功能的影响。结果令人吃惊。扫描显示，充满感激、积极正面的思维会增强脑功能。这让你更容易做出有关饮食和健康的最佳决定。而消极思维则会引起小脑和颞叶活性的大幅降低，左颞叶尤其如此。小脑活性降低会使思考和快速处理信息变得困难，特别是在你必须决定是否该接受主人敬上的第三杯葡萄酒，或者快餐店收银员建议你选择超大份套餐时，你一定不会希望这种情况发生。

颞叶活性降低与情绪、记忆和脾气控制问题有关。感到忧郁、难以记住重要信息、暴力行为，这些情况都可能发生。这些会给你的身体带来严重后果。抑郁症与超重或过度肥胖有关。如果记性不好，也就不会记得为保持健康所需要做的一切。而且暴力还会造成人身伤害，简直糟透了！

美国国家精神卫生研究所的工作人员进行了一项有趣的研究，主题是想法对脑功能的影响。他们设置了三种不同的条件，在每种条件下观察了 10 名女性被试脑部的活动：想愉快的念头时，想中立无感情色彩的念头时，以及想伤心的念头时。想愉快的念头时，女性被试脑部的情绪区域冷却下来，她们感觉良好。想伤心的念头时，她们的情绪脑区明显地活跃起来，这与人们抑郁时的表现相一致。

认识"蚂蚁"：自动的消极想法

所谓"蚂蚁"（ANT）[①] 是指每天都会钻入你头脑的消极想法，它让你感觉很糟，还会阻止你接纳有益健康的想法和行为。它们会破坏你的健康饮食计划，

---

① "蚂蚁"一词的英文 ant 恰好为自动的消极想法（automatic negative thoughts）的首字母缩写。——编者注

减弱你去锻炼的意愿，摧毁你的自尊心，让你觉得自己简直遭透了。

有一天，我回到家后看到厨房里有蚂蚁入侵。成千上万只蚂蚁爬得遍地都是，那情景真让人毛骨悚然。我一把抓过杀虫剂，开始大力喷杀。我边喷边想："这些蚂蚁就像我病人脑中的那些想法。"几只蚂蚁还不是问题，但如果你遭到了大规模侵袭，你的一天可就泡汤了。你脑中的"蚂蚁"同样如此。仅是这儿或那儿散落了几个消极想法还算不上什么大麻烦，一旦这种可怕的想法成千上万了，肯定会让你感觉糟糕透顶。

我们为中学生设计了一堂课，叫作"让优秀的大脑变得出色"，其中有一节就是关于"蚂蚁"的。学生们都觉得本节是这堂课最有价值的部分。他们惊讶地得知，不必相信自己脑中的每个想法；同时他们也感到很诧异，为什么之前没人教过这种观念呢？我们从学生那里得知，可以跟消极的想法说"不"的观念赋予了他们很大的力量，还有助于他们坚信自己能够控制自己的想法，而不是反被那些想法控制。

在我行医的过程中，确定出 9 个品种的"蚂蚁"，它们会窃取你的快乐，毁掉你的生活。

非黑即白。当你觉得所有的东西非全好即全坏时，这些"蚂蚁"就侵入你的大脑了。这与非黑即白式的思维相同。如果你的锻炼计划坚持执行了一个月，你就会认为自己是世界上自控力最强的人。如果某天没去健身房，你就认为自己毫无自控力，并且因此半途而废，回家继续当你的电视虫了。更好的解决办法是承认自己没有做到天天锻炼，然后第二天继续回到执行计划的轨道上来。一次过失并不意味着应该全盘放弃。

"总是"思维。这种思维方式即是所谓的过度泛化，比如"总是""从未""每次"或"每个人"。想想在本章开始时列出的那些想法："我减肥永远都不会成功"，"我一直爱吃甜食，不让我吃巧克力是不可能的""我的孩子老是感冒，所以我也跟着感冒很正常"。这种思维会让你觉得合理膳食、保持健康注定要失败。你好像对自己的行为举止丝毫没有掌控力。

关注消极方面。这种"蚂蚁"让你只看到各种情况中的消极方面，即使其中的积极面同样众多。"我知道已经减掉了 5 公斤，但我想减 7 公斤，所以我是个失败者"就是这种思维方式的例子。只关注事情的消极面，更有可能让你半途而废。同样是这个想法，来个"正向"旋转："哇！我减掉了 5 公斤，正在接近 7 公斤的目标"，这样就能鼓励你继续坚持计划，并且让你觉得自己非常优秀。

凭感受想问题。"我觉得，我的皮肤永远都不会变干净"，如果你像这样心生某种感觉，并且假定这种感觉很正确，毋庸置疑，类似的想法便会产生。感觉同样会撒谎。不信你就找找证据看。碰到这种情况，你可以预约一位皮肤科医生去检查一下，看看在你力所能及的范围内，有什么措施可以改善皮肤。

负罪感袭来。如果你的念头里出现了"应该""必须""应当""不得不"这些字眼，那你很有可能遭遇这种"蚂蚁"了，这种"蚂蚁"是指用过度的负罪感来控制行为的倾向。在感觉到自己被生拉硬拽地做事情时，我们会很自然地倾向于反抗。并不是说负罪感就一定不好。如果你想让身材变得理想，在生活中肯定有些事情应该做或不该做："尽管在聚会上我想吃薯片加鳄梨调味酱，但我想吃生胡萝卜会更好一些"或"我喜欢待在床上，但我得出去锻炼一下才行"。可不要错把这些当成是负罪感袭来的"蚂蚁"们。

贴标签。当对自己或别人颇有微词，或用些不太正面的词去描述他们时，你脑子里肯定有只贴标签的"蚂蚁"。我们中有很多人经常这样做。平日里你或许这样说过："我是个失败者"，"我很失败"，或者"我很懒"。骂自己会使你丧失对自己行为的控制力，这就是问题所在。如果你真的很失意、很失败或很懒惰，那又何必处心积虑地去改变自己的行为呢？这跟试都没试就放弃了没什么两样。这种失败主义的态度会对身体造成毁灭性损害。

小心"红蚂蚁"！最后这三种"蚂蚁"是最坏的。我把它们称作"红蚂蚁"，因为它们真的会蜇人。

预言。尽管人们不知道会发生什么，但还是做最坏的预期，这是预言"蚂蚁"的特点。"我知道，我是不会将锻炼计划坚持下去的""如果我试着去节食，我一定会偷吃""我刚做了个切片检查。我肯定是得了癌症，我就要死了"。如果你曾说过类似的话，那你脑子里很可能有这种"蚂蚁"。不幸预言的问题在于，你的心智非常强大，以致可以让你预言的事情发生。所以，如果你相信切片检查会带来坏消息，那你会因此而产生压力，从而抑制免疫系统，增加生病的概率。事实上，慢性应激的确与一些疾病相关，其中包括癌症。

没有人会完全避开预言"蚂蚁"，即便是我也难逃干系。几年前，我被邀请到 CNN 做节目。但之前我从未上过电视，所以感觉很紧张，是真的很紧张。我开始不断预言自己："我连自己的名字都要忘了""我说话会结巴""200 万人都会觉得我很傻"。略略想过一遍，我就明白，自己是遭到了预言"蚂蚁"的侵扰。然后，就像告诉病人的那样，我告诉自己要跟那些想法顶嘴。

"好吧，如果我忘记了自己的名字，还有驾照在兜里，我查一下就知道了。"

"一般我不会结巴，但如果我结巴了，所有口吃的观众就找到了一位可以亲近的医生。"

"至于那些认为我像个傻冒的人，我就提醒自己别忘了 18/40/60 法则，也就是说，18 岁的时候你会担心别人怎么看你；40 岁时，你才不在乎其他人怎样看你；60 岁时，你会发现根本没人会想到你。大多数人会因为惦记别人怎样寻思自己而终日惶惶。"

在这个小练习的帮助下，我冷静了下来，可以继续录节目了，并且表现得很好。我没忘记自己的名字，也没有口吃，200 万观众中也没人打电话、寄信件或发电子邮件说我傻冒。从那以后，我上电视已不下百次，再也没有如此紧张过。试想，如果我听信了自己的谎言，听命于那些预言"蚂蚁"，那时的我肯定就已经跑出录音棚，逃之夭夭了。那样的话，我可能再也不会接受上节目的邀请，而且还会以一种消极的方式极大地改变我的生活和事业。

乱猜心思。如果你认为自己知道别人在想什么，而事实上他们既没告诉你，你也没问过，这就叫乱猜心思。你很可能与这些"蚂蚁"很熟悉："他在身后看我，他一定觉得我太胖了""她一直盯着我眼睛看，她可能认为我看上去太老了，因为我眼角有鱼尾纹"。

我受过 25 年教育，大部分时间在学习如何诊断、治疗和帮助他人，但我仍不能读懂任何人的心思。除非他们亲口告诉我，否则我根本不知道他们在想什么。朝着你所在的方向扫一眼，并不意味着那个人就是在判断你的外表。她盯着你身后看，可能是因为你刚才坐下时有东西粘在裤子上了，也可能她是在想，你的眼睛是多么漂亮。

指责。所有"蚂蚁"种类中，就数这种最坏。因为自身问题指责别人，对自己的成败不负任何责任，这些都是害人害己的想法。

我曾经有位病人，是个年轻女孩，第一个疗程中，她自始至终都在针对自己的问题指责别人。我让她准备了一个储蓄罐，把她的借口统统存到里面。她每次指责别人的时候，就必须把 25 美分硬币放到罐里。起初，储蓄罐里有很多钱。我告诉她，我们俩可以合作写本书，书名就叫《我对自己的生活现状无责任的 101 个理由》。很快，她就明白了其中的意思，不再去指责别人了。

"这是你的错……"这样开头的话语能毁掉你的生活。你成了这些"蚂蚁"的受害者。一旦成为受害方，你也就无力去改变自己的行为。但为了使身体处于理想状态，你必须改变自己的行为，所以请消灭那些指责"蚂蚁"吧！

S 行动步骤 - - - - - - - - - -
tep by Step

当心指责"蚂蚁"。别再指责别人，而是要对自己的行为负责。如果你吸烟了，那是因为你选择了去吸烟，你也可以选择戒掉。

改变思维，改造大脑和身体

如果你学会了去挑战并纠正那些消极、骗人的想法，你就将它们控制你身体的力量给打破了。取而代之的是，通过控制你自己的思维，进而控制想法和行为，这样你才会使你的身体达到理想状态。改变思维，可以让自己更苗条、更健康、更快乐。我经常将这种理念运用到病人身上，以帮助他们掌控自己的思维。

你可以在头脑里养一只"食蚁兽"，把所有消极的想法统统吃光，以免它们爬到脑子里，扰乱你为获得心目中的身体状态而付出的努力。要多多训练你的"食蚁兽"如何去还击那些恼人的"蚂蚁"，这样你就可以摆脱消极的想法了。每当你感到生气、悲伤、紧张或挫折时，写出你的想法和"蚂蚁"的品种，然后写下"食蚁兽"用以还击、杀死"蚂蚁"的话语。只要你将真实情况写下来了，它就会驱散所有消极的感受，你也就随之感觉好起来。看看下面的表中列出的例子，学几招反击"蚂蚁"的话吧！（见表 12-1）

表 12-1　　　　　　　　　　　　反击"蚂蚁"的"食蚁兽"

蚂蚁	品种	食蚁兽
我吃了块饼干，现在我的节食计划被破坏了	非黑即白	吃饼干很享受，开饭的时候我会少吃些卡路里，补偿一下
我就知道自己会得阿尔茨海默病	预言	实际上我并不知道。如果从现在起照顾好自己的脑健康，或许就不会得这种病
都是你的错	指责	我得对自己的行动和行为负责

通过改变思维来改变行为的观念，植根于一项已被证明确能提升脑功能的技术中——认知疗法，或者被称为抵抗自动的消极想法的疗法。这种疗法用于帮助患者克服种种不该有的行为，认知疗法通过教你"训练大脑像瘦人一样思考"，来帮助你节食减肥。以瘦人的思维方式进行思考，虽然做法简单，却有助于你像瘦人一样去行动。而这些行为可以帮助你减肥。

● 像瘦人一样思考。

"昨晚参加了一个聚会，吃了很多鳄梨调味酱和薯条，重了 0.5 公斤，今天我会尽量合理饮食。"

"我无法抗拒趣多多曲奇。去商场的时候我会避开食品区，也就不会经受要买一些的诱惑了。"

"一旦感到有压力，我会洗个热水澡或围着街区走一走，而不是伸手去摸糖果盘。"

"我会告诉妈妈，我非常喜爱她的拿手菜乳酪酥，但这次我不会吃，因为我正试着减肥。这样说的话，她就不会伤心，我也就不会感到内疚，哪怕在家庭聚餐时我一点儿也没吃。"

"休息室里那些面包圈看起来真不错，但我刚吃过早饭，所以就不打算尝了。"

"我是个孩子，大人老是教导自己的盘子自己刷，所以我打算在我盘子里只盛一小份食物。或者，我会用小一点儿的盘子盛。"

● 像气色好的人一样思考。

"我出去吃饭并不代表我要喝酒，喝酒会使皮肤脱水，看起来黯淡无光。"

"有人抽烟的地方我不会去，因为我不想受到诱惑。"

"我不会在外面待太晚，因为我想明天早起精神抖擞。"

"涂点保湿霜很简单，它富含防晒成分，可以保护皮肤免受阳光伤害。"

"不管多老，我总能呵护好皮肤，改善肤容。"

"与其被工作压力压垮，不如花上 5 分钟冥想放松。"

● 像身体健康的人一样思考。

"好好睡觉是我的要务，因为它能帮助我免遭疾病的困扰。"

"我要跟医生好好谈谈，怎样做才能预防重大疾病。"

"如果感到不舒服，或者觉得自己可能有心理问题，我会向专业人士寻求帮助，而不是坐等病情恶化。"

> **S** 行动步骤 -
> tep by Step
>
> 改变自己的思维，像年轻人、苗条健康的人、精力充沛的人一样思考。想法会付诸行动，而这些行动会引导你的身体发生你期望的变化。

"运动之后总会感觉很好，所以我要起身去运动，即便今天早上觉得很累。"

"我很乐意有个健康的身体，我想继续保持这种状态，因此我要远离危害脑部安全的运动，去打网球或者乒乓球。"

转念作业：一种简单而有效杀死"蚂蚁"的方法

这项任务很简单：写下任何困扰你、令你担忧的消极想法，扪心自问 4 个问题，然后来个翻转。这项任务的目标不是乌托邦式的梦想，而是一种精确的思维方式。这 4 个问题是：

1. 这是真的吗？或者那个消极想法是真的吗？

2. 我完全肯定这是真的吗？

3. 一旦有了这种想法，我会做出什么反应？

4. 如果没有这种想法，我会是谁？或者，如果我没有这种想法，感觉会如何？

回答完这 4 个问题，你把那些原始的想法翻转到反面，问一下自己，造成痛苦的原始想法的反面是否为真，它们是否更真实一些呢？然后，把这种想法调个头，应用到自己身上，反思这个想法的对立面是否适用于我的个人情况。如果这个想法还涉及另一个人，那么请再将这个想法转向他，思考对立面是否适用于他。

我自己曾做过转念作业，帮助我度过了一段极为痛苦的悲伤时期。我刚完成这项任务就立即感觉好多了，更加放松，焦虑也减轻了，而且我在处理自己的想法和情感问题时也更加诚实。现在，我将这 4 个问题随身携带，并大量应用于实践中，同时也将它们扩充到我的朋友和家人身上。如何用这 4 个问题杀死那些阻碍获得理想身体状态的"蚂蚁"呢？以下是几个应用实例。

针对减肥完成转念作业

吉娜希望在婚礼前减掉 10 公斤，于是她在这个大日子到来前三个月就着手改变自己的饮食。两周过去了，她减去了几斤，对自己感觉还算良好。但第三周过后，她称了下体重，看到又重了一斤，即便她仍在执行自己的营养计划。她心想："我永远无法在婚礼前将体重及时减下来了。"以下是她对这个想法的转念过程。

消极想法："我永远无法在婚礼前将体重及时减下来了。"

问题1：婚礼前我无法将体重及时减下来，这是真的吗？

回答："是真的。"她说。

问题2：你能完全肯定在婚礼前无法将体重及时减下来吗？

回答：起初她说，她不会减掉那些体重。而后她又想了想，说："嗯，也许我会。开始两周我的体重减轻了。或许这只是暂时反弹，下周会减掉更多斤数。"

问题3：在你产生"我永远无法在婚礼前将体重及时减下来了"这个想法时，你有何感受？

回答："我感到很沮丧，有种挫败感。我很害怕在婚礼那天自己依然很胖，胖到穿不下我的婚纱。我还担心在场的人认为我这个新娘一点儿都不漂亮。"

问题4：如果没有"我永远无法在婚礼前将体重及时减下来了"这个想法，你会怎样？

回答：她想了一会儿，说："我会觉得很高兴，因为我要结婚了。"

转念："我永远无法在婚礼前将体重及时减下来了。"这种想法的反面是什么？

回答：吉娜想了想说，如果继续实施饮食计划，"我会在婚礼前将体重减下来"。然后她感到重新提起了精神，继续关注自己的饮食，而不是放弃节食。

🍎 针对改善肌肤完成转念作业

消极想法："我都50多岁了，没办法防止皱纹产生。"

问题1：是真的没办法吗？

回答："是的，因为我已经有皱纹了。"

问题2：你能完全肯定过了50岁就真的不能防止皱纹的产生了吗？

回答："不能肯定。我的意思是，我已经有一些皱纹了，但还是可以预防新皱纹的产生。"

问题3：产生这个想法时你感觉怎样？

回答："我觉得伤心，觉得自己老了，也没啥魅力了。"

问题4：如果没这个想法，你会怎样，或感觉如何？

回答："我会觉得自己对外貌有更多的掌控感。"

转念："还是可以采取一些措施来防止皱纹产生的。"

回答："接下来，找些实例来支持一下这个想法。"我可以戒烟、尽量多睡一会儿、开始涂防晒霜。这些或许会有帮助。"

🍓 针对你的健康完成转念作业

消极想法："我爸65岁时心脏病发作，所以我知道自己到那个岁数也要得心脏病。"

问题1：是真的吗？

回答："是的，这种病有遗传性。"

问题2：你能完全肯定这是真的吗？

回答："不，我不能肯定。我爸抽烟，从来不运动，饮食习惯很糟糕，也从没看过医生。我不抽烟，如果饮食合理、多运动，吃些药降低胆固醇的话，我或许能预防，至少可以延缓心脏病发作。"

问题3：有这个想法时，感觉怎样？

回答："我真的感觉压力很大，非常害怕。"

问题4：如果没这个想法，你会感觉怎样？

回答："我不会这么担心，或许会睡得更好些。"

转念："我不知道将来会不会心脏病发作。"

回答：这种想法是否才是真实的，或者比原始想法更真实些呢？"这个想法是真实的。"

　　如果转念讲不通，而你原先的想法的确是真实的，要么就放开这种想法不去管它，要么就这个想法采取些什么措施。目的不是要欺骗自己，而是要对自己诚实。

如何让无意识的大脑对身体起作用

　　脑是个功能强大的器官，它看到了什么就会让什么发生。如果它看到了恐惧，那你整个身体都会感到恐惧。如果看到自己又老又胖、满脸皱纹，或者由于焦虑而导致压力增大，皮质醇分泌增多，这些就会破坏性地影响你的健康、体重、肌肤和心智。如果你的大脑看到的是喜悦，那么你整个身体就会感到更加轻松、健康、幸福。消极想法会使消极的事情发生，而积极想法则会帮助你达成健康目标。

几个世纪前，医生就已经知道，人的心智和大脑对健康起着至关重要的作用。直到一百年前，医学疗法的历史在很大程度上是医患关系与"安慰剂效应"（安慰剂是指对于患者问题没有已知生理作用的惰性物质）。事实上，如果病人不相信医生的治疗力量，以往医生的大多数治疗于病人来说弊大于利。安慰剂效应的益处是由医患双方的期待和希望决定的。

虽然人们认为安慰剂是一种药理惰性物质，但它决不是"无"。它是一种有效的治疗手段。平均而言，在缓解剧烈疼痛方面，它大约相当于吗啡效用的50%~67%。人们现在已经认识到，在与疼痛相关的临床情况下，对安慰剂有反应的人占总体的1/3，不论疼痛是由手术、心脏病、癌症引起的，还是由头痛引起的。很显然，安慰剂反应不单纯是病人愚弄或欺骗自己感受不到疼痛的结果。安慰剂的使用真的能够产生生理变化。

最近一项研究中，休斯敦退伍军人医疗中心的医生对一组关节炎患者实施了膝关节镜手术，需要对膝关节进行刮削和冲洗。而对另一组病人，医生在其膝盖处划一道小切口，然后包扎起来，以模拟真正实施手术后的刀口。两组病人的疼痛缓解报告是相同的。在大脑成像研究中，研究人员发现当安慰剂对抑郁症患者起作用时，脑功能也会以积极的方式做出改变。转变信念，改造大脑，从而改变身体。

告诉大脑你自己想要的东西，然后采取相应的行动努力去获得它。你的心智会接受它所看到的东西，并使其发生，因此，把你

S 行动步骤
tep by Step

驾驭你的脑力，以提升自己的身体健康，要做到以下4件事：

● 给你理想中的身体状态下个定义，并把它写下来。

● 每天花几分钟，描绘一下健康身体的蓝图。

● 把你最健康、最苗条时拍的照片挂在家中或办公室里。

● 每天都问问自己，自己的行为是否有助于让你达到理想的身体状态。

的期望描绘为图景，然后配合采取相应的行为去得到它将变得非常关键。有太多的人只知道每天突发奇想，却不去用前额叶关注一下自己想要的东西，而后朝向这些目标努力。

正如成功的运动员在比赛前想象成功一样，你也必须通过同样的方式来驾驭影响身体的大脑。人们往往会事先想象自己发胖和生病的样子，这实际上是在勾结潜意识让你发胖、使你得病。如果你把自己想象成一个胖子，那么你的大脑也会沿着这个想法真的让你发胖。如果你把自己想象成健康人，那么你的大脑则会帮助你实现改善身体状况的目标。

Change
Your Brain,

"蚂蚁"解决方案

Change Your
Body

快乐劫匪	快乐助推器
扭曲的思维	精确的思维
非黑即白	均衡思维
"总是"思维	坦诚、灵活
关注消极方面	关注积极方面
凭感受想问题	逻辑思维
负罪感袭来	只在对你有帮助时才使用"应该"
贴标签	不要给自己或他人贴标签
预言	以积极心态面对世界，对未来保持好奇
乱猜心思	必要时请对方澄清一下
指责	不要指责自己或他人，对改变负责
从不反思自己的想法	在你感到悲伤、生气或紧张时，运用转念作业质问自己的想法
像胖人（或者病人、老人）一样思考	像瘦人（或者健康人、年轻人）一样思考
想象失败	想象成功

亲热一下，给大脑和身体充充电
延年益寿又减肥的最佳激情解决方案

性……还有什么像性一样自由、妙趣横生，低卡路
里，又不失为一项锻炼的吗？

——神经科、疼痛科专家芭芭拉·威尔逊医师

心是爱情的象征。

"我全心全意爱着你。"
"我把心都掏给你了。"
"你离开时，我感到心痛。"

实际上，你的大脑才是爱、学习和行为的器官。但这样说听上去不是很浪漫：
"我全脑全意地爱着你。""我把脑都掏给你了。"听起来像是一项奇怪的科学实验。
这样说来，好像那个大约三斤重的大脑是人体最大的性器官。研究结果很清楚
地告诉我们，拥有健康的性生活是让大脑和身体更加健康的关键。

1982 年 8 月，我在华盛顿特区沃尔特里德陆军医疗中心的无菌外科室实习
期间，恰逢杰西出院。两周前他被送到急诊室做了疝气手术，之后有过一些轻
微并发症。杰西的音容笑貌我到现在还历历在目，他虽是百岁老人，但言谈举
止却比实际年龄年轻 30 岁有余。他头脑敏锐，跟那些曾与我交流过的年轻病人

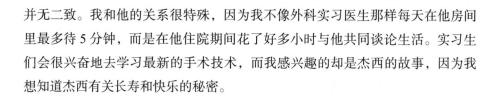

并无二致。我和他的关系很特殊，因为我不像外科实习医生那样每天在他房间里最多待 5 分钟，而是在他住院期间花了好多小时与他共同谈论生活。实习生们会很兴奋地去学习最新的手术技术，而我感兴趣的却是杰西的故事，因为我想知道杰西有关长寿和快乐的秘密。

杰西是在医院度过百岁大寿的，这可是件大事。他的第二任妻子比他年轻 30 年岁，她与护理人员一同策划了那次生日聚会。杰西和妻子之间有伟大的爱情、有玩耍和嬉戏还有身体上的亲热。显然，他们仍然对彼此"热度不减"。

就在出院前，他见到我在护士站写记录，就热情地挥手示意我到他房间去。他的行李都打点好了，只见他身着棕色西装、白衬衫，头戴蓝色贝雷帽。他目光深邃地看着我的眼睛，轻轻问道："还要多久，大夫？"

"什么多久？"我应道。

"还要多久我才可以和妻子亲热？"

我愣了一下，他继续语气平静地跟我讲："你想知道活到 100 岁的秘密是吗，大夫？千万不要错过跟你妻子亲热的机会。我还要等多久？"

我脸上缓缓掠过一丝笑意。"我觉得差不多再过一周左右，你就会好了。开始时要轻一些。"然后我拥抱了他一下，说："谢谢你。你让我有了多活几年的盼头。"

科学终于在 25 年后赶上了杰西。现在有大量的研究把健康的性生活与长寿以及身心健康联系起来。虽然与长寿相关的因素有很多，包括良好的基因、积极的人生观、好奇心和运动，频繁的性生活也是其中之一。本章中，我将向各位展示性生活频率、性满足感、长寿和身心健康的关系。

性爱是最好的药物之一

许多研究已对健康的性生活和身体健康间的关系进行了调查。性生活的潜在危险，包括性传染病和意外怀孕，与此相关的报道一向随处可见，即便现在仍然如此。但是，经过慎重考虑，与忠实的伴侣发生的性行为却有助于健康，能延年益寿、提高免疫系统功能、增加愉悦感、提升对疼痛的管理，还有利于性健康和生殖健康。此类相关研究公布得较少。这些研究表明，对于美国两大主要死因——心脏病和癌症，性活动可能成为一种预防措施。以下是性行为改善健康的一些途径。

长寿

对性的严肃研究是由阿尔弗雷德·金赛（Alfred Kinsey）于 20 世纪 50 年代开创的。他曾发表观点说，性行为能缓解压力，性生活充实的人有较小程度的焦虑、暴力和敌意。

S 行动步骤 ----------------------
  tep by Step

如果你想长寿，更少生病，更快乐，痛苦更少，请更多些性生活吧！

目前，已有研究证明了这一点。这是因为身体接触增加了催产素的分泌，这种激素能增强信任感，降低皮质醇的含量水平。

在杜克大学所做的一项研究中，研究人员对 252 人进行了长达 25 年的跟踪研究，以确定个体生活方式中哪些因素对寿命有重要影响。性生活频率以及过去和现在的性交满意度是研究中的三个因素。对于男性来说，性交频率是长寿与否的重要预测指标。虽然性交频率对女性是否长寿不具有预见性，但那些报告过去性交满意度较高的女性寿命较长。这项研究表明，性交愉悦感和长寿呈正相关。

发表在 1976 年《心身医学》（Psychosomatic Medicine）杂志的一项研究结论是，无法达到高潮可能会对女性的心脏产生负面影响。健康控制组中只有 24% 的女性报告性生活的不满足感，而心脏病发作过的女性中有 65% 报告说性生活有障碍。在这项研究中，造成女性不满足的两个最常见原因是丈夫阳痿和早泄。性健康不仅仅是个人问题，它还会影响夫妻双方的满足感和整体健康状况。

瑞典的一项研究发现，在生活中较早停止性交活动会增大男性死亡的风险。该研究的对象为 400 名老年男子和妇女。在他们 70 岁时，研究人员对他们的性生活进行调查，随后进行一段时间的跟踪研究。5 年后，男性中较早停止性生活的死亡率明显要高出很多。

研究人员发现，在他们对年龄、社会阶层、吸烟、血压，以及在初次访谈时患有冠状动脉心脏病的状况进行调整后，研究结果依然保持稳定。

还是同一个研究小组，他们在 2001 年的后续研究中发现，每周亲热三次以上能使男性心脏病或中风发作的危险降低一半。如果制药公司能造出疗效如此优异的药物，它的股票就会冲破华尔街的天花板了。有句俗话说得好：每日一苹果，医生远离我。这样讲或许也没错：每日一高潮，棺材远离我。

● 减肥

性行为最引人注目的好处之一，来自对有氧健身的研究。据估计，性交会燃烧约 200 卡路里的热量，相当于卖力地跑上 30 分钟。大多数夫妻每次性生活的平均时长约为 24 分钟。高潮期间，心率和血压通常会翻倍，

行动步骤

研究表明，对于男性来说，每周过两三次或更多次性生活，可降低心脏病、中风和死亡的风险。

这些都是催产素影响下的反应。性交时骨盆、大腿、臀部、手臂、颈部和胸部的肌肉会收缩。《时尚健康杂志》（*Men's Health*）早已谙熟此道，他们把床称为人类有史以来发明的最伟大的运动器材。

● 更年轻的外表

有规律的性高潮甚至有助于让你看上去更年轻。据皇家爱丁堡医院临床神经心理学家大卫·维克斯的研究，每周无压力地做爱 3 次，可以让你看起来年轻 10 岁。维克斯博士研究了年龄在 18～102 岁的 3 500 多名男性和女性。得出的结论是：我们看上去有多年轻，遗传的贡献仅占 25%，其余贡献都来自行为。在他的研究中，评判组成员通过单向镜观察实验参与者，然后猜测每位被试的年龄。年龄被低估了 7～12 岁的男性和女性被取名为超级年轻

行动步骤

你在寻找一项既能消耗热量，又对健康有益，同时还妙趣横生的体育运动吗？答案就是性生活。

组。这些"超级年轻组"的人群中，与年轻的外表联系最密切的因素便是频繁的性生活。他们称自己每周至少性生活 3 次，相比之下，控制组则平均每周性生活两次。另外还发现，超级年轻组感觉更加舒适，对自己的性别认同也更为自信。

性活动会促使女性触发一种人类生长激素的分泌，这有助于她们的容颜保持年轻。性活动还能把氧压送至周身，促进血液循环并促使营养物质流向皮肤。此外，建立起性关系本身就对照看好自己的外表、保持体形是种有效激励。

更高的青春激素水平

温妮弗莱德·卡特勒（Winnifred Cutler）博士是一位行为内分泌学专家，他指出，有规律地享受性愉悦的女性血液中的雌激素水平要显著高于性生活不频繁或根本没有性生活的女性。雌激素有很多好处，它有利于心血管系统的健康，能减少有害胆固醇、增加有益胆固醇，提升骨质密度，还能使皮肤润滑。如前所述，越来越多的证据表明，雌激素对脑功能有益（请参见第 6 章"激素解决方案"和第 11 章"记忆解决方案"）。

另一个似乎会受性活动影响的重要激素是脱氢异雄酮。在高潮到来之前，人体内的脱氢异雄酮水平峰值会比平常高出好几倍。专家认为，脱氢异雄酮能改善脑功能，平衡免疫系统，有助组织的维持和修复，促进皮肤健康，还可能会改善心血管健康状况。

睾酮通过有规律的性生活而得以提升。睾酮有助于强健骨骼和肌肉，也有益于心脏和脑健康。睾酮水平低的人，其罹患阿尔茨海默病的风险是一般人的两倍。低睾酮水平也与性欲低下相关。从这层联系来讲，如果你对性不感兴趣，我就可以借此来暗示你的记忆也可能遭受了威胁。

增强免疫功能

据妇科专家达德利·查普曼（Dudley Chapman）博士的研究，性高潮能将抗感染细胞的数量提升 20%。宾夕法尼亚州维尔克斯大学的心理学家发现，有规律性生活的学生，其免疫球蛋白 A（IgA）水平要高出 1/3。IgA 是一种抗体，它能增强免疫系统，有助于抵抗感冒和流感。有项研究曾报告说，对其配偶进行口交的女性患先兆子痫的概率要小，先兆子痫会导致女性在怀孕期间的血压攀升到危险水平。另外，精子带有转化生长因子 β（TGF），这种分子能提高女性自然杀伤细胞的活性，这些细胞有攻击肿瘤细胞的功能。

一项由人类性学高级研究所特德·麦克维纳（Ted McIlvenna）博士主持的研究，对 9 万名美国成年人的性生活做了调查，发现性生活活跃的人请病假的次数少，生活更加愉快。

🍎 潜伏的抗癌药

由澳大利亚的格雷汉姆·贾尔斯（Graham Giles）主持的一项研究曾得出结论说，男性在 25 ~ 50 岁间射精越频繁，就越不容易患上前列腺癌。《英国国际泌尿学杂志》（*British Journal of Urology International*）上发表的一项研究称，20 多岁的男性每周射精 5 次可将罹患前列腺癌的概率降低 1/3。

研究者认为，性的表达可降低罹患癌症的风险，这是因为催产素和脱氢异雄酮水平提升了，这与男性和女性的性唤醒和性高潮有关。1989 年的一项研究发现，在从未生育的女性中，性生活频率的提高与乳腺癌发病率的降低相关。该研究对 51 位受访前三个月内被诊断患有乳腺癌的法国女性进行了调查。与之相对照的控制组有 95 位参与者。较高的乳腺癌患病风险还与缺乏性伴侣和绝少性交（定义为每月少于一次）相关。

🍎 更出色的性能力

卡特勒博士所做的研究表明，与男性伴侣每周至少性交一次的女性相比独身或不经常性交的女性，月经周期很可能更有规律。在同居夫妻中，每周至少有三次性生活的女性，其月经周期同样更加规律。有规律的性生活会对生殖健康有积极的影响。下面是几则实例。

● **生育**。频繁的性生活可提高生育能力。对月经周期变异性和性交频率的研

究已经表明，与伴侣之间亲密且有规律的性生活，能够通过调节月经模式
来提高生育能力。

- **月经周期的规律性**。一系列研究发现，与偶尔做爱或独身的女性相比，每
  周至少做爱一次的女性月经周期长度要更有规律。
- **缓解痛经**。1 900 名女性中有 9% 表示她们在过去的三个月中曾通过手淫
  缓解痛经。
- **怀孕**。有一篇综述回顾了 1950—1996 年的 59 项研究，得出的结论是，
  只要不存在诸如性传染病等风险因素，怀孕期间的性生活不会伤害胎儿。
  此外，有些研究表明，怀孕期间的性生活可防止早产，在妊娠的第 7 个月
  到第 9 个月尤其如此。1 800 多名女性中，除了那些因医疗方面的原因不
  能做爱的情况外，在妊娠后期做爱的女性早产情况明显要少很多。
- **前列腺健康**。前列腺的职责是制造精液中的某些分泌物，有时前列腺会发
  炎、疼痛（前列腺炎）。单身男子中患前列腺炎者，有超过 30% 的手淫频
  率更频繁者报告说症状有了显著或中等程度的改善。还有建议称，频繁射
  精有助于预防前列腺慢性非细菌性感染。

更高质量的睡眠

性的释放有助于入睡。性高潮会导致催产素和内啡肽激增，它们有镇静剂
的作用。一项研究发现，1 866 名报告近三个月曾有过手淫的美国女性中，有
32% 表示这样做是为了促使入睡。大多数女人都知道，男人性生活后很快就会
睡着。

缓解疼痛

研究表明，性高潮有助于治疗某些类型的疼痛。新泽西州立罗格斯大学的
贝弗莉·惠普尔和巴里·科米撒努卡（Beverly Whipple & Barry Komisaruk）研
究发现，若女性患有颈椎挫伤和关节炎，有规律的性高潮可使其疼痛阈限变高。
高潮快要来临时，催产素含量会激增至正常水平的 5 倍。这又会转而促进内啡
肽的释放，从而减轻疼痛。对于女性来说，性行为还能促进雌激素分泌，这样

会减轻经前期综合征的痛苦。

缓解偏头痛

研究表明，如果你的伴侣说："亲爱的，今晚不行，我头疼。"你可以通过在被窝里跟她翻云覆雨来帮助她。南伊利诺伊大学医学院的一项研究发现，高潮有助于缓解偏头痛。参与研究的 52 名偏头痛患者中，有 16 名报告说在性高潮后疼痛有显著减轻，另有 8 人头痛症状完全消失了。2001 年以来，有几个案例研究都显示，性高潮的确有助于缓解疼痛。在一项更早的研究中，83 名患有偏头痛的女性中有超过半数的人表示，性高潮过后疼痛多少会有所缓解。运用性高潮帮助缓解偏头痛不会像处方药那样可靠，但是它的确见效更快，成本更低廉，副作用较少，其中的乐趣却更多。

治疗抑郁症

性高潮还有抗抑郁的功效。高潮会引起大脑深层边缘系统的活性大增，而性交结束后该部位就会安定下来。抗抑郁药往往也是为了使大脑的边缘系统部分冷静下来。性生活规律的人抑郁也较少，性高潮的频率可能是其中一个原因。

男性达到高潮时，边缘系统中一个叫作中 - 间脑结合部的区域会被激活。该区域的细胞能分泌使人愉悦的化学物质，这些物质我们在前面曾讨论过。与此同时，研究人员发现，男人性交时脑部的恐惧中枢杏仁核活性会减弱。该区域也与警惕性相关，因此动物和人在性交时可能要关闭这个部分，以免分心。使恐惧中枢镇定下来可能还有助于增强男人的责任感。前列腺素是在精液中发现的脂肪酸，它们会被阴道吸收，有可能对女性的雌激素和情绪有调节作用。

戈登·盖洛普（Gordon Gallup）是纽约州立大学奥尔巴尼分校的心理学家，由他牵头的一项研究发现，比起其他女性，那些男性伴侣不使用安全套的女性较不易得抑郁症。

另有研究表明，高频率的性生活与较低的抑郁和自杀的发生率相关。加拿大一项研究在分析了性欲和心理健康的相关性后发现，独身与高抑郁分数和自杀指数相关。

🍎 改善嗅觉

性交后，催乳素的分泌会激增。这反过来会导致大脑中的干细胞发育成嗅球（气味中枢）中的新神经元，从而提高人的嗅觉。

🍎 健康的关键

有规律的性接触，特别是与忠实伴侣的性接触，有助于保持身体和大脑的健康。对于身体上的亲热，不要找借口，比如太累了或太忙了之类。此外，尽量避免在工作上花太多时间，而不去尝试各种社交活动。人际关系的缺乏使人变得抑郁，或通过单独的性行为如网上性行为，或求助于吸毒、酗酒、赌博或其他成瘾行为，这对人脑都没什么益处。男人和女人间需要通过抚摸、眼神接触和性接触来保持健康。如果你感觉到对方的爱、呵护、关心、支持和亲密，就会更加快乐、更加健康。患病风险也要低得多，如果的确是这样，那你的生存机会也会更大。

有规律的性接触给女性健康带来的好处

Change Your Brain,
Change Your Body

- 月经周期更加规律
- 减轻经期症状
- 记忆力更强
- 更好地控制膀胱
- 减轻压力
- 增加青春促进激素脱氢异雄酮的分泌
- 增加睾酮和雌激素的分泌
- 控制体重——做爱半小时可消耗大约200卡路里，瑜伽消耗114卡，跳舞（摇滚）129卡，步行（5公里/时）153卡，减重训练153卡。

- 更有利于生育
- 心情更好
- 缓解疼痛
- 减少感冒和流感
- 保持体形

有规律的性接触给男性健康带来的好处

Change Your Brain,
Change Your Body

- 增加心率变异性（心脏健康和头脑冷静的标志）
- 改善心血管功能（每周三次，可使心脏病和中风发作的风险降低一半）
- 提高睾酮水平（使骨骼和肌肉更强壮）
- 改善前列腺功能
- 改善睡眠

幸福

对于那些在卧室里的活动多于银行账户的人来说，这儿有个令人愉快的消息。达特茅斯学院的经济学家大卫·布兰弗罗（David Blanchflower）和英格兰华威大学的安德鲁·奥斯瓦尔德（Andrew Oswald）在对 1.6 万人的性生活和幸福感水平做过评估后发现，性在很大程度上对幸福感有积极影响。他们估计，对于一般的美国人来说，性交从每月一次提高到每周一次，相当于额外获得 5 万美元收入所引起的幸福感。

另外他们还报告说，尽管大多数人可能并不这样认为，但赚钱多的人并不一定有更多的性生活。根据他们的研究，性生活频率在各收入水平上没什么差异。研究中那些最快乐的人是已婚者，他们性生活的频率要平均比单身者高出 30%。经济学家估计，稳定的婚姻就等于每年增加 10 万美元额外收入所产生的幸福，而离婚则大概相当于每年损失价值 6.6 万美元的幸福。所以，呵护好婚姻能给你节省很多钱。

运用大脑改善身体的性反应

有位已婚妇女走过来跟我说，除了做爱，让她做什么都行。她问我应该怎么做，因为她不想早早死去。

我回答说："有许多方法来保持健康长寿，如健康饮食、运动、思维训练、服用补充剂，以及抱有积极的人生观，但我很遗憾地看到，你错过了健康的性生活给你和丈夫带来的超额利益。性欲低往往和较低的睾酮水平、雌激素水平、抑郁、婚姻冲突，或者过往的感情创伤有关。查找并解决这些问题，你会从中获取丰厚的回报。"

每个人都拥有能量——特别是性能量，它存储于体内，人人都有潜力去疏导体内的能量，传给他人。这是佛教密宗的基本信念之一。通过运用大脑，你可以学会控制自己的性能量，使它在通体循环开来，以提高身体的反应，增强做爱体验，还能提升性的治疗功效。

我第一次听到传递能量的说法时，心想："这到底是什么意思？如何才能传递能量？"但是，无论在东方还是西方的宗教中都对此有所实践。冥想就是一种传递能量的方法。在我们的脑成像工作中可以看到，人在祈祷或冥想时，会把脑中的能量大规模转移到脑部最有人情味、最具思考力的部分。

对大多数人来说，性生活的时候会关闭大脑，全神贯注于身体上的感受。但如果采用密宗的性爱方式，你就能凭借大脑来控制并提升身体感受，因为大脑与身体终究是联系在一起的。

点燃激情的补充剂

以下补充剂能给你的激情补充能量，为你的性生活平添情趣。

鱼油。鱼油是很棒的补充剂，能提升你的爱情生活质量。它有助于调节情绪、缓解关节疼痛，服用后你会更快乐、更少被激怒，从而感到自己更加性感，肢体也会更加灵活。

5-羟基色氨酸。如果你容易焦虑、担忧，5-羟基色氨酸可以帮助你提升 5-羟色胺水平，为你的性生活提供更多情感自由和精力。

S-腺苷甲硫氨酸。如果你容易精力不足、情绪低落，S-腺苷甲硫氨酸会帮助你提升精力、改善情绪，还有助于缓解关节疼痛。

银杏。银杏提取物能增强通向体内各器官的血流量。

人参。人参可以增强体能、减少压力、提高耐力。

杏仁。杏仁能提高苯乙胺（PEA）水平，这种化学物质能提高大脑在趣事即将发生时的警戒反应强度。

苹果。苹果能使呼吸的气味甜蜜。

芦笋。芦笋富含维生素 E，对激素分泌至关重要。

酪梨。酪梨含有苯乙胺、维生素 B_6 和钾。

香蕉。香蕉富含菠萝蛋白酶，能够提高男性的性欲。

卷心菜。卷心菜有助于改善血液循环。

芹菜。芹菜中含有雄酮，这种激素经由男性的汗水释放，能点燃女人的性欲。

辣椒。辣椒含有辣红素，能刺激神经末梢，提高心率。

巧克力。巧克力能增加体内的苯乙胺和可可碱，这是一种类似咖啡因的物质。

奶酪。奶酪的苯乙胺含量实际上比巧克力还高。

鸡蛋。鸡蛋含有 B 族维生素，有助于平衡激素水平。

无花果。无花果中富含各种氨基酸，有利于提高性欲。

大蒜。大蒜中含有大蒜辣素，这种成分能增加性器官的血流量。

肉豆蔻。肉豆蔻能显著提升大鼠的性活跃程度，说不定也能提高你爱人的。

牡蛎。牡蛎富含锌，它有助于睾酮和多巴胺的分泌，这些物质有助于性兴奋。

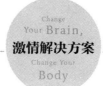

激情解决方案

激情劫匪	激情助推器
任何脑部问题	有效治疗任何脑部的毛病
缺乏睡眠	睡眠充足（至少 7 小时）
激素水平波动起伏	各种激素保持平衡
饮酒	不饮酒
抑郁	伤心焦虑时写写日记，进行治疗
消极思维	杀死"蚂蚁"（自动的消极想法）
慢性疼痛	天然镇痛剂（S- 腺苷甲硫氨酸、鱼油、5- 羟基色氨酸）
	性感男人香：薰衣草、南瓜饼、黑甘草、炸面包圈、橘子、奶酪比萨、烤牛肉、肉桂包
	性感女人香：婴儿爽身粉、黄瓜、黑甘草、薰衣草、南瓜饼
	令人放松的香味（针对性生活前需要冷静的人）：檀香、马郁兰、柠檬、洋甘菊、佛手柑
	有利于性兴奋的香味（针对性生活前需要激活的人）：茉莉花、依兰、玫瑰、广藿香、薄荷、丁香

一起来治本，健脑即健身
让你远离一切混乱的脑健康解决方案

66 大脑健康是身体健康的关键。**99**

大脑和身体彼此密切相连。如抑郁症、双相情感障碍、焦虑症、强迫症、精神分裂症、悲恸、创伤后应激障碍、药物滥用、饮食失调和赌博成瘾等心理（脑）健康的疾病，都会对身体，以及你的气色和感觉造成严重的不良影响。这些障碍会带来很大压力、掠走睡眠、破坏食欲、增多皱纹和脂肪。尽早治疗这些脑健康问题非常关键，这样你就不会显老，感觉上也更年轻一些。在这一章中，我会带你们大致了解一下常见的心理健康问题，以及一些解决方法。

情绪障碍

🍒 抑郁

芭芭拉 52 岁，是一位记录员，已经结婚，有两个孩子。她被介绍到我这里来，因为她总是感觉到累。对于疲劳感的成因，家庭医生排除了身体方面的因素，认为这是由压力过大引起的。此外，工作时她难以集中注意力，入睡也很困难。她丧失了性冲动，胃口不太好，也失去了跟家人协作共事的兴致。芭芭拉经常会无缘无故地哭泣，她甚至开始有绝望自杀的念头。芭芭拉变得郁郁寡欢。

抑郁症常见症状 Change Your Brain, Change Your Body

1. 悲伤、忧郁或心境灰暗

2. 精力不足、经常疲劳

3. 在通常会觉得愉快的活动中，失去了感受愉悦的能力

4. 易激惹

5. 注意力不集中、分心或记忆力差

6. 有自杀念头、无意义感

7. 有绝望感、无助感、罪恶感和无价值感

8. 睡眠发生变化，睡觉时频繁醒来或睡眠时间增加

9. 食欲发生变化，显著减小或增大

10. 社会退缩

11. 低自尊

　　抑郁症是一系列常见的心理疾病。研究表明，约有 6% 的人会在生命中的某个时点罹患严重的抑郁症。而这些人中只有 20%～25% 曾寻求过帮助。这个比例很令人遗憾，因为抑郁症是一种治愈率很高的疾病。在评估精神问题的过程中，采用生物 / 心理 / 社会相结合的方式来理解会很有助益。

● **生物因素。** 抑郁症中需要了解以下几个重要生物因素。考虑家族史很重要。
我们知道，抑郁症往往与遗传因素有关，而且在那些有酗酒成员的家族中更为
常见。从医学角度评估病人同样重要，因为有很多疾病都可能导致抑郁症。
其中包括甲状腺疾病、传染性疾病、癌症和某些形式的贫血。心脏病发作、

中风或脑损伤也很容易让人变得抑郁。激素急剧波动的时期（产后或更年期）往往会催生抑郁问题。 此外，某些药物也会导致抑郁症。其中最明显的是避孕药、某些血压或心脏病药物、类固醇，以及控制慢性疼痛的药物。在评估抑郁症时，仔细了解饮酒和吸毒史很关键。长期饮酒或吸食大麻往往会导致抑郁症，而安非他明或可卡因的戒断往往会伴随强烈的自杀念头。

- **心理因素**。抑郁症中要关注的心理因素包括：重大丧失，如亲人去世、恋爱关系破裂，丢掉工作，丧失自尊、地位、健康或目标；多种童年创伤，如身体创伤或性虐待；消极思维会侵蚀自尊，导致情绪低落；习得性无助——不管做什么，事情都不会改变的不良信念。这源于长期处于不断受挫的环境。

- **社会因素**。评估抑郁症需要考虑的社会因素和当前的生活压力有：婚姻问题、家庭功能障碍、财务困难 、工作相关问题 。

在芭芭拉的案例中，她体检正常，但其母亲却曾有过患抑郁的时期，她还有个自杀的姑姑。在成长中她有个吹毛求疵的父亲，于是她变得对自己也极端苛刻。在自己的家庭方面，她的婚姻在过去几年里一直非常坎坷，还经常和十几岁的女儿吵架。

用生物、心理、社会三方面相结合的方法处理情感疾病会取得最好的效果。我们建议芭芭拉服用一些抗抑郁补充剂，并且开导她对自己不要那么苛刻。我们还对其婚姻，以及她和女儿的关系做了些工作。还不到 10 周，她就感觉到比以前更有活力，也能集中精力了。她心情良好，睡得也不错，食欲逐渐恢复。此外，她与丈夫和女儿也相处得更好了。

抑郁症是一种治愈率很高的疾病。相较于 1980 年，我们的治疗方法已经大大改善。研究发现，锻炼和药物功效相差无几，而且来得更便宜，副作用也更少（运动的副作用微乎其微）。

治疗抑郁症的过程中，疗效最好的是综合疗法。然而很多人却只知道用抗抑郁药来解除抑郁症状。1996 年，约有 1.3 亿美国人（约占人口总数的 6%）吃过抗抑郁药。而到了 2005 年，这一数字就猛增到 2.7 亿人（超过人口总数的 10%)。

这一趋势很令我担忧。通过在亚蒙诊所的脑成像工作，我们已经确认出 7 种不同类型的抑郁症，每种都需要个性化的治疗。把开抗抑郁药当作一种放之四海而皆准的治疗方法不会起什么作用，甚至会危及一些人的健康。另外，使用抗抑郁药物还会带来大量的有害副作用。通常情况下，我会建议患者先尝试一下自然疗法，比如每日坚持锻炼、练习积极地思考，以及服用鱼油补充剂。

● 双相情感障碍

另一种情绪障碍称为双相情感障碍，患者会在两种极端状态之间往复。往往是抑郁期与兴奋、狂躁、易怒或情绪高涨期交替轮换。躁狂症可以归为一种有别于个体正常自我的状态，这种状态下的人精力更为充沛、思维奔逸、更冲动、睡眠需求减少，还会产生一种夸大感。它往往与性欲高亢、宗教狂热或狂热消费相关。有时还会伴有幻觉或妄想。

Step by Step 行动步骤

不要忽视抑郁症状。它会使你让身体达到理想状态的努力变得徒劳。

人们已经知道，在治疗患病周期中的抑郁患者时，无论是普通抗抑郁药还是抗抑郁补充剂都会激发躁狂症。对这种疾病进行积极治疗很重要，因为它与婚姻问题、药物滥用和自杀都有关联。而婚姻冲突和酗酒吸毒都会导致压力，这种压力严重影响人体健康、气色和外貌。

双相情感障碍其中一种最为典型的形式以前被称为躁郁病 I 型，近年来，人们又对此障碍的一种温和形式做了描述，称为"II 型双相情感障碍"，它与阵发性抑郁和相对温和的"轻微躁狂"问题有关。

双相情感障碍（包括 I 型和 II 型）通常采用药物治疗，比如锂、Depakote 或 Lamictal 之类的抗惊厥剂。近年来有文献表明，大剂量的 Ω-3 脂肪酸（在鱼类或亚麻籽油中含量较高）对此种障碍的治疗也有帮助。

双相情感障碍通常会有的几种症状 *Change Your Brain, Change Your Body*

● 有时情绪异常高涨、抑郁或焦虑。

● 有时睡眠需求减少，尽管比平日少睡很多，但仍感觉精力充沛。

● 有时产生夸大的观念、想法或计划。

● 有时变得非常健谈或有讲话强迫。

● 有时脑子里有太多的想法。

● 有时感到精力显著提升。

● 有时缺乏判断力，出现冒险行为（要与平日的正常行为区分开）。

● 有时社交行为不当。

● 有时易激惹或攻击性强。

● 有时出现妄想或精神错乱的思维。

● 焦虑障碍

焦虑障碍有 4 种类型，皆会对人体和大脑造成不良影响：惊恐障碍、广场恐惧症、强迫症和创伤后应激障碍。下面我们将简要地讨论一下这 4 种类型及其相关疗法。

惊恐障碍

你的心脏突然开始狂跳不止，感到难以置信的恐惧，呼吸变得急促，开始出汗，肌肉变得紧张，双手变得冰凉。脑子里开始闪现出一幕幕可能发生的恐怖场景，感觉如果再摆脱不掉当前的状态，马上就要疯了。这便是经历惊恐发作的情形。惊恐发作是最常见的脑部疾病之一，会对人体造成极大的影响。据估计，有 6% ~ 7% 的成年人会与反复的惊恐发作不期而遇。它们往往从青春期后期或成年早期开始发作，但在晚年也有可能自行发作。如果在三周内遭遇三次发作，医生便会就此做出惊恐障碍的诊断。

典型的惊恐发作中，患者至少会具备以下12种症状中的4项：

气短	心跳加速	胸痛
气哽或窒息感	眩晕	手脚发麻
虚幻感	体温忽热或忽冷	出汗
头昏	颤抖或哆嗦	害怕死去或疯掉

第一次惊恐发作时，许多人最后被送到了急救室，因为他们认为自己是心脏病发作。有些人甚至被医院接纳收治。

导致惊恐发作的原因多种多样。有时是由身体疾病引起，如甲状腺功能亢进，这就是进行体检和血检的重要性所在。有时，惊恐发作可由咖啡因过多摄入或酒精戒断引发。激素变动或许也是起因之一。对于女性来说，在其月经周期行将结束时、生完一个孩子后或更年期时，惊恐发作的频率会更大一些。被无意中激活的过往创伤事件也会促成一系列的惊恐发作。一般来说，惊恐发作、酗酒或其他精神疾病有家族遗传的特性。

从脑扫描结果来看，我们经常会发现有惊恐发作的人基底神经节过于活跃，有时还会发现颞叶问题。心理治疗以及服用诸如氨基丁酸、维生素 B₆、镁、卡瓦根之类的补充剂，是我首选的治疗方法，可以平衡脑功能。药物也有帮助。药物虽然最管用，但也最易上瘾，因此要慎用为好。

S 行动步骤 ------------
tep by Step

如果你有惊恐发作，那得检查一下。这可能是由某些身体疾病引起的。

广场恐惧症

广场恐惧症（agoraphobia）这个名字源于希腊语，意思是"集市恐惧"。从行为上来讲，是对独自身处公共场所的恐惧。实质上，患者担心的是一旦自己失控或丧失行为能力，没人会提供帮助。深受这种恐惧症折磨的人，会竭力躲避在人群中、商店里或繁忙的街道上。他们往往害怕在隧道里、桥上、电梯里或乘坐公共交通工具。离家外出时，他们通常一定得拉上个家人或朋友陪同。如果这种恐惧在这个人身上扎下了根，它很可能会影响其一生。一旦恐惧或逃避行为占据了主导地位，日常活动会变得越来越受限制。

广场恐惧症的症状往往始于青少年晚期或 20 岁出头，但我也见过五六十岁的人初犯此病。通常情况下，患者并不知道是哪里出了问题，于是就通过酗酒或吸毒来缓解症状。这种疾病在女性中更为常见，而且患者

行动步骤

Step by Step

5-羟基色氨酸和金丝桃这两种补充剂会提升5-羟色胺水平，使前扣带回变得平静，还可缓解广场恐惧症和强迫症的症状。

中有许多人童年时经历过严重的分离焦虑。此外，患者的亲人还可能有过度焦虑、惊恐发作、抑郁症或酗酒的历史。

脑扫描结果和治疗方法与惊恐障碍患者大致相仿。有一点不同的是，广场恐惧症患者的前扣带回往往异常活跃，并且他们总是摆脱不掉对恐慌再次发作的恐惧。长期被这种恐惧困扰往往使他们不敢离家外出。服用一些诸如百忧解、Lexapro 之类的药物，或者像 5- 羟基色胺酸和金丝桃之类的补充剂，往往会有所帮助。

强迫症

强迫症（OCD）的特征是，脑中有反复出现却似乎又无法控制的念头，或者有强迫性行为，明知毫无意义，却感觉迫不得已，不得不去做。强迫性的念头可能有暴力（如杀死某个人的孩子）、污染（如因握手而感染）或怀疑（如担心交通事故中使某人受伤，即使并未发生这样的交通事故）。尽管患者费尽周折去压抑或抵制这些想法，但越是试图控制它们，它们反而会变得更为强大。

最常见的强迫行为有洗手、计数、检查和触摸。这些行为往往以一种非常严格，或僵化的方式进行。他们会有种急迫的内在感觉："我必须这样做。"个体通常会承认这种行为是毫无意义的，也没有从实施此行为的过程中获得任何乐趣，尽管如此，行为本身却往往能起到缓解紧张的作用。多年来，我治疗过很

多强迫症患者，最年轻的一位只有 5 岁。他的强迫行为是检查，他每天晚上要把房间的门锁检查二三十次才能入睡。我治疗过的最年长的患者有 83 岁。她有强迫的性念头，这种念头让她觉得自己内心很肮脏。症状严重到她必须将所有的门锁上、将所有窗帘拉上、将所有的灯关上、将电话听筒摘下，然后在一片漆黑中坐在房间中央，试着在那些可恶的性念头闯入脑中时将它们抓住。

通过脑扫描研究，我们常会观察到强迫症患者的基底神经节和前扣带回过于活跃。行为疗法会有帮助，并且已经证实这可能改善脑功能。使用诸如百忧解和 Lexapro 之类的药物，或服用诸如 5- 羟基色胺酸和金丝桃之类的补充剂，皆可提升 5- 羟色胺水平，使这些脑区镇静下来。

创伤后应激障碍

乔安妮 34 岁，是位旅行经纪人，她曾在办公室遭到两名持枪男子的入室抢劫。在抢劫过程中，其中一名男子三番五次地用枪顶住她脑袋，扬言要杀死她。她脑海里鲜明地想象出被爆头后血溅四壁的情景。在这 15 分钟的劫难即将结束时，他们勒令乔安妮脱光衣服。她想象自己遭到了他们的强暴。他们离开前没有碰她，但把她锁在了壁橱里。

从那时起，她的生活便陷入了混乱。她感到紧张，抢劫情景不断在脑中闪回，有关抢劫的噩梦连连，这些都深深困扰着她。她的胃像打了结一样很不舒服，头痛也持续不止。每当出门的时候，她就感到恐慌。她很沮丧，因为总是无法让自己的身体平静下来：心脏狂跳不止、呼吸急促、双手不断地冒冷汗。她恨透了这些感觉，好端端的日子就这样变成了一场噩梦，一想到这儿，她的气就不打一处来。最令她感到忐忑不安的就是，那次抢劫从方方面面对她的婚姻和孩子造成了影响。她的宝宝也被这种紧张传染了，变得神经极度过敏。每当她试着要跟丈夫做爱的时候，就会止不住地哭叫起来，脑子里浮现出被那两个劫匪强暴的情景。

乔安妮患的就是创伤后应激障碍，它是人脑对诸如抢劫、强奸、车祸、地震、龙卷风，甚至火山爆发这些严重创伤性事件的反应。她的症状是创伤后应激障碍的典型表现，尤其是有关抢劫事件的闪回和噩梦。

然而，最糟糕的症状或许来自那些现实中未发生过的恐怖想法，比如她看到自己脑浆四溅和遭强暴的情景。这些想法已经在她的潜意识中被登记为事实，直到进行治疗为止，她根本不能认清他们对自己究竟做出了多少伤害。比如说，当她想象自己遭到强暴时，她内心的一部分也开始相信自己真的遭到了强奸。劫案发生后初次来例假时，她哭了，因为她松了口气——劫匪并没有使她怀孕，尽管真实情况是他们从来就没碰过她。她内心的一部分甚至相信自己已经死了，因为她的记忆对自己死的描绘是如此绘声绘色。她的治疗中相当重要的一个部分，便是要对抗、消解这些错误的潜意识结论。

如果不加以治疗，创伤后应激障碍简直可以毁掉一个人的生命。最有效的疗法通常是心理治疗。我认为，有种心理疗法对创伤后应激障碍的疗效特别好，就是所谓的"眼动身心重建法"。针对创伤后应激障碍的严重性，某些药物治疗和补充剂也会有所帮助。

毒品、酒精成瘾与药物滥用

许多人通过饮酒或吸毒来治疗业已失灵的脑系统。使用诸如酒精、大麻、镇静剂和止痛药之类的抑制剂，会使异常活跃的脑系统平静下来。而使用诸如可卡因和甲基苯丙胺之类的兴奋剂，则可刺激那些不够活跃的脑区。问题在于，这些物质大多会让人上瘾，还会损害大脑和身体。有时候这种损伤是永久性的。

- 瘾嗜往往会在家族中流行。一个人酗酒或吸毒的亲戚越多，他就越有可能对这些化学物质产生依赖。这里有个经验法则：父母中有一位＝25% 的概率；父母双方或一方加一位兄弟姊妹＝50% 的概率；三位或更多的家庭成员＝75% 的概率。
- 酗酒或吸毒成瘾会将寿命缩短大约 10～15 年。
- 大约 1 500 万美国人酗酒和吸毒成瘾。如果你也有此问题，你并不孤单。
- 酗酒或毒品成瘾不分人群。这些疾病对所有社会阶层的人造成影响。

- 有超过一半的公路交通事故，是由醉酒驾驶或吸食毒品后驾驶导致的。
- 酗酒和毒瘾可以治疗。对于酗酒者和吸毒者及其家属的治疗服务，在全美各地都可提供。

药物滥用会对健康造成严重的负面影响。有关酒和毒品引起健康问题的书籍真是汗牛充栋。下面仅针对酗酒的生理影响列举一隅：

- 增大罹患心脏病、中风和癌症的风险；
- 肝炎，可能会导致肝硬化；
- 阳痿；
- 胃病；
- 营养不足。

此外，酒和毒品还会损害记忆力和判断力，这会阻碍你做出有益于自身整体健康的最佳决策，还增加了养成不良用脑习惯的可能性。

药物滥用者往往会强烈否认药物滥用的行为。他们通常是最后一个承认有问题存在的人。酒精和毒品带来的影响在许多方面很相似。正因为相似性，我才特意选择将这两个群体组合在一起。

注意：酒精包括存在于任何饮料或药物中的任何酒精——从啤酒到葡萄酒、烈性酒，甚至一些止咳药。毒品包含任何可以改变精神状态的物质，它们可产生兴奋、镇静等效果——如安非他明、巴比妥酸盐、大麻、可卡因、海洛因和五氯酚等。

浏览一遍下面列出的酗酒或吸毒症状，在那些符合你状况的项目前打个钩，以便对自己或你认识的人是否存在此方面的问题心中有数。

Change
Your Brain,
Change Your
Body

酗酒或吸毒的症状清单

_____ 无论是惯常还是偶发，饮酒量或吸毒量有所增加，经常有中毒（可能是无意的）情况发生。

_____ 把毒品和酒当作处理问题的手段。

_____ 心里明显惦记着酒或毒品，且表达出对它们的需要。

_____ 大口喝酒，大量吸食毒品。

_____ 为达到同等程度的兴奋，对酒和毒品的需求量逐渐增加。

_____ 总是找借口去饮酒和吸毒，但理由却不充分。

_____ 无论是工作还是家务，总是找别人替补代劳。

_____ 拒绝承认饮酒或吸毒过量，一提起这个说法就觉得烦。

_____ 经常旷工，特别是旷工很有规律时，比如老是在周末或节后。

_____ 反复调动工作，特别是职位水平持续降低，或其岗位职能低于其实际能力、教育程度及相关背景。

_____ 样子邋遢、不讲卫生，行为和社会适应性与先前的状况或预期不一致。

_____ 无明显缘由、不断含糊其辞地抱怨身体不适，尤其是那些睡眠障碍、肚子不好、头痛、食欲不振等问题。

_____ 经常与医疗机构打交道。

_____ 婚姻问题不断，甚至多次结婚。

_____ 曾因醉酒驾驶或扰乱公共治安而被捕。

_____ 异常焦虑或明显的情绪低落。

_____ 戒断症状（震颤、感到极度焦虑、渴求毒品或酒、呕吐等）。酗酒者或吸毒者往往多次试图戒掉，却无法忍受戒断症状。

_____ 经常听到或看到实际不存在的东西。

_____ 暂时性眩晕（只是你不会记得）。

_____ 记忆力损伤。

_____ 独自一人饮酒或吸毒；一大早就开始；秘密饮用或吸食。

_____ 面对显而易见的问题时仍一口"否认"。

如果一个人因酗酒或吸毒而深陷困境（法律上、人际关系及工作相关方面），事后又继续饮用或吸食，我就说他饮酒或吸毒成瘾了，这是我最喜欢的定义方式。他们不会从先前的经历中汲取教训。理性的人会意识到自己难以掌控酒和毒品，而后就会远离这些东西。很遗憾，很多存在这些问题的人非得一次又一次地被酗酒或吸毒绊倒，等到头撞南墙的时候，才去寻求治疗。

如不加以治疗，这些疾病会不断恶化，并产生严重的生理并发症，这往往会导致死亡。以下这些有关酗酒和吸毒的事实很重要，你必须对它们有所了解。

在治疗药物成瘾的过程中，认识并处理好问题背后的潜在原因很重要，比如未发现的抑郁症、双相情感障碍，焦虑症或注意力缺陷障碍。科研人员已开发出许多新药物，有助于缓解戒断症状，减弱对成瘾物质的欲求。心理治疗和团体支持往往非常有帮助。

注意力缺陷障碍

你是否经常感到烦躁不安，难以集中精力？是否难以控制冲动，为你说过的话或做过的事感到后悔？你是否经常半途而废？是否很容易觉得无聊或很快火冒三丈？如果你对这些问题大部分都回答了"是"，那你可能患有注意力缺陷障碍。

注意力缺陷障碍是儿童中最常见的脑部问题，在美国有 5%～10% 的儿童受到过这种疾病的影响，而它也是成人中最常见的问题之一。注意力缺陷障碍的症状主要表现为注意力持续时间短暂、注意力分散、混乱、拖拉、自我监控差。有时会与冲动行为、多动或烦躁不安有关，但并非一概如此。直到最近，大多数人都还认为这种疾病在青少年时期会随着孩子的长大而渐渐消失。但对于许多人来说，事实并不是如此。虽然多动症状的确会随年龄增长而减轻，但如冲动、分心、注意力持续时间短等其他症状，却会伴随患者长大成人。目前有研究表明，有 60%～80% 的注意力缺陷障碍患儿，不会因年龄的增长而摆脱这种疾病。

多年来，我见到过成千上万个患有注意力缺陷障碍的孩子。我与他们的父母见面时会详细地了解其家族病史，我从中发现，大约有 80% 的患儿其父母至少有一方在儿时也曾有过注意力缺陷障碍症状，而且事实上，直到现在作为一个成年人，这些症状仍然有所显现。但是很多家长从未诊断过。关于成年人的注意力缺陷障碍，我还偶尔听有些家长跟我说，他们曾尝试着用一下自己孩子的药（不是我推荐的），竟然发现还真的挺管用。他们反映说，那些药有助于延长注意力持续的时间，使行为变得更加有条不紊，并且不那么易于冲动了。

成人注意力缺陷障碍的常见症状有：缺乏条理性和计划性、拖拉、很难仔细听取指示、交通违规行为过多。此外，患有注意力缺陷障碍的成人会经常约会晚点、老把东西放错地方、易怒，并且执行力较弱。此外，还往往表现为经常出于冲动换工作，财务管理不善。药物滥用，特别是酒精、安非他明和可卡因，低自尊水平的情况也很常见。不能将节食和运动计划持之以恒也是其特点之一。

许多人并没有认识到这种疾病的严重性，而只是将这些孩子和成年人说成懒惰、叛逆或任性。然而，注意力缺陷障碍的确是种很严重的障碍。如果不加以治疗，它会影响人的自尊、社会关系、学习和工作能力，以及保持自身健康的能力。一些研究表明，注意力缺陷障碍患儿接受的医疗服务总量是正常儿童的两倍；未接受治疗的成年患者中，有 52% 会滥用药物；此外，患有此种障碍的青少年及成人发生交通意外的次数也格外多。

许多大人告诉我，当他们还是孩子的时候，时时刻刻都会陷入麻烦，并且的确感觉到自己与别人有很大不同。尽管我治疗过的很多成年注意力缺陷障碍患者都很聪明，但他们经常会因为没有充分发挥自己的潜力而感到沮丧。

我们的脑扫描研究表明，注意力缺陷障碍显然是一种脑部障碍，但却不是一种简单的障碍。我曾描述过 6 种类型的注意力缺陷障碍。它们最为常见的特征是，在患者需要集中精力完成任务时，其前额叶的活性会减弱。这意味着，患者越是努力集中精力，其脑部的活性就越低。许多注意力缺

S行动步骤
tep by Step

尽量用自然的方式减轻注意力缺陷障碍的症状，每天进行一定强度的锻炼，吃一些碳水化合物含量低的高蛋白食物。

陷障碍患者服用兴奋剂进行自我治疗，如食用咖啡因、尼古丁、可卡因或甲基苯丙胺提升前额叶的活性。他们还倾向于通过"寻衅滋事"的行为进行自我治疗。如果他们弄得人心烦，会有助于激活其大脑。当然，这样做的时候他们自己并不会意识到。我把这种行为叫作无意识的、脑部驱动行为。等你与注意力缺陷障碍患者相处久了，你就会看见并感受到那种"寻衅滋事"的行为。

哪种疗法对注意力缺陷障碍患者的效果最好？这取决于患病类型。药物或补充剂有时会很管用，但如果使用不当，反而会加重病情。一旦目标定位准确了，无论对于儿童还是成人，注意力缺陷障碍的治愈率都很高。不要因为自傲而不去寻求本应需要的帮助。为了让自己的身体如你所愿，你必须拥有出色的脑，并且在大脑需要帮助的时候，要主动承认这一点。

寻求专业帮助

即使你做到了本书讲到的所有脑 - 体健康策略，仍有一些人需要寻求专业帮助。有的人需要心理治疗，有的则需要药物治疗，其他人需要在补充剂或其他另类疗法的运用上得到更多指导。我在世界各地讲学时，经常会被问及以下问题：什么时候应该去找专家检查一下大脑？如果我所爱的人否认自己需要帮助，该怎么办？怎样才能找到一位有能力的专家？

● 什么时候应该去找专家检查一下大脑

这个问题比较容易回答。当你自己或家人的行为、感受、思想或记忆（所有脑功能）干扰了其在人际关系、工作、学术或健康等方面充分发挥潜力时，就该去寻求专业帮助了。如果长久以来你的人际关系总是处不好（亲子、兄弟姐妹、朋友、恋人），就是该寻求帮助的时候了。如果你在工作或学业上经常遇到有关记忆、情绪、行为或思想的问题，那也该去寻求专业帮助了。如果你的冲动行为、不恰当的选择或焦虑不断导致一系列的经济问题和健康问题，同样也是时候去寻求帮助了。很多人认为他们负担不起专业的帮助。但我认为，生活中若对脑部这些问题听之任之，你所付出的代价要比获得适当的帮助大得多。

自傲和否认问题会阻碍你寻求适当的帮助。人人都想自强自立，但做出向别人寻求帮助的决定同样很重要。此外，我们应该将获得帮助看作一种让大脑全力运转的途径。

玛丽安曾向我咨询情绪波动和与工作相关的问题。虽然她很能干，但她在工作中的行为经常会损害她和同事之间的关系。当老板建议她找我咨询的时候，她拒绝了。她想，自己又没什么问题，都是其他人的错。一天，在向一位同事发了一通火后，她意识到自己确有过错（至少是部分的），于是同意过来寻求帮助。她之所以拒绝，是因为她不想被人看作软弱或有缺陷。在脑扫描的帮助下，她看到自己的大脑需要加以平衡。辅之以适当的协助，接受治疗后她有了好转，不再遭受情绪波动的折磨，由于她的脑比以前平衡了许多，她和同事们承受的压力也减轻了。

如果我所爱的人否认自己需要帮助，该怎么办

很遗憾，与"精神疾病"相关联的污名使许多人不愿意去寻求帮助。谁都不希望被看作是疯子、傻子或有缺陷，除非自己再也无法忍受这种痛苦（工作、人际关系或自身的）了，否则不会主动寻求帮助。大多数人并不将精神问题视作大脑的问题，而认为只不过是性格上的缺陷罢了。男性更易受到"否认"这种防御方式的影响。

如何去帮助那些尚未意识到自己需要帮助，或者不愿寻求帮助的人呢？这里有几点可供参考的建议：首先试一下直截了当法（但需要换一种表达方式）。明确告诉他是哪些让你担忧，并且向他解释说，问题出在底层的大脑模式，很容易就能调整好。告诉他能够获得的帮助——帮助不是用来治愈缺陷，而是帮助优化脑功能。告诉他，你知道他已经尽力了，但他的行为、思想或感情可能会变为其成功路（工作、人际关系或自身）上的绊脚石。要强调是优化功能，而非缺陷。为他提供信息。与你所关注的主题相关的书籍、录像和文章会非常有帮助。很多人过来咨询我们，就是因为他们读过了一本书、看过一段视频或阅读了一篇文章。高质量的信息很有说服力，而且当它以一种积极向上，旨在提升生活品质的方式呈现时，更是如此。

如果在你直截了当地提出并提供了足够的信息后，他仍然排斥帮助的话，那就试着去播下种子。播下有关获得帮助的种子，而后定期地浇灌。时不时地向他抛出有关某个话题的想法、文章或其他信息。如果你关于求助的话题谈论得过多，对方会恼羞成怒，并且拿不去寻求帮助来气你——那些给予过度关注的"帮助"尤其如此。切记谨慎，过犹不及。

要保护好你与他人的关系。比起那些老给自己挑刺或小看自己的人，人们总是更倾向于接受自己信任的人的建议。通过长期相处，获取他的信任，这会让他们更易接受你的建议。不要谈来谈去只有寻求帮助。要确保对他生活的方方面面感兴趣，而不仅针对他潜在的医疗需求。

给他以新的希望。很多有这些问题的人都曾试图寻求帮助，但帮助并没有起作用，甚至使情况变得更糟。引导他们关注新近的脑部治疗技术，新技术能使专家更准确地聚焦问题，让治疗更加有效。

有时候，你不得不说该做的、能做的，我都做了。时间久了，如果他仍然拒绝寻求帮助，而且他的行为已对你的生活造成了消极影响，那你或许只能独善其身了。维持一种有毒害的关系对你的健康不利，况且还往往会让对方依然保持病态。其实，我早已知道，威胁或离开的举动会激励人发生改变，无论对于饮酒、吸毒，还是注意力缺陷障碍的治疗，都是如此。但威胁要离开并不是我会采取的首要措施。要意识到，你不能强迫他人接受治疗，除非病情已危及自身和他人。你只能尽你所能。值得庆幸的是，比起 10 年前，我们能够做的事要多多了。

● 怎样才能找到一位有能力的专家

很多专家会撰文著书，在会议或所属的小组发表演讲。可能的话，要阅读一下他们的作品，或听一听专家的发言。这样你也许能从中得到一个大致的印象：他们人怎么样？他们的能力如何？你需要找一个思想开明、能跟上时代并且愿意尝试新事物的人，找一个治疗时能对你心怀尊重的人，他肯聆听你的提问，回应你的需求，寻求建立一种充满合作和尊重的关系。我知道，找到一个能满足所有以上标准，并且还受过良好的脑生理学训练的专家很难，但这种专家可以找得到。一定要坚持。给予呵护的人对于治愈至关重要。

请务必把你的脑调整好，并且让任何脑部问题得到相应的治疗，这样你才可以使自己在生理上和心理上都处于最佳状态。

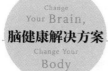

脑健康解决方案

脑健康劫匪	脑健康助推器
抑郁症	药物治疗、补充剂、运动、丰富的饮食、心理治疗
双相障碍	药物治疗、补充剂、鱼油
惊恐障碍	治疗生理疾病、减少咖啡因摄入量、戒酒、平衡激素、γ- 氨基丁酸、维生素B_6、镁、卡瓦根
广场恐惧症	药物治疗、补充剂
强迫症	药物治疗、行为疗法、诸如 5-羟基色氨酸和金丝桃之类的补充剂
创伤后应激障碍	心理治疗、EMDR、补充剂
酗酒/吸毒	治疗底层疾病、心理治疗、团体支持、缓解戒断症状的药物
注意力缺陷障碍	药物治疗、补充剂、剧烈运动、低碳水化合物 / 高蛋白饮食

健康可以"传染"吗

　　我父亲一生都在尽量避免接触医生，他曾说过："我会让别人心脏病发作，但自己才不会得那玩意儿。"他是个完全独立的人，从来不会受任何人指使去干什么事情，在这一点上，他向来引以为豪。他一生事业蒸蒸日上，他经营的连锁杂货店非常成功，并且执掌大权 50 余年，长期担任美国杂货商联合会（Unified Grocers）的董事会主席，这可是世界上最大的独立杂货店批发公司之一。有这样一位父亲，对我个人来说是个挑战。"我会让别人心脏病发作，但自己才不会得那玩意儿"，这其中透出的态度恰与我的天性相背，我的性格倒与姥爷更相似，乐于当个助人者，是个平和的人。我经常发现自己在爸爸身边时会很紧张，但又老是想讨好他。我体内发生的反应与爸爸的大脑直接相连。

　　我爸还是那种不管遇到什么问题，都要说"不"的人。

　　"我能去吗？"

　　"不。"

　　"你觉得我应该这样做吗？"

"不。"

"你愿意和我一起去吗？"

"不。"

"我能帮你吗？"

"不。"

还记得有一次我在为一项健康研究招募成年人，我问他能否去做一次脑扫描，他的第一反应是"不"。事实上，我花了足足 12 年请求他，最后才终于得到了他的脑部扫描图。我看着那张扫描图，生活中的很多挫折都因此有了新的解释。他的前扣带回活性很强，这个区域是脑的变速杆。这个脑区活性过强的人，往往表现为好争辩，并且会本能地说"不"。这会使他们身边的亲人有点抓狂。但看到扫描结果却让我放松了下来，因为我知道有此遭遇的人不只我一个。

平衡大脑，让自己更性感一些

劳拉和我从小就是好朋友。长大后，劳拉出落成一位美丽俊俏的少女，引得许多我们都认识的男生为她着迷。出于某种我并不知情的原因，劳拉从来没有对我产生过这种罗曼蒂克的吸引力。我崇拜她，但并不是这种方式。多年以后，我们依然保持着联系，我对她的感觉也从未改变过。

有一天，她的美丽显得很耀眼，我发现自己以一种非同寻常的方式被她吸引了。跟她在一起时，我的心跳会加快，思绪会飘到那些以前从未触及的区域。是什么不一样了吗？我很想知道。这一切看上去太奇怪了。后来事情才变得渐渐清楚了。她告诉我，她在遭受终生焦虑症的折磨，现在终于鼓足勇气去治疗它。她服用了抗抑郁药物和几种天然补充剂，还去看过心理医生。她的焦虑已经减退，幸福和快乐感得到了提升。

劳拉的大脑发生变化时，她的外表和身体也在变化，随后，她还改变了我对她的身体反应。幸运的是，我的前额叶功能良好，可以将这种感觉仅限于感知和享受，而不让它对我的婚姻造成伤害。这个故事彰显了极为重要的一点，这一点扩展了本书的主题。依直觉判断，我们都知道这一点的确属实。

> 66 当你改变自己的大脑时，你在改变自己的身体，而且紧
> 随其后的是，你还会改变其他人的身体。 99

- 怒气正旺的老板去上班。许多员工将会因老板的问题行为而感受到生理应激症状。我曾见过这种场面，而且在我的病人中一再看到过。
- 如果你的妻子或女儿正在忍受月经周期中那段最糟糕时间的煎熬，家里的每个人都会感到应激水平有上升的趋势。
- 如果你丈夫的工作压力很重，或许他的老板就像上面提到的那位一样，你同样会对此有所反应。
- 研究告诉我们，如果孩子得了注意力缺陷障碍或自闭症，那么他的妈妈会患上许多应激症状，而且这些家庭中抑郁症和离婚的发生率会相对较高。

为什么要对自己的大脑万般呵护？原因之一就在于，它的健康会严重影响你所爱的人的健康。人与人是相互传染的。

优化你自己，会使周围的人得到提升

在精神科住院实习项目中，我曾学习过婚姻与家庭疗法，那时我常听说，改变关系需要两个人的共同努力。若干年后，我发现这个所谓的"常识"规则实际上是错误的。改变关系通常只需一个人便足矣。随我一起想想是不是这样？我知道今晚可以回家了，要让我的妻子微笑，只消我有恰当的说辞，像下面这样：

"嗨，亲爱的，我今天想你了。"

"嗨，宝贝，今晚我可以帮你做些什么吗？"

"嗨，小心肝，你看上去棒极了。"

"哈喽，我的小甜心，今天过得怎么样？"

我也知道如何做会让妻子朝我怒吼。特别是在我没考虑周全就脱口而出那

些话时，如：

> "嘿，你一天都做了些什么呀？"
>
> "你难道什么事都没做吗？"
>
> "为啥什么事都得我自己做？"
>
> "把那件衣服脱掉吧，太难看了！"

我的大脑如何工作，将对妻子的大脑和身体的工作方式产生重大影响。在你的人际关系中，这同样会发生。如果你是以积极正向的方式去改造大脑、改变身体，那你所爱的人也会受到鼓舞，让大脑和身体正常运转。

这种现象是使我成为一名心理医生的主要原因之一。开给人们抗生素或实施手术，那只是权宜之计，治标不治本。在医学院时我就意识到，帮助我的病人去更好地感受、思考和行动，这样不仅会使他们变得更快乐、更高产，还能极大地帮助他们与配偶、子女，甚至孙子更好地互动。这种帮助可能会跨越几代人，我喜爱这种可能性。

当然，当父亲发现我想成为一名心理医生时，他问我为什么不想成为一名真正的医生。我的身体有应激反应，因为我感受到我令他失望了。但有一点我会很明智地认识到：这是我的生活，而不是他的，我热爱作为心理医生的每一天。有趣的是，几年后我爸爸竟成了为我推介病人的最好来源。有一次，他的一位总监遇到了家庭问题，他打电话给我，要我给他做检查，因为他不希望自己器重的员工辞职。其实只要有耐心，再执拗的大脑也能转变过来。

营养补充剂

在治疗病患的过程中，我经常问自己的一个问题是：如果患者是我的母亲、妻子或者孩子，我会开出什么样的处方呢？基于从事精神科医生近 30 年的经验，我发现自己越来越倾向于推荐纯天然疗法。我不是反对使用药物，事实上我也一直在开出各种处方，但是我希望你们能够取材于生活，尤其要将那些效果又好又便宜而且副作用比较小的物材充分利用起来。

| 营养补充剂的优点和缺点 |

我一直在考虑这样一个问题——为什么我不一开始就先用营养补充剂，而当营养补充剂疗效不够的时候再使用药物呢？由这个问题展开，让我们讨论一下使用营养补充剂来治疗大脑疾病的优点和缺点吧。首先是优点。营养补充剂通常是有疗效的，它们的副作用比大多数处方药物要小，但是它们的价格比处方药物便宜得多。如果有纯天然的替代药物，肯定是值得这些人考虑的。

不过，纯天然的营养补充剂也有它们的缺点。虽然从价格上看，它们比普通药物更加便宜，但到了个人身上，它可能需要你花费更多，这是因为它们常常不在医保支付的范围内。很多人都没有意识到，纯天然的营养补充剂也有一定的副作用，同样需要谨慎对待。某种药品是纯天然的并不意味着它一定是无害的。砒霜和氰化物都是纯天然的，但这可不意味着它们对你的健康有什么好处。举个例子，圣约翰草是我最喜欢使用的纯天然抗抑郁剂，但是它会引起使用者对阳光的过敏反应，并且还会降低很多药物的疗效，比如避孕药。这下好了！你已经抑郁了，当从商店买了圣约翰草来服用之后，结果却意外地怀孕了——显然不是什么好事。

特别需要注意的是，营养补充剂的质量往往缺乏保证。市面上的产品多种多样，你得找到可靠的品牌。营养补充剂的另一个缺点是，很多消费者都是根据保健品商店里那些年轻的售货员的建议购买的——实际上，这些售货员对你的问题和药物未必了解得很透彻。不过呢，即便考虑到上述的缺点，纯天然营养补充剂也是利大于弊，值得你考虑使用，尤其是在你进行了充分的研究学习，并且认真分析了各种利弊的情况下。

| 亚蒙博士的减肥药物方案 |

- 通用方法——使用欲望控制剂。
- 类型 1：强迫型的过量饮食——使用亚蒙博士的 5- 羟色胺情绪控制剂。
- 类型 2：冲动型的过量饮食——使用亚蒙博士的注意和精力补充剂。
- 类型 3：冲动 - 强迫型过量饮食——结合使用类型 1 和类型 2 的药物。
- 类型 4：季节性情感障碍或情绪型过量饮食——使用亚蒙博士的 S- 腺苷基蛋氨酸情绪控制剂。
- 类型 5：焦虑型过量饮食——使用亚蒙博士的 γ- 氨基丁酸镇静剂。

| 亚蒙博士的补充剂方案 |

研究表明，在治疗轻度或者中度抑郁症、失眠、认知损害时，营养补充剂具有一定的疗效。我们强烈建议你在购买营养补充剂之前向你的保健医生咨询具体需要的剂量，以便达到最佳的疗效。我们的网站（www.amenclinics.com）

上提供了与每一类营养补充剂的相关科学研究文献，作为消费者，你可以通过阅读文献了解到每种产品的好处和服用它带来的风险。请记住，营养补充剂可以对你的身体产生很强烈的效果，当你将营养补充剂和处方药物一起使用时，必须特别谨慎。

下面是我们的一些营养补充剂的产品列表和我推荐它们的理由。这些产品都是针对不同问题设计的，具有很好的临床疗效，并且物美价廉。

- 亚蒙博士的大脑提升剂：这种营养补充剂包含多种高能量维生素和矿物质，同时还添加了可以提升大脑整体功能的营养元素。
- 亚蒙博士的 Ω 补充剂：高质量的鱼油，含有浓度相当高的 EPA 和 DHA。
- 亚蒙博士的大脑和记忆恢复剂：包含提升记忆力的营养元素，同时可以提升大脑整体功能。
- 亚蒙博士的睡眠改善剂：有效的睡眠对大脑健康来说至关重要。在我们的睡眠改善剂中，我们使用了多种科学有效的成分来帮助你改善睡眠。
- 亚蒙博士的欲望控制剂：这种药剂通过平衡血糖浓度来减轻各种冲动的欲望，同时也可以减少各种冲动性的行为。
- 亚蒙博士的 5- 羟色胺情绪控制剂：这种药物可以提升大脑中 5- 羟色胺的浓度，从而改善个体的情绪。
- 亚蒙博士的注意力和精力补充剂：这种药剂可以提升人的注意力和精力。
- 亚蒙博士的 S- 腺苷基蛋氨酸情绪控制剂：这种药剂可以提升积极的情绪和人的精力。
- 亚蒙博士的 γ- 氨基丁酸镇静剂：这种基于 γ- 氨基丁酸的药剂能够帮助减轻患者的焦虑情绪和心理压力。

下面是本书对于各种常见营养补充剂的具体介绍，并按照字母顺序排序。

乙酰左旋肉碱
针对注意力和精力，注意力缺陷障碍

乙酰左旋肉碱存在于线粒体中，它能够维持线粒体的能量，并且降低伴随衰老而增加的氧化反应。乙酰左旋肉碱能够高效地进入血液，并且有效地使脂

肪酸透过细胞膜进入细胞体内，而线粒体则可以将这些脂肪酸作为能量，并充分消耗这些脂肪酸。乙酰左旋肉碱还能防护氧化反应所带来的破坏。淀粉样蛋白是造成老年斑的关键成分，也被认为是阿尔茨海默病的核心因素。乙酰左旋肉碱似乎能抵抗淀粉样蛋白和氧化反应，从而起到保护的作用。在临床实践中，我发现乙酰左旋肉碱可以提升注意力缺陷障碍患者的注意力。

建议成年人服用的一般剂量是：每次 500mg，一日两次。

硫辛酸
针对激素（胰岛素）、皮肤、欲望和意志力

硫辛酸可以在人体内自然产生，并且能够在多种情况下对细胞起到保护作用。有明确证据表明，硫辛酸可以用来治疗 II 型糖尿病以及神经上的损害。很多研究还发现它对于皮肤问题有较好的疗效。2003 年，研究者在《英国皮肤病学杂志》上发表了一个使用了随机安排和安慰剂控制技术的双盲实验，研究表明，一种含有 5% 硫辛酸的面霜对面部皮肤的衰老有明显的缓解作用。还有很多的科学证据证明硫辛酸能够维持血糖平衡，控制人内心的欲望。

建议成年人服用的一般剂量是：每次 100mg，一日两次。

南非醉茄
针对注意力和精力、应激、焦虑、疲劳、激情

南非醉茄（也叫作印度人参、印度冬樱花）是一种生长在印度、尼泊尔、巴基斯坦的灌木，它通常被用来作为镇静剂。这种植物本身可以用作适应原药物，因为它能提高身体应对压力、焦虑和疲劳的能力。它能够使神经系统复原或者变得更加活跃，此外还能够提升机体的耐力并恢复性生理健康。它也有抗氧化、抗躁狂和抗衰老的功效。它被广泛使用，极少有出现不良反应的病例报告。由于南非醉茄可能会刺激甲状腺的功能，从而降低血压或血糖，因此在与高血压和糖尿病类药物共同使用时需要谨慎。

我们的建议用量是每日服用两次，每次 125mg（如果是胶囊制剂，每日可服用 1 ~ 6g）。

B族维生素

针对欲望和意志力、体重、应激、心脏病、注意力和精力、焦虑、免疫系统

维生素 B 在神经系统功能中扮演着综合性的角色，它能帮助大脑整合那些可以影响情绪和思维的神经递质。基于这个原因，它们在控制压力上有特别的疗效。当你面对很多应激情境或者想法时，维生素 B 通常是最先被耗尽的。如果你缺乏维生素 B，那么应对压力和焦虑的能力也会降低。

研究表明，同型半胱氨酸浓度水平过高会增加患冠心病、中风和痴呆的风险，服用叶酸（1mg）、维生素 B_{12}（400mg）和维生素 B_6（10mg）可以改善这种情况。

成年人建议服用的一般剂量是每天服用高纯度的维生素 B 族。同时，要确保每天至少服用 400mg 叶酸和 500mg 维生素 B_{12}。

胆碱

针对记忆力

对于所有的细胞而言，其结构和功能的维持都需要胆碱这种营养素。它是合成神经递质乙酰胆碱的前导元素，这对维持大脑功能是非常重要的。乙酰胆碱的缺乏会导致阿尔茨海默病和痴呆，因此，补充胆碱对于预防这些神经疾病的发生非常有帮助。胆碱还参与细胞膜磷脂质的磷脂酰胆碱和鞘磷脂的构成。由于细胞膜的破裂会导致神经元的凋亡，因此为功能重要的细胞膜补充营养成分能够前瞻性地预防阿尔茨海默病的发生。食物中胆碱的来源主要包括鸡蛋黄、肝脏、花生、鱼类、牛奶和菜花等。一般来说，每天服用 3g 的胆碱是可以接受的，但是摄入剂量过高可能会出现一些副作用，比如恶心、腹泻、晕眩、流汗和低血压等。

建议剂量范围是每天 300 ~ 1 200mg。

吡啶甲酸铬

针对欲望和意志力、体重、激素（胰岛素），某些类型的抑郁症

吡啶甲酸铬是一种营养补充剂，可以帮助人体调节胰岛素的浓度，而恰当浓度水平的胰岛素可以增强人体葡萄糖和脂肪的代谢。抑郁症、胰岛素调节敏

感性降低和糖尿病之间有很大的联系。吡啶甲酸铬补充剂能够有效地控制嗜糖癖和食欲，这对于治疗糖尿病和抑郁症都是很有益的。

我常常向患者推荐使用吡啶甲酸铬来帮助其调节胰岛素并控制嗜糖癖。在一个精心设计的实验中发现，每天服用600mcg（微克）吡啶甲酸铬能够改善非典型抑郁症患者的症状（这种抑郁症患者不是体重减轻而是体重增加），对于那些嗜好碳水化合物的患者非常有效。

成年人建议服用的一般剂量范围是每日200～600mcg。

可可粉
针对欲望和意志力、免疫系统和心脏病

可可粉是一种从可可豆中提取出来的可可类黄酮，而可可豆来自可可树。可可类黄酮具有抗氧化、抗躁狂和刺激免疫系统的效果。它们能清除细胞中的自由基，绑住过度活跃的分子，使它们中性化来诱导细胞凋亡。研究表明可可类黄酮能够通过抑制低密度脂蛋白胆固醇氧化（这通常会引起动脉粥样硬化）来保护心脏的健康。它能够增加大脑的血液流量并且降低血压。可可粉的多元酚含量大约是45%。

推荐的剂量是每日两次，每次8mg。

脱氢异雄酮
针对体重、激素（肾上腺疲劳、睾酮）、抑郁症、激情

脱氢异雄酮是人体蕴含量最丰富的激素，仅次于胆固醇。低浓度的脱氢异雄酮是对抗肾上腺疲劳的重要补充剂。根据 NaturalStandard.com 网站的信息，有很多科学证据支持使用脱氢异雄酮来治疗肾上腺素不足、抑郁症和肥胖的观点。科学研究还表明，脱氢异雄酮补充剂对很多病人有良好的减肥效果。人体对脱氢异雄酮的耐受程度也较好，副作用轻微。常见的副作用是长痤疮和面部多毛发，因为它能够增加人体睾酮素的浓度。为了避免长痤疮或者面部多毛发，很多医生都会开一种脱氢异雄酮的代谢物，叫 7-keto- 脱氢异雄酮；这种药物更贵，但是为了避免长痤疮或者面部的毛发还是值得的。

脱氢异雄酮补充剂不推荐儿童、未成年人、孕妇或者哺乳期的女性服用。对于女性来说，雄性刺激带来的效应包括长痤疮、掉头发和声带的改变。如果发生了这种情况，请立刻停止服用脱氢异雄酮。

通常成年人建议服用的剂量范围是每日 25～50mg。脱氢异雄酮是国际奥组委、国家大学生田径组织、美国橄榄球联盟以及其他体育组织的违禁药物，因为它能够提升人的运动技能。

DL-苯丙氨酸
针对欲望和意志力、体重、注意力和精力、皮肤、抑郁症

这是一种人体必需的氨基酸，因为人体自身不能合成，所以必须从膳食中获取。苯丙氨酸参与很多神经递质合成的化学过程，包括多巴胺、去甲肾上腺素和肾上腺素等。有研究表明，苯丙氨酸能够提升思维的灵活性，并且促进释放增进食欲的激素。还有研究报告指出，左旋苯丙氨酸会增加那些易患高血压病的个体的血压水平。有研究观察并监测了部分人群服用苯丙氨酸前几个月的情况，结果发现，小部分人会出现血压的升高，而这些人都是高血压易患者。苯丙氨酸能够促进体内恶性黑色素瘤细胞的分裂。如果你患有黑色素瘤，或其他类似的癌症，请不要服用苯丙氨酸。患有苯丙酮尿症的患者不能服用苯丙氨酸，也包括其他那些出生时因基因缺陷而无法很好代谢苯丙氨酸的人。

还有很多科学证据表明，苯丙氨酸对于白癜风具有较好的疗效，白癜风是一种慢性、比较常见的皮肤病，它会引起皮肤斑点状的褪色。当生成色素的细胞死亡或者功能不健全时，苯丙氨酸能够发挥较好的作用。

通常成年人一开始建议服用的剂量是，每日 500mg，慢慢地可以提升到每日 1 500mg。

二甲氨基乙醇
针对皮肤、记忆和注意力缺陷障碍

二甲氨基乙醇也叫二甲基乙醇胺，它是一种类似维生素 B 的复合物。二甲氨基乙醇是乙酰胆碱的前驱成分，它对中枢神经系统有很强的作用。二甲氨基

乙醇通常被用来提升大脑神经元的功能，并且也被认为具有抗衰老的功效。通常二甲氨基乙醇被用来治疗儿童的注意力缺陷障碍，因为它能够降低人的暴力倾向，并提升注意的广度和记忆力。

成年人建议服用的一般剂量范围是每日 300 ～ 500mg。

鱼油
针对欲望和意志力、体重、营养、皮肤、激素、心脏、注意力和精力、运动、免疫系统、性行为、抑郁症、双相情感障碍

鱼油含有很高浓度的 Ω-3 脂肪酸，它也是被研究最为广泛的物质之一。最常用来被研究的鱼油成分是二十碳五烯酸（EPA）和二十二碳六烯酸（DHA）。DHA 是细胞膜的关键成分之一，对大脑和视网膜细胞尤其重要。DHA 对于胎儿和婴儿的大脑正常发育具有关键作用，对于整个生命过程中大脑功能的维持也具有重要作用。DHA 是保持大脑细胞膜的流动性和弹性的关键因素，因此它在我们的思维和感受过程中扮演着相当重要的角色。

鱼油在治疗双相情感障碍上表现出某种稳定情绪的作用。在脑扫描中，双相情感障碍患者通常表现出全脑活动的增强，而 EPA 和 DHA 能够平复大脑的过度激活。

鱼油也被发现对人体的整体健康有很多积极作用。它能降低体内甘油三酯的水平，并且有抗炎症、抗心律不齐以及稳定神经元系统的功能。此外，它还能帮助人体维持正常的血流量，因为它能够降低体内产生血栓的概率。

鱼油对于我们的皮肤也有很大的帮助。它具有消炎的功能，能够治疗抑郁症，并且能够促进心脏的功能，而这些都能让你的皮肤看起来更年轻、更紧致。它还能够消除因激素变化带来的症状，比如围绝经期综合征和更年期综合征。鱼油对于注意力缺陷障碍患者也有改善和集中注意力的作用。对于存在过度注意或者强迫型注意力缺陷症状的患者而言，应该服用一些 DHA；对于存在注意力不足或者精力不足的注意力缺陷症状的患者而言，应该多服用一些 EPA。大部分人最好同时服用 DHA 和 EPA。

建议服用的一般剂量范围是：每日 1～2g 用于预防疾病，每日 4～6g 用于治疗疾病。我通常推荐成年人每日服用 2～4g。

亚麻籽油
针对激素（围绝经期综合征，更年期综合征）

和鱼油一样，亚麻籽油也有非常丰富的必要脂肪酸含量，并且对于减轻围绝经期综合征和更年期综合征患者的症状具有较好的作用。素食主义者可以选择亚麻籽油来替代鱼油。

建议成年人服用的一般剂量是 1 000mg（1g），每天两次以上。（7.2g 亚麻油 =1g 鱼油。）

γ-氨基丁酸
针对欲望和意志力、体重、应激、焦虑、某些类型的抑郁症

γ-氨基丁酸是氨基酸的一种，同时也是大脑中的神经递质之一。γ-氨基丁酸在草药文献中记载的用途与抗焦虑剂或者抗惊厥药物几乎是相同的。它能够通过遏制神经元细胞那些不规律、过度的放电来维持神经的稳定。这就意味着，它对于那些脾气大、易激惹和焦虑的人具有镇静作用，而这些症状与焦虑症或者颞叶功能的紊乱相关联。

通常建议成年人服用的剂量范围是每日 100～1 500mg，建议儿童的服用剂量范围是每日 50～750mg。为了产生最好的效果，每日服用大约 2～3 次。

银杏
针对记忆、注意力和精力、激情

我见过的功能最好的大脑来自那些服用银杏的人。银杏产自中国的银杏树，它是一种强大的抗氧化剂，并因具有提升血液循环、记忆力和注意力等诸多功能而广为人知。如果你感到精力不足或者注意力减退，可以考虑服用一些银杏。

被研究最多的是一种叫作 EGB761 的特殊萃取物，它在治疗血管疾病、血凝固障碍以及阿尔茨海默病等领域都被广泛研究过。一个汇总了 2 000 个已

发表并采用了安慰剂控制的研究表明，服用超过 6 个月的 EGB761 与他克林
（Cognex）、爱忆欣（Aricept）、艾斯能（Exelon）等药物相比较，银杏提取物
EGB761 对轻度到中度的阿尔茨海默病患者具有相似的良好疗效。

如果你有记忆方面的问题或者中风的风险，或者你正苦于精力下降、注意
力的减退，那么你可以考虑服用一些银杏。服用银杏对于身体的凝血功能会有
一定影响，如果你正同时服用一些降低血液黏稠度的药物，那么可能需要减少
该药物的用量。

建议成年人服用的一般剂量范围是：每日两次，每次 60～120mg。

甘氨酸
针对欲望和意志力、强迫症

甘氨酸是一种抑制性的神经递质，这意味着它能降低大脑的活动程度。它
是大脑中重要的蛋白质之一，最近的研究证明，它对治疗强迫症以及减轻疼痛
有一定功效。

建议成年人服用的一般剂量是每日 500mg。

葡萄籽萃取物
针对皮肤、心脏、记忆力

顾名思义，葡萄籽萃取物来自于葡萄籽，而葡萄籽是葡萄酒加工业和葡萄
汁生产过程中的废弃物。这些葡萄籽中含有黄酮类和低聚原花青素（OPCs）。葡
萄籽萃取物是著名的抗氧化剂。研究表明，低聚原花青素的抗氧化效果比维生
素 E 高 20 倍，是维生素 C 的 50 倍。还有研究表明，葡萄籽萃取物对于身体很
多方面的健康都有好处，因为它的抗氧化功效能聚集胶原蛋白，提升年轻肤质，
使皮肤恢复娇嫩和弹性。

葡萄籽萃取物对于大脑功能的提升也有着一定的效果。在一项于 2009 年进
行的针对患阿尔茨海默病大鼠的实验研究中，研究者发现葡萄籽萃取物能够降
低 1/3 大鼠大脑中淀粉样蛋白斑块的生成，而这种斑块通常与罹患阿尔茨海默病

相关。

建议成年人服用葡萄籽萃取物的一般剂量范围是每日 50～100mg。

绿茶提取物
针对注意力和精力、体重、心脏、焦虑和免疫系统

绿茶叶萃取物是从野茶树的枯叶中提取出来的，这是一种常绿灌木。它被用来治疗很多问题，主要用于治疗焦虑症、预防癌症、保持心血管健康、预防感冒和流感以及减肥等。绿茶中的某种成分叫作表没食子儿茶素没食子酸酯（EGCG），它是一种功能强大的自由基清除素。绿茶叶萃取物中还包含左旋茶氨酸，科学已经证明，这种成分可以让大脑进入 α 波的状态，这意味着它能让大脑放松，减少焦虑感，同时也可以提高注意力和精力。

通常针对成年人的建议是每日服用 200～300mg 的绿茶叶萃取物胶囊，用于预防癌症以及减肥。每天喝 3 杯绿茶则有利于保持健康。但是孕妇喝茶时需要格外谨慎，因为绿茶中含有一定的咖啡因成分。

5-羟基色氨酸
针对欲望和意志力、体重、激素（肾上腺疲劳，经前期综合征，瘦素和饥饿激素）、睡眠、应激、运动、性行为、失眠、大脑疾病（广场恐惧症、强迫症）

氨基酸 5- 羟基色氨酸是 5- 羟色胺的前体，使用这种营养补充剂是用来提高中枢神经系统 5- 羟色胺水平的方法之一，从而可以帮助使用者应对压力和改善睡眠。5- 羟基色氨酸相较于 L- 色氨酸在治疗失眠方面的优势主要有几个方面：它可以通过更短的化学步骤完成 5- 羟色胺的合成；它的吸收比例高于 L- 色氨酸，并且也更容易被大脑吸收（5- 羟基色氨酸能够有 70% 被大脑吸收，而 L- 色氨酸只能吸收 3%）；此外，5- 羟基色氨酸比 L- 色氨酸的作用效果要大 5～10 倍。大量的双盲实验表明，5- 羟基色氨酸是一种有效的抗抑郁药物。我在临床经验中发现，它对于很多人来说也是一种非常好的助眠剂。

5- 羟基色氨酸能提升大脑中 5- 羟色胺的浓度，帮助抑制前扣带回的过度兴奋（平复前扣带回，能够帮助转移注意力）。对于那些无法在睡眠时间给自己大

脑熄灯的人，或者那些因脑中充满焦虑的念头而无法入睡的人，5-羟基色氨酸能带给他们很大的帮助。服用5-羟基色氨酸最常见的副作用是胃口不舒服，不过这通常是非常轻度的。为了避免胃部的难受，一开始不要服用太大剂量的5-羟基色氨酸，要慢慢增加剂量，直到你能适应它。和食物一起服用也会起到一定的缓解作用。由于5-羟基色氨酸能够促进5-羟色胺的合成，因此除非在医生的密切指导下，它不能和其他提升5-羟色胺的药物同时服用，比如圣约翰草、L-色氨酸或者其他处方类的抗抑郁剂。

建议成年人服用5-羟基色氨酸的一般剂量是每日2~3次，每次50~100mg，饭前或者饭后均可。

石杉碱甲
针对记忆力

石杉碱甲是一种非常著名的复合物，它在中国已经被研究了近20年。它的作用主要是提高大脑中乙酰胆碱的浓度，而乙酰胆碱是一种主要和记忆相关的神经递质。此外，石杉碱甲还能够预防细胞被兴奋性毒素所破坏。在因各种不同类型的痴呆（包括阿尔茨海默病和血管性痴呆等）造成认知损伤的患者身上，石杉碱甲都表现出了良好的治疗效果。自从1991年以来，很多研究者都把它作为预防阿尔茨海默病的手段，作为治疗血管性痴呆的安全替代性药物或联合治疗药物。

人们还发现石杉碱甲对青少年的学习和记忆力有很大的帮助。研究者把34名抱怨自己存在记忆问题的初中生分成了服用石杉碱甲的实验组和服用安慰剂的控制组。石杉碱甲组的成员每天服用两次石杉碱甲胶囊，每次两粒（50mg），而安慰剂组只服用两粒安慰剂（里面是淀粉和乳糖），整个实验总共持续4个星期。结果表明，石杉碱甲组的记忆能力明显高于安慰剂组。那些患癫痫发作、心率不齐、哮喘或者肠易激症状的人不宜服用石杉碱甲。可能出现的副作用是肠胃不适、困倦和小便增多。当石杉碱甲和乙酰胆碱酯酶抑制剂或者胆碱类药物一起使用时可能会成瘾，因此必须谨慎使用。

通常建议成年人的服用剂量是每日 2 次，每次 50～100mcg，如果已经出现认知损害的症状则每次增至 200～400mcg。

肌醇
针对欲望和意志力、体重

肌醇是一种糖类，通常被认为是维生素 B 族的成员。它是大脑中天然存在的化学物质。研究表明，它能够帮助神经元更加有效地利用 5- 羟色胺。它对于维持细胞膜平衡、分解脂肪、毛发生长、雌激素的分泌和胰岛素的调节具有重要作用。一些初步的研究表明，它对治疗强迫症、恐惧症、焦虑症、抑郁症和其他精神疾病具有一定的疗效。它还具有中和自由基的作用，因此它可以保护神经元，并可以改善大脑的健康。还有很多科学研究证明它有助于减肥。

建议成年人的一般服用剂量是每日两次，每次 500mg。科学研究表明，每日服用 12～18g 肌醇有助于治疗抑郁症、焦虑症、恐惧症和强迫症。

碘
针对体重、激素（甲状腺）、注意力和精力

碘是一种主要存在于甲状腺的矿物质。甲状腺利用碘来合成其他体内所需的激素。体重增加、疲劳和怕冷都是人体碘缺乏的症状。

建议成年人的一般服用剂量是每日 150mg。

卡瓦根
针对激素（瘦素和饥饿激素）、睡眠、恐惧症

我搜索了关于卡瓦根的药物研究文献，一共发现了 17 个针对焦虑症和失眠症患者的研究，研究对象合计约 1 400 位患者。在这 17 个研究中，有 15 个的结果是积极的。基于我的临床经验，卡瓦根有助于睡眠，并且对于焦虑症和易激惹的状态有抑制作用。它还能够通过平衡瘦素和饥饿激素的浓度来帮助减轻体重，而这一切都是在睡眠中进行的。

卡瓦根见效很快，特别适用于短期的睡眠障碍，比如你在一次大型考试或

者演讲的前一夜出现的失眠。当你起床后，可能会遗留一些轻微的反应，让人们在清醒后感到精力充沛和警觉。我的病人曾经对服用卡瓦根之后带来的轻松感有过如下的描述：我感到很轻松，一点也不像服用过药物，肌肉的紧张感也减少了，我感到很平静和舒适，人际关系变好了，最初的兴奋之后又感到一阵困倦。

这不是像鱼油那样需要每天服用的药物。最多连续服用三个星期，然后就应该停药一个星期。每天都服用卡瓦根可能会损害你的肝脏。卡瓦根与酒精、巴比妥酸盐、单胺氧化酶抑制性质的抗抑郁剂、苯二氮、镇静剂和安眠药、抗凝剂、抗血小板药物包括阿司匹林、抗精神病药物、治疗帕金森症的药物、抑制中枢神经系统的药物等一起服用会产生不良反应。卡瓦根会令帕金森氏病恶化，增加肌肉的颤抖和痉挛。孕妇或哺乳期的妇女严禁服用卡瓦根，开车之前也不能服用卡瓦根。

通常建议成年人的服用剂量是，每日 1 ~ 3 次，每次 150 ~ 300mg，根据焦虑或者紧张的情况而定，或者仅仅在睡前服用，标准化的卡瓦根应该包含30% ~ 70% 的卡瓦内酯。大部分诊所都采用德国卡瓦根萃取物 WS1490。

左旋谷氨酰胺
针对欲望和意志力
左旋谷氨酰胺是一种氨基酸，它对兴奋性神经递质谷氨酸盐和抑制性神经递质 γ- 氨基丁酸的合成都非常重要。它也是大脑所需的营养成分之一，在葡萄糖含量不足的时候起到为大脑供能的作用。使用左旋谷氨酰胺作为营养补充剂，可以治疗注意力缺陷障碍、焦虑和抑郁。左旋谷氨酰胺还被发现具有缓解嗜糖症的功效。

成年人的一般剂量是每日 3 ~ 4 次，每次 500mg。

左旋茶氨酸
针对欲望和意志力、应激、注意力和精力、焦虑、某些类型的抑郁症
左旋茶氨酸是一种存在于绿茶植物中的天然氨基酸。研究发现，它能够被

吸收进入大脑，提升神经递质 5- 羟色胺和多巴胺的浓度。由于这些发现，近来有很多研究都在关注左旋茶氨酸能否带来精神上的放松以及能否消除情绪的压力。研究者们在由志愿者构成的小群体身上检验左旋茶氨酸的效果时发现，这些被试大脑的 α 波活动明显增加，而这正是精神放松的标志。孕妇和哺乳期的妇女禁用左旋茶氨酸补充剂。

建议成年人的一般剂量范围是 50～200mg。左旋茶氨酸在一些绿茶制剂中也存在。在干燥的绿茶叶中，氨基酸的成分大概占到 1%～2%。

L-色氨酸
针对欲望和意志力、体重、激素（瘦素和饥饿激素）、睡眠、运动

L- 色氨酸是构成 5- 羟色胺的氨基酸成分，服用 L- 色氨酸补充剂能够提升大脑中 5- 羟色胺的水平。5- 羟色胺是一种神经递质，它在睡眠以及很多其他功能上发挥着重大作用。L- 色氨酸是一种天然的氨基酸，存在于牛奶、肉类和鸡蛋中。对于某些病人来说，它能够改善睡眠，降低暴力倾向并稳定情绪。火鸡中具有高浓度的 L- 色氨酸，这也说明了为什么我们在吃完感恩节大餐后都会感到昏昏欲睡。

成年人的一般剂量范围是睡前服用 1 000～3 000mg。

左旋酪氨酸
针对欲望和意志力、体重、注意力和精力

这种氨基酸对于大脑神经递质的合成有重要作用。它是很多大脑神经递质（肾上腺素、去甲肾上腺素和多巴胺等）的基础成分，而这些神经递质对保持心境和精力的平衡是非常重要的。它还在甲状腺素的合成过程中起到促进作用，而甲状腺素对于新陈代谢和能量的产生都很重要。一个反应不灵敏的甲状腺会给大脑的健康造成不良影响。酪氨酸补充剂的好处还在于，一个高效且功能良好的甲状腺不仅能够保证大脑的功能健全，对于减肥也大有帮助。

研究还发现，酪氨酸补充剂能提升个体在压力和疲劳状态下的认知操作水平。压力会降低神经递质去甲肾上腺素的水平，而酪氨酸正是重新合成它的关

键性氨基酸。酪氨酸不能和单胺氧化酶及三环抗抑郁剂一起服用。患有黑色素瘤或者曾患黑色素瘤，亦或者血压较高时也不能服用酪氨酸。

成年人的一般服用剂量是每日 2 ~ 3 次，每次 500 ~ 1 500mg，最好在空腹的时候和水或果汁一同服下。

镁
针对欲望和意志力、体重、注意力和精力、焦虑症、恐惧症

人体中超过 300 种生化反应都需要镁，它是健康机体必需的矿物质。研究表明，它能够平复焦虑情绪，保持大脑快乐中心的平衡，减少内心的欲望。镁对于能量的产生以及钙和钾的吸收都具有重要作用。镁元素的缺乏会导致个体易怒和紧张。给身体补充镁元素能够改善情绪和肌肉的颤抖。研究发现，患有注意力缺陷障碍的儿童联合服用镁和维生素 B_6，能够减缓其过度兴奋的症状。

通常成年人每天服用 400 ~ 1 000mg，分成 3 次服用。最好和钙一起服用，因为这些矿物质能够发挥综合效应。一般来说，服用镁的剂量应是钙摄入量的一半。

褪黑素
针对激（雌激素，瘦素和饥饿激素）、睡眠

褪黑素是产自大脑的一种激素，它可以调节其他的激素，并且可以维持身体的睡眠循环。黑暗能够刺激褪黑素的分泌，而光线会降低其活动水平。如果晚上暴露于太强烈的光线中或者白天接受的光照不足，褪黑素的合成就会被打乱。飞行时差、倒班工作和视力差等情况都会导致褪黑素合成的紊乱。一些研究者认为，暴露于低频的电磁场（日常家电产生的磁场）中也可能会干扰褪黑素的水平。

研究表明，服用褪黑素能够帮助轮班工作的工人或者视力较差的人们拥有较好的睡眠。还有研究发现，褪黑素能够缓解飞行时差带来的影响，特别是对于那些飞越了 5 个时区以上的人。褪黑素还能够帮助那些有学习障碍的儿童摆脱失眠的困扰。

褪黑素还参与雌激素的合成过程，对月经周期有一定影响。研究者认为，褪黑素的水平也和年龄增长有关。儿童期的褪黑素水平是最高的，随着年龄的增长会逐渐减少。这就可以解释为什么人年纪越大睡眠就越少，因为他们的褪黑素水平较低。

褪黑素是一种强大的抗氧化剂，有研究表明，它能促进免疫系统的功能。还有研究表明，它有保护神经的作用，不仅因为它是一种抗氧化剂，而且因为它能够预防像阿尔茨海默病中斑状蛋白的形成。与其他助睡眠的药物相比，褪黑素的好处是安全和无成瘾性。

服用褪黑素最好从小剂量开始。对于儿童来说，每天服用 0.3mg 就够了，慢慢再增加。对于成年人来说，每天睡前服用 1mg，最多增加到 6mg。

复合维生素
针对营养、皮肤、免疫系统

我向我的患者推荐每天服用多种维生素 / 矿物质的合成药物。研究表明，这类药物能预防慢性疾病。美国医学会建议每个人每日都服用维生素，因为维生素可以预防慢性疾病。此外，那些需要控制体重的人的饮食常常不是很健康，这会导致维生素和营养的缺乏，而通过服用复合维生素可以进行补充。

N-乙酰半胱氨酸
针对欲望和意志力

N- 乙酰半胱氨酸是合成谷胱甘肽时所需要的一种氨基酸，谷胱甘肽是非常有效的抗氧化剂。乙酰半胱氨酸能够找到细胞内危险的、有毒的元素，并且清除它们，这对大脑的健康是至关重要的。乙酰半胱氨酸也被肝脏和淋巴细胞用以化解化学元素和其他有毒物带来的毒素。此外，乙酰半胱氨酸是一种血管舒张药物，它能够舒缓血管，让更多的氧气进入人体内。最近，有的研究开始把乙酰半胱氨当作治疗药物成瘾的手段，因为它能够让大脑的奖赏中枢中负责兴奋的神经递质谷氨酸盐恢复到正常水平。研究还表明，乙酰半胱氨酸补充剂对强迫症、双相情感障碍患者的抑郁症状以及精神分裂症具有较好的疗效。最新的科学研究支持乙酰半胱氨酸能够降低人对可卡因的欲望。它可能也可以用来帮助降低食欲。

成年人的一般剂量是每日两次，每次 600 ~ 1 200mg。

人参
针对体重、应激、记忆力、运动、激素（胰岛素）、注意力和精力、抗衰老、免疫系统、激情

人参被认为是一种能够返老还童、恢复青春活力的草药。研究认为，它是一种抗氧化剂，能够保护细胞免受自由基的侵害，减缓衰老，同时还能提高能量水平。还有研究证明，人参能够使人增加耐力和持久力，并能改善免疫系统。

人参皂苷（在一棵干燥的根中占 2.6% ~ 6.6%）能够调节血糖浓度和血压水平。人参皂苷是人参属植物特有的成分，具有抗氧化、抗炎症、增强免疫力的功能。人参皂苷还能降低食物的摄入、脂肪的堆积和饥饿激素的水平，这都有助于体重的减轻。此外，人参还被认为是一种适应原（adaptogen），即它能够帮助身体应对压力。它被证明能够提高健康成人和痴呆患者的认知操作水平，还能够提高人在耐力运动中的身体机能。临床实验表明，人参可以被用来维持 II 型糖尿病患者的血糖浓度和胰岛素水平，可以治疗男性的勃起障碍。因此，人参普遍被认为是一种可以用来提升体力，改善血液循环，加快病后恢复的药物。

人参的副作用一般较小，但是在服用华法林抗凝剂（香豆素）时需要小心，因为人参会增强药物的效果。人参会导致血糖下降，因此在和胰岛素或其他降低血糖的药物一起使用时也需要小心。人参的副作用包括失眠、恶心、腹泻、欣快、头疼以及其他血压调节方面的问题。

通常成年人的服用剂量是每天 200mg 标准萃取剂，其中包含 4% ~ 7% 的人参皂苷。

磷脂酰丝氨酸

针对体重、激素（肾上腺疲劳）、记忆力

磷脂酰丝氨酸是一种天然的营养素，在很多食物中都存在，比如鱼类、绿叶菜、豆制品和大米。磷脂酰丝氨酸是构成细胞膜的成分之一。随着年龄的增长，细胞膜的构成会发生变化。有研究证明，磷脂酰丝氨酸可能有助于改善因年龄增长而导致的记忆力、学习能力、语言能力和集中注意力的减退。磷脂酰丝氨酸能够维持神经元和神经突触之间的连接，使得大脑可以形成和维持记忆，因此对于大脑的健康是非常重要的。

成年人的一般服用剂量范围是每日 100 ~ 300mg。

月见草油

针对激素（围绝经期综合征，更年期综合征）

月见草（夜来香）是一种原产自北美的植物，在世界的其他地方也有分布。月见草油包含亚麻酸（GLA），这是一种 Ω-6 必需脂肪酸，能够缓解绝经期或者更年期的症状。

成年人服用的一般剂量是 1 000mg，每日三次。

白藜芦醇

针对欲望和意志力、体重、心脏、免疫系统、抗癌

白藜芦醇是一种植物抗毒素，或者说是植物产生的一种对抗伤害或感染的化学物质。白藜芦醇被证明有很强的抗癌、抗炎症和心血管保护等作用，对于延长人类的寿命具有重要作用。白藜芦醇存在于红葡萄酒、葡萄皮、巧克力、花生和桑椹当中。红葡萄酒比白葡萄酒含有更多的白藜芦醇，因为红葡萄酒是使用含 50mcg ~ 100mcg 白藜芦醇的葡萄皮制成的，而白葡萄酒是使用不含白藜芦醇的葡萄汁制成的。研究表明，每天给老鼠喂食等份的 20mg 白藜芦醇，能够使它们的基因在抗衰老过程中发生明显的变化。还有研究表明，它能够减少淀粉样蛋白，这表明白藜芦醇或许在治疗阿尔茨海默病和痴呆等方面会是一个很强的武器。白藜芦醇的副作用包括腹泻、焦虑和血液稀释。孕妇和哺乳期的妇

女应该避免服用白藜芦醇补充剂。同时，白藜芦醇在与抗凝剂、降压药和降血糖药一起使用时需要谨慎小心。

建议的剂量是每天服用两次，每次 15mg。一杯红酒中白藜芦醇的含量大约是 600～700mcg，因此从长远来看，为了获得最佳的脑健康状态，个体仍需补充更多的白藜芦醇。白藜芦醇在体内的功效能够保持 9 个小时，因此每天服用两次小剂量的药物能够使这种强大的抗氧化剂产生最佳的效果。

红景天
针对注意力和精力、应激、免疫系统、抑郁症、激情

红景天是一种生长在亚洲和欧洲高海拔地区的草本植物。一直以来，它被用来对抗疲劳、改善记忆力和提升注意广度。研究表明，它确实能够抵抗疲劳。此外，科学的证据还指出，它能够提高性能力，提升免疫力，缓解抑郁症的症状。

用来治疗疲劳和抑郁症时，通常成年人每天服用 200～600mg，最好空腹服用。红景天最好在早晨服用，因为它可能会干扰睡眠，另外双相情感障碍患者不可以服用，正在服用降压药或者降血糖药的人也不要服用。

鼠尾草
针对记忆力

NaturalStandard.com 网站对这种普通的草药鼠尾草在改善认知方面的科学证据给予了 A 级的评价。网站上说，研究表明鼠尾草能够有效改善记忆力，证实了几个世纪以来的理论。一种叫作乙酰胆碱酯酶（AChE）的酶能够分解一种叫作乙酰胆碱的化学物质，而这种物质正是阿尔茨海默病病人所缺乏的。药物植物研究中心（MPRC）的研究者们（来自英国的纽卡斯尔和诺森伯利大学）证明，鼠尾草能够抑制乙酰胆碱酯酶。

为了改善情绪、警觉度和认知水平，成年人服用的一般剂量范围是每天 300～600mg 的鼠尾草叶胶囊。也可以服用 25～50mcl（微升）鼠尾草油。高血压或者癫痫患者应该慎用鼠尾草。

S-腺苷甲硫氨酸

针对欲望和意志力、体重、注意力和精力、睡眠、注意力缺陷障碍、激情

S- 腺苷甲硫氨酸参与一些神经递质的合成（5- 羟色胺、多巴胺、肾上腺素等），并且能够帮助大脑发挥正常的功能。正常情况下，大脑能够利用蛋氨酸制造出其所需要的 S- 腺苷甲硫氨酸。但当个体抑郁的时候，蛋氨酸合成 S- 腺苷甲硫氨酸的过程就会受阻。患某种和抑郁有关的注意力缺陷障碍的患者在服用了 S- 腺苷甲硫氨酸之后能够感到注意力有所改善。

S- 腺苷甲硫氨酸还参与跟睡眠有关的褪黑素的合成过程，因此能改善睡眠质量。研究还表明，它能够抑制食欲，减少关节炎和关节疼痛的发生。

通常成年人服用的剂量是每日 2～4 次，每次 200～400mg。

藏红花素

针对欲望和意志力、体重、睡眠、压力、抑郁和情绪

藏红花素是从藏红花中萃取出来的，它被证明具有强大的抗抑郁功效。藏红花生长于伊朗、希腊、西班牙和意大利，长久以来它都被用来促进人体对辛辣食物的消化，平复受到辛辣刺激的胃以及治疗抑郁症。藏红花中的有效成分包括藏红花醛、藏红花苦苷、藏红花素等，这些能够共同作用产生饱腹感，从而帮助抑制进食的冲动。和选择性 5- 羟色胺再吸收抑制剂（SSRIs）一样，藏红花素能够通过阻止 5- 羟色胺的再吸收来改善情绪和心理健康状态。它和 SSRIs 的区别在于，仅少剂量的藏红花素就能产生非常好的效果，而且它还有通过抑制对糖类的欲望而减肥的功效。在临床实践中，人体对藏红花素耐受良好，几乎没有什么副作用。

建议服用的剂量是每日两次，每次100mg。

硒

针对激素（甲状腺素）

硒是一种存在于部分食物、水和油中的矿物质。硒具有抗氧化的属性，能够保护身体免受自由基的侵害。这种矿物质能够调节甲状腺的功能，增强免疫

系统，并且预防心脏疾病。

成年人服用的一般剂量范围是 80 ~ 200mcg。

圣约翰草
针对欲望和意志力、体重、应激、广场恐惧症、抑郁症、强迫症

身处压力之中会耗尽大脑中的 5- 羟色胺，而圣约翰草能够克服这一情况，并且可能是所有营养补充剂中对于提高大脑中 5- 羟色胺浓度最为有效的一种。

不过，圣约翰草具有一定的副作用，它会降低前额叶的活动。正如一名参与研究的女性说："我更快乐了，但是也更迷糊了。"同时，我们也不会武断地对具有颞叶皮层症状（愤怒、癫痫障碍、记忆、幻觉等）的患者使用圣约翰草，我们需要先使用抗癫痫的药物来稳定他们颞叶皮层的症状，然后再用圣约翰草。另一个需要注意的是，圣约翰草可能会减弱其他药物的功效，包括避孕药。

对儿童来说，通常服用的剂量是每日 300mg；对青少年来说是每日两次，每次 300mg；对成年人来说，应该是早上 600mg，晚上 300mg。有时候，成年人的用药量可以缓慢增加至 1 800mg。特别需要注意的一点是，你准备的圣约翰草应该包含 0.3% 的金丝桃素，这是圣约翰草最重要的成分。

缬草
针对激素（瘦素和饥饿激素）、睡眠、应激

很多病人发现缬草根对于帮助睡眠和减轻压力有显著的作用。缬草根是一种有名的抗焦虑草药，被作为轻度镇静剂、止痛药和肌肉放松剂。一些研究表明，缬草根能够治疗多种类型的焦虑症和那些行为上的焦虑，还有那些因情境因素导致应激的人。缬草根主要是通过促进那些具有镇静效果的神经递质（如 γ- 氨基丁酸）的活性来发挥作用的。

与那些处方镇静剂不同，缬草根不太容易产生药物依赖，所以对于那些试图减少处方药物的使用，或者减少安眠药使用的人来说是很有帮助的。缬草根见效大概需要两三周的时间，因此它对于短期的助眠，比如应对一场重要考试，不是最合适的。它比较适合长期使用，而且具有改善深度睡眠的功效，这会让你在早晨感觉精力充沛。缬草根不能和酒精、巴比妥盐酸或者苯二氮同时使用，在怀孕期和哺乳期也不推荐使用。

由于缬草根能够改善睡眠，它可能还能够帮助平衡瘦素和饥饿激素的水平，因为它们都是在睡眠时调节的跟食欲有关的激素。

缬草根制成的药物有各种各样的形式，包括胶囊、药片、液体、酊剂、萃取物和茶剂。大部分萃取物都含有 0.8% 缬草酸。通常建议成年人服用 150～450mg，通过胶囊或者茶剂的形式。儿童建议服用的剂量范围是 50～100mg。

长春西汀
针对记忆

很多研究都表明，长春西汀能够提高记忆力，尤其是对于那些有罹患心脏病或者中风风险的人们来说。它还能降低同型半胱氨酸的浓度，高浓度的同型半胱氨酸对你的心脏和大脑都是有害的。由于这些属性，长春西汀首先就被用于治疗脑血管方面的疾病以及对近期生活事件的记忆丧失等急性失忆症。同时，它对于随着年龄增长造成的记忆问题也具有很好的疗效。

而研究报告出来的一些不良反应包括恶心、犯困、失眠、晕眩、口干、血压骤降、心跳骤然加快、压迫性头痛、面部潮红等。长期服用长春西汀会导致心脏的收缩压和舒张压有轻度的下降，另外血糖浓度也会出现轻微下降。

成年人的一般剂量是每日 10mg。

维生素D
针对营养、体重、皮肤、心脏、记忆、免疫系统、抑郁症、双相情感障碍

维生素 D 也被称为阳光维生素，它是维护大脑、情绪、记忆和皮肤健康的必需品。它的化学成分是一种对健康至关重要的类固醇激素。维生素 D 水平过低可能会导致抑郁症、双相情感障碍和记忆障碍，包括阿尔茨海默病。维生素 D 能够激活那些重要脑区的神经元受体，这些脑区对个体行为的调节至关重要；

维生素 D 还具有抗氧化和抗炎症的能力，可以对大脑起到保护作用。维生素 D 补充剂的其他功效还包括降低骨骼疾病和骨折的风险，提升肌肉的功能，改善新陈代谢和心血管疾病，对糖尿病和癌症起到更多的预防作用。充足的维生素 D 对于维持正常的钙质吸收以及保持钙离子浓度是非常重要的。科学家们现在认为，随着年龄的增长，补充含有维生素 D 的补充剂对于维持健康的骨骼重塑具有至关重要的作用。还有一些确凿的科学证据表明，维生素 D 能够治疗牛皮癣，维生素 D_3 可以控制皮肤细胞的生长。

不幸的是，维生素 D 的缺乏在现代社会越来越普遍，重要的原因是我们现在有更多的时间待在室内，还使用更多的防晒用品。超过 50 岁的美国人，生活在高海拔地区的人们，肥胖的人，孩子和青少年们缺乏维生素 D 的风险越来越高。事实上，10 个孩子里面就有大约 7 个缺乏维生素 D。

我建议儿童和成人都检查一下他们的维生素 D 水平，以确定自己对维生素 D 需要进行补充的情况。目前的科学文献表明，400 个国际单位的维生素 D 低于大部分个体的生理需求，所以建议每天服用 2 000 个国际单位的维生素 D 来预防癌症、心脏病和骨质疏松症。

锌
针对注意力和精力、注意力缺陷障碍、激情
锌是一种在食物中广泛存在的矿物质，比如红肉、家禽、豆类、坚果和所有的谷物。锌能够激活人体内上百种不同的酶。每日补充一些锌是很重要的，因为身体自身不会储存多余的锌。锌参与一系列身体机能，包括细胞分裂、维持前列腺健康、免疫功能和伤口的愈合等。锌的缺乏会导致精神嗜睡。有很多科学证据表明，锌对儿童的过度活跃和冲动行为有较好的抑制作用。锌还能够帮助产生睾酮和多巴胺以维持健康的性欲，对于治疗湿疹和牛皮癣也很有效，所以它是一种保持美丽健康肌肤的重要补充剂。

成年人服用的一般剂量范围是每日 20 ~ 80mg，最多不超过 100mg。锌最好和食物或者果汁一起服下，因为空腹服下时会导致胃产生恶心的感觉。

未来，属于终身学习者

我这辈子遇到的聪明人（来自各行各业的聪明人）没有不每天阅读的——没有，一个都没有。巴菲特读书之多，我读书之多，可能会让你感到吃惊。孩子们都笑话我。他们觉得我是一本长了两条腿的书。

——查理·芒格

互联网改变了信息连接的方式；指数型技术在迅速颠覆着现有的商业世界；人工智能已经开始抢占人类的工作岗位……

未来，到底需要什么样的人才？

改变命运唯一的策略是你要变成终身学习者。未来世界将不再需要单一的技能型人才，而是需要具备完善的知识结构、极强逻辑思考力和高感知力的复合型人才。优秀的人往往通过阅读建立足够强大的抽象思维能力，获得异于众人的思考和整合能力。未来，将属于终身学习者！而阅读必定和终身学习形影不离。

很多人读书，追求的是干货，寻求的是立刻行之有效的解决方案。其实这是一种留在舒适区的阅读方法。在这个充满不确定性的年代，答案不会简单地出现在书里，因为生活根本就没有标准确切的答案，你也不能期望过去的经验能解决未来的问题。

湛庐阅读APP：与最聪明的人共同进化

有人常常把成本支出的焦点放在书价上，把读完一本书当做阅读的终结。其实不然。

> 时间是读者付出的最大阅读成本
> 怎么读是读者面临的最大阅读障碍
> "读书破万卷"不仅仅在"万"，更重要的是在"破"！

现在，我们构建了全新的"湛庐阅读"APP。它将成为你"破万卷"的新居所。在这里：

- 不用考虑读什么，你可以便捷找到纸书、有声书和各种声音产品；
- 你可以学会怎么读，你将发现集泛读、通读、精读于一体的阅读解决方案；
- 你会与作者、译者、专家、推荐人和阅读教练相遇，他们是优质思想的发源地；
- 你会与优秀的读者和终身学习者为伍，他们对阅读和学习有着持久的热情和源源不绝的内驱力。

从单一到复合，从知道到精通，从理解到创造，湛庐希望建立一个"与最聪明的人共同进化"的社区，成为人类先进思想交汇的聚集地，共同迎接未来。

与此同时，我们希望能够重新定义你的学习场景，让你随时随地收获有内容、有价值的思想，通过阅读实现终身学习。这是我们的使命和价值。

湛庐阅读APP玩转指南

湛庐阅读APP结构图:

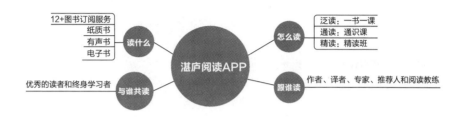

三步玩转湛庐阅读APP:

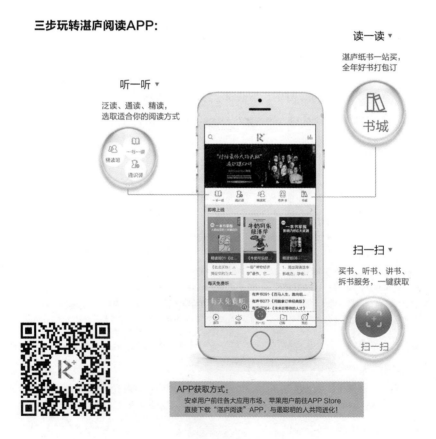

使用APP扫一扫功能，
遇见书里书外更大的世界！

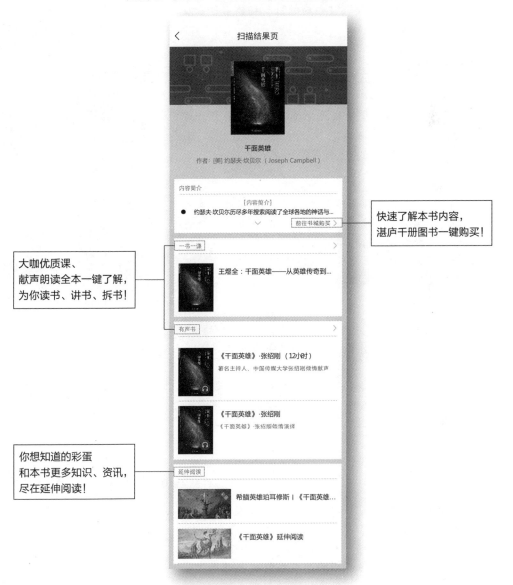

快速了解本书内容，
湛庐千册图书一键购买！

大咖优质课、
献声朗读全本一键了解，
为你读书、讲书、拆书！

你想知道的彩蛋
和本书更多知识、资讯，
尽在延伸阅读！

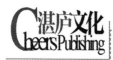

延伸阅读

《大脑勇士》

◎ "亚蒙脑健康五部曲"之一，14天提升大脑，打响对抗疾病与衰老的大脑健康保卫战。

◎ "美国大脑健康之父"、《纽约时报》畅销书作家亚蒙博士重磅力作。

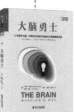

ISBN 978-7-213-08606-9

《超强大脑》

◎ "亚蒙脑健康五部曲"之二，开启全民养脑时代的启蒙书，科学解读14个摧毁人生的用脑恶习。

◎ 解放你在工作、生活和人际关系等方面的各种能力，帮你在更大程度上挖掘潜力，以成就事业、建立良好的人际关系，并实现一生的幸福。

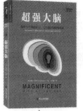

ISBN 978-7-213-08604-5

《幸福脑》

◎ "亚蒙脑健康五部曲"之三，美国亚马逊心理自助类图书畅销榜榜首，热销10年经久不衰，改善千万人身心健康的科学用脑书。

◎ 美国家喻户晓的医学专家教你将抑郁、焦虑、暴力、婚姻危机赶出你的生活。

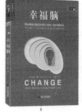

ISBN 978-7-213-08605-2

《锻炼改造大脑》

◎ 风靡纽约大学的锻炼健脑新风潮。快速、轻松、有效地打通身心连接，让身体更健康，让头脑更清晰。

◎ 这是一项关于生活方式如何影响大脑的迷人实验，北京大学神经科学专家纳家勇治、中国运动新风潮引领者田同生、谢顿，知乎健身话题达人kmlover联袂推荐。

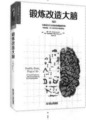

ISBN 978-7-213-08018-0

《让大脑自由》

◎ 长踞亚马逊网络书店神经心理学销售榜首！百度公司总裁张亚勤、"科学松鼠会"创始人姬十三专文作序。

◎ 男人和女人的大脑思考机制有何不同？睡眠和压力对人脑有着怎样的影响？是大脑的差异决定了每个人的独特性吗？权威脑神经科学家约翰梅迪纳带你探索人脑的奥秘。

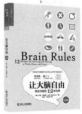

ISBN 978-7-213-06664-1

图书在版编目（CIP）数据

健康脑 /（美）亚蒙著；苗士伟，权大勇译 . — 杭州：浙江人民
出版社，2018. 3

ISBN 978-7-213-08602-1

Ⅰ. ① 健… Ⅱ. ① 亚… ② 苗… ③ 权… Ⅲ. ① 脑科学
Ⅳ. ① R338. 2

中国版本图书馆 CIP 数据核字（2018）第 004612 号

上架指导：心理学 / 健康

浙江省版权局
著作权合同登记章
图字：11-2018-70 号

健康脑

[美] 丹尼尔·亚蒙　著

苗士伟　权大勇　译

出版发行：浙江人民出版社（杭州体育场路 347 号　邮编　310006）

　　　　　市场部电话：（0571）85061682　85176516

集团网址：浙江出版联合集团　http://www.zjcb.com

责任编辑：蔡玲平

责任校对：徐永明

印　　刷：河北鹏润印刷有限公司

开　　本：720mm × 965mm　1/16　　　　印　　张：19.5

字　　数：297 千字　　　　　　　　　　插　　页：3

版　　次：2018 年 3 月第 1 版　　　　　印　　次：2018 年 3 月第 1 次印刷

书　　号：ISBN 978-7-213-08602-1

定　　价：69.90 元